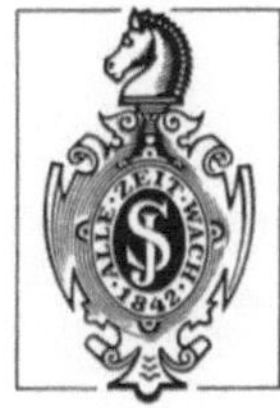

B. Pflug (Hrsg.)

Differenzierte Therapie mit trizyklischen Antidepressiva

Mit 30 Abbildungen und 14 Tabellen

Springer-Verlag
Berlin Heidelberg New York
London Paris Tokyo
Hong Kong Barcelona
Budapest

Professor Dr. med. Burkhard Pflug
Heinrich-Hoffmann-Str. 10
60528 Frankfurt am Main

ISBN-13: 978-3-540-56129-3   e-ISBN-13: 978-3-642-77887-2
DOI: 10.1007/978-3-642-77887-2

CIP-Kurztitelaufnahme der Deutschen Bibliothek
Differenzierte Therapie mit trizyklischen Antidepressiva : mit 14 Tabellen / B. Pflug. –
Berlin ; Heidelberg ; New York ; London ; Paris ; Tokyo ; Hong Kong ; Barcelona ;
Budapest : Springer, 1993
   ISBN-13: 978-3-540-56129-3
NE: Pflug, Burkhard [Hrsg.]

Satz: Storch GmbH, 97353 Wiesentheid
Druck und Bindearbeiten: Konrad Triltsch, Graphischer Betrieb, Würzburg
25/3130 – 5 4 3 2 1 0 – Gedruckt auf säurefreiem Papier

Begrüßung

V. Hamouz

Herr Vorsitzender, sehr geehrte Damen und Herren, das Thema „Differenzierte Therapie mit trizyklischen Antidepressiva" hat uns hier in München zusammengeführt. Ich freue mich, daß Sie trotz vieler anderer Verpflichtungen die Zeit gefunden haben, unserer Einladung zu folgen, und möchte Ihnen im Namen der Troponwerke dafür herzlich danken.

Trizyklische Antidepressiva sind nun schon seit über 30 Jahren im klinischen Gebrauch. 1957 wurde Imipramin als erster Vertreter dieser Substanzklasse in die Therapie eingeführt, dicht gefolgt von Amitriptylin. Fast zeitgleich kam auch der erste MAO-Inhibitor, das Iproniazid. Später folgten Antidepressiva der sogenannten zweiten Generation, und heute sind es selektive Serotoninreuptakehemmer, und seit kurzem auch ein selektiver reversibler MAO-A-Inhibitor, die dem Arzt in der Therapie der Depression zur Verfügung stehen.

Dennoch muß man feststellen, daß die antidepressive Wirksamkeit der klassischen trizyklischen Substanzen bislang von keinem der neueren Antidepressiva übertroffen wird. Imipramin und Amitriptylin zählen auch heute noch zu den wesentlichen Instrumentarien der Depressionstherapie. Die ungebrochene wissenschaftliche Aktualität von Amitriptylin spiegelt sich nicht zuletzt in der Tatsache, daß nach wie vor jährlich weltweit rund tausend Publikationen über diese Substanz erscheinen.

Wir möchten versuchen, auf diesem Workshop die aktuelle Bedeutung trizyklischer Antidepressiva herauszuarbeiten. Weiterhin erhoffen wir uns Hinweise zur differenzierten Therapie depressiv Erkrankter mit trizyklischen Antidepressiva, wobei die Frage substanzspezifischer Wirkungs- und Nebenwirkungsprofile im Hinblick auf eine bestimmte Symptomatik oder Indikation zu diskutieren wären.

Ich möchte Sie auch im Namen meiner Kollegen herzlich willkommen heißen und wünsche dem Workshop einen harmonischen und erfolgreichen Verlauf.

Inhaltsverzeichnis

Mitarbeiterverzeichnis

Dr. med. T. Baghai
Psychiatrische Universitätsklinik und Poliklinik
Nußbaumstraße 7, 80336 München

Prof. Dr. Dr. U. Breyer-Pfaff
Institut für Toxikologie der Universität Tübingen
Wilhelmstraße 56, 72074 Tübingen

Prof. Dr. med. H. J. Gärtner
Oberarzt der Universitätsklinik
Osianderstraße 22, 72076 Tübingen

Prof. Dr. M. Gastpar
Direktor der Klinik für Allgemeine Psychiatrie
Rheinische Landes- und Hochschulklinik Essen
Hufelandstraße 55, 45147 Essen

Dr. med., Dipl.-Psych. A. H. Günthner
Zentrum für Psychiatrie und Neurologie
Eberhard-Karls-Universität
Osianderstraße 22, 72076 Tübingen

Dr. med. G. Jungkunz
Ärztlicher Direktor
Nervenkrankenhaus des Bezirkes Unterfranken
Peterplatz 9, Am Sommerberg, 97816 Lohr am Main

Priv.-Doz. Dr. med. S. Kaumeier
Zentralinstitut für Seelische Gesundheit
J 5, 68159 Mannheim

Dr. med. U. Klages
Psychiatrische Klinik der Universität München
Nußbaumstraße 7, 80336 München

Prof. Dr. med. G. Laakmann
Psychiatrische Klinik der Universität München
Nußbaumstraße 7, 80336 München

Prof. Dr. med. F. MÜLLER-SPAHN
Psychiatrische Klinik der Universität München
Nußbaumstraße 7, 80336 München

Prof. Dr. med. B. PFLUG
Direktor des Zentrums der Psychiatrie,
Klinikum der Joh. Wolfgang Goethe-Universität
Heinrich-Hoffmann-Straße 10, 60528 Frankfurt a.M.

Dr. med. J. RIMPEL
Schlaflabor/Labor, Rheinische Landes- und Hochschulklinik Essen
Hufelandstraße 55, 45147 Essen

Dr. med. M. SCHMAUSS
Bezirkskrankenhaus Augsburg, Psychiatrie-Abteilung
Dr. Mack-Straße 1, 86156 Augsburg

Dr. med. I. STEVENS
Universitätsklinik
Osianderstraße 22, 72076 Tübingen

Dr. med. I. SZENDEY
Innere Medizin und Kardiologie, Universität Tübingen
Auf dem Schnarrenberg, 72076 Tübingen

Dr. med. H. WAGNER
Psychiatrisches Landeskrankenhaus
Hauptstraße 9, 88529 Zwiefalten

Prof. Dr. med. B. WOGGON
Ärztliche Direktorin, Psychiatrische Universitätsklinik
Postfach 68, CH-8029 Zürich 8

S. ZAUDIG
Psychiatrische Universitätsklinik und Poliklinik
Nußbaumstraße 7, 80336 München

Einleitung

B. Pflug

Im Zusammenhang mit dem Thema „Differenzierte Therapie mit trizyklischen Antidepressiva" beziehen sich wichtige Fragen auf den Einsatz der derzeit in Deutschland verfügbaren Substanzen und ihre Wirkungen in verschiedenen Bereichen und Indikationen. Welche Rolle spielen pharmakologische Befunde für die Klinik, welche Erkenntnisse hat die Forschung in den letzten Jahren über diese Medikamente dazugewinnen können, die u.U. eine Revision bisheriger Annahmen bedingen?

Trizyklische Antidepressiva gibt es seit über 30 Jahren, und trotz neuer Antidepressiva der sog. zweiten Generation werden sie im klinischen und im ambulanten Bereich weiterhin bevorzugt eingesetzt. Antidepressiva der zweiten Generation sind bisher eher als Alternative bei Therapieresistenz oder bei Verträglichkeitsproblemen anzusehen.

Auch in der Entwicklung neuer Antidepressiva und deren Prüfung orientiert man sich an den trizyklischen Präparaten. So gelten einige der trizyklischen Antidepressiva als Standardpräparate, insbesondere Amitriptylin. Die Prüfung neuer Antidepressiva gegen Placebo ist heute aus ethischen Gründen nicht mehr möglich. Daraus ergeben sich methodische Probleme, etwa hinsichtlich der Vergleichbarkeit verschiedener Studien. Die für trizyklischen Antidepressiva vorliegenden plazebokontrollierten Untersuchungen weisen zum überwiegenden Teil eine Überlegenheit des Verums gegenüber dem Placebo nach (Möller 1985).

Es gibt Arbeiten, die auf die Anwendung trizyklischer Antidepressiva als Prophylaktikum bei rezidivierenden monopolaren Depressionen hinweisen (Prien u. Kupfer 1986) und die eine Erweiterung des Indikationsspektrums aufzeigen, wie z.B. die Anwendung in der Schmerzbehandlung (Lindsay u. Wyckhoff 1981; Kocher 1980), beim Alkohol- und Benzodiazepinentzug (Dauderer 1988; Steinberg et al. 1987), bei Schlafstörungen (Steinberg et al. 1987), Zwangssymptomen (Jenike et al. 1989), Panikattacken (Klein et al. 1987) und in der Therapie depressiver Störungen auch für Patienten mit bestimmten kardialen Erkrankungen (Roose et al. 1987; Shapiro 1991).

Wenn wir diese Punkte zusammenfassen und die langjährige Erfahrung im Umgang mit trizyklischen Antidepressiva berücksichtigen, so befinden wir uns auf einer relativ sicheren Seite antidepressiver Pharmakotherapie. Für diese Auffassung spricht nicht zuletzt, daß von den trizyklischen Antidepressiva meines Wissens noch keines aufgrund schwerer Komplikationen aus dem Handel gezogen werden mußte.

Unser Workshop soll v.a. Fragen aus dem Bereich des therapeutischen Handelns Rechnung tragen und den aktuellen Stand der Forschung beleuchten. Ich wünsche uns interessante Beiträge, dynamische Diskussionen, Anregungen und Erkenntnisse, die uns in unserer täglichen Arbeit in der Forschung und Praxis weiterbringen.

Literatur

Daunderer M (1988) Die Bedeutung von Antidepressiva in der Entzugsbehandlung Alkohol-abhängiger. In. Hippius H, Ortner M, Rüther E (Hrsg) Angst – Depression – Schmerz und ihre Behandlung in der ärztlichen Praxis. Springer, Berlin Heidelberg New York Tokyo, S 86–91

Jenike MA, Baer L, Summergrad P et al. (1989) Obsessive – compulsive disorder: a double-blind, placebo-controlled trial of clomipramine in 27 patients. Am J Psychiatry 146:1328–1330

Klein DF, Ross DC, Cohen P (1987) Panic and avoidance in agoraphobia. Arch Gen Psychiatry 44:377–385

Kocher R (1987) Depression und Schmerz. Therapiewoche Schweiz 2:149–154

Lindsay PG, Wyckoff M (1981) The depression-pain syndrome and its response to antidepressants. Psychosomatics 22:571–577

Möller HJ (1985) Kontrollierte Untersuchungen zum Wirkungsnachweis von Amitriptylin mit besonderer Berücksichtigung des Stellenwertes von Amitriptylin gegenüber den „neuen" Antidepressiva. Literaturübersicht und Analyse methodischer Probleme. In: Beckmann H, Sieberns (Hrsg) Das ärztliche Gespräch. Tropon, Köln, S 135–147

Prien RF, Kupfer DJ (1986) Continuation drug. A therapy for major depressive episodes: how long should it be maintained? Am J Psychiat 143:18–23

Roose SP, Glassman AH, Giardina EGV, Walsh BT, Woodring S, Bigger JT (1987) Tricyclic antidepressants in depressed patients with cardiac conduction disease. Arch Gen Psychiatry 44:273–275

Shapiro PA (1991) Nortriptyline treatment of depressed cardiac transplant recipients. Am J Psychiatry 148:3, 371–373

Steinberg R, Brenner PM, Lund R, Rüther E (1987) Behandlung chronischer Schlafstörungen. In: Hippius H, Rüther E, Schmauß M (Hrsg) Schlaf-Wach-Funktionen. Springer, Berlin Heidelberg New York Tokyo, S 131–143

Die Relevanz der trizyklischen Antidepressiva in der heutigen Zeit

F. MÜLLER-SPAHN und U. KLAGES

Die Beurteilung des Stellenwertes trizyklischer Antidepressiva in der heutigen Zeit orientiert sich im wesentlichen am Vergleich mit neueren Antidepressiva unter den Gesichtspunkten der klinischen Wirksamkeit, der Verträglichkeit und eventueller Differentialindikationen. Dabei sind als neue Substanzen insbesondere die selektiven Serotoninreuptakehemmer und die selektiven, reversiblen Monoaminoxidasehemmer zu nennen.

Selektive Serotoninreuptakehemmer

Aus der Gruppe der selektiven Serotoninreuptakehemmer sind derzeit das Fluvoxamin (Nathan et al. 1990) und das Fluoxetin in die Therapie eingeführt, zwei weitere Substanzen – Paroxetin (Boyer u. Feighner 1992) und Sertralin (Fouda u. Ronfeld 1987) – stehen vor der Zulassung.

Tabelle 1 gibt einen kurzen Überblick über die Dosierung und wichtige pharmakokinetische Daten dieser Substanzen.

Die einzelnen Substanzen unterscheiden sich z.T. beträchtlich im pharmakologischen Profil ihrer Metaboliten. Zum Beispiel ist Norfluoxetin klinisch ebenso wirksam wie Fluoxetin und besitzt eine Eliminationshalbwertszeit von 330 h (Rickels u. Schweizer 1990). Damit sind pharmakologisch aktive Substanzen bis zu 7 Tage nach Gabe von Fluoxetin wirksam.

Im folgenden wird die Bedeutung der selektiven Serotoninreuptakehemmer am Beispiel des Fluoxetins diskutiert.

Die antidepressive Wirksamkeit und Verträglichkeit von Fluoxetin wurde in kontrollierten Studien – vorwiegend bei ambulanten Patienten – mit Amitriptylin, Imipramin, Doxepin und Trazodon verglichen.

Tabelle 1. Dosierung und Pharmakokinetik selektiver Serotoninreuptakehemmer. (Mod. nach Rickels und Schweizer 1990)

Substanz	Eliminations-halbwertszeit (h)	Aktive Metaboliten	Tägliche Dosierung (mg)
Fluvoxamin	15	nein	100–300
Fluoxetin	70	ja	20–80
Sertralin	25	nein	50–200
Paroxetin	12–20	nein	10–50

Aus vergleichenden Doppelblindstudien zwischen Fluoxetin und Amitriptylin bei überwiegend an endogener Depression erkrankten Patienten ließen sich keine klinisch relevanten Unterschiede hinsichtlich der antidepressiven Wirksamkeit beider Substanzen ableiten (Chouinard 1985; Feighner 1985; Young et al. 1987; Laakmann et al. 1988; Laakmann et al. 1991).

Laakmann et al. (1991) verglichen in 2 kontrollierten Doppelblindstudien Wirksamkeit und Verträglichkeit von 40 mg Fluoxetin/Tag mit 100 mg Amitriptylin/Tag bei 105 ambulanten und 174 stationären depressiven Patienten. Bei ähnlicher klinischer Gesamtwirksamkeit zeigte die Analyse der Einzelitems der Hamilton-Depressionsskala eine bessere Wirkung von Amitriptylin auf „Schlafstörungen" und „Erregung". Fluoxetin zeigte sich dagegen bezogen auf die Items „Angst" und „Zwangssymptome" überlegen. Als charakteristische Nebenwirkungen traten bei Fluoxetingabe in erster Linie gastrointestinale Symptome wie Übelkeit mit gelegentlichem Erbrechen und Diarrhoe auf. Beim Amitriptylin standen erwartungsgemäß anticholinerge Begleitwirkungen im Vordergrund.

Zwischen Fluoxetin und Imipramin konnten bei ambulant behandelten depressiven Patienten in drei Doppelblindstudien keine klinisch relevanten Unterschiede in der antidepressiven Wirksamkeit nachgewiesen werden (Stark u. Hardison 1985; Cohn u. Wilcox 1985; Levine et al. 1987).

In einer Untersuchung von Bremner (1984), die sich allerdings auf eine geringe Patientenfallzahl bezieht, wurde dagegen eine signifikante Überlegenheit von Fluoxetin verglichen mit Imipramin nachgewiesen, insbesondere bezüglich des antidepressiven und anxiolytischen Effektes. Auch hier dominierten unter Imipramin die für trizyklische Antidepressiva charakteristischen anticholinergen Nebenwirkungen, v.a. Mundtrockenheit und Obstipation. Häufigste beobachtete Begleiterscheinung nach Fluoxetingabe war wiederum Übelkeit, des weiteren kam es zu Unruhe, Schlafstörungen, Nervosität und z.T. auch zu einer vorübergehenden Zunahme der Angstsymptomatik.

Der Vergleich zwischen Fluoxetin und Doxepin ergab keine Hinweise auf klinisch relevante Unterschiede bezüglich der antidepressiven Wirksamkeit (Feighner u. Cohn 1985; Benfield et al. 1986).

Auch der Vergleich zwischen Fluoxetin und Trazodon erbrachte bei ambulant behandelten Patienten mit einer nichtpsychotischen „major depressive episode" keine klinisch relevanten Unterschiede (Beasley et al. 1991).

Vergleicht man die Nebenwirkungsprofile von Fluoxetin und trizyklischen Antidepressiva, so wie sie sich in den vorliegenden Studien zusammenfassend darstellen, zeigen sich als charakteristische Nebenwirkungen des Fluoxetins offensichtlich in erster Linie gastrointestinale Symptome, insbesondere Übelkeit, die je nach Studie in einer Häufigkeit von 25–50% beschrieben wird. In vielen Fällen ist die Übelkeit aber relativ milde ausgeprägt und klingt nach etwa 2–3 Wochen wieder ab. Selten tritt zudem Erbrechen auf.

Auch Unruhe und Nervosität treten verglichen mit trizyklischen Antidepressiva deutlich häufiger unter Fluoxetin auf. Ebenso scheinen Schlafstörungen zu den eher typischen Begleitwirkungen zu gehören. Mundtrockenheit, Tremor, Schwindel, Obstipation und Benommenheit sind dagegen bei den trizyklischen Antidepressiva deutlich stärker ausgeprägt. Auch Akkomodationsstörungen sind auf den anticholinergen Effekt der Trizyklika zurückzuführen.

In den vergangenen Jahren wurde wiederholt die Frage diskutiert, ob und inwieweit unter der Therapie mit Fluoxetin vermehrt mit dem Auftreten von Suizidalität gerechnet werden muß. Teicher et al. (1990) berichteten über ausgeprägte Suizidalität bei 6 Patienten nach 2–7wöchiger Behandlung in Dosierungen von 60–80 mg/Tag (N = 4) und 20–40 mg/Tag (N = 2). Andere Untersucher (Miller 1990; Fava u. Rosenbaum 1991; Laakmann et al. 1991) konnten dies allerdings nicht bestätigen. Fava u. Rosenbaum (1991) befragten retrospektiv 27 Psychiater, die 1989 insgesamt 1017 depressive Patienten ambulant behandelt hatten. Bei 3,5% dieser Patienten war Fluoxetin allein verordnet worden, bei 6,5% Fluoxetin in Kombination mit Trizyklika. Suizidalität nach Therapiebeginn wurde bei 1,3% der Patienten, die allein mit Trizyklika oder Lithium und bei 3%, die mit anderen Antidepressiva behandelt wurden, beobachtet. Bezogen auf die Inzidenz von Suizidgedanken zeigte sich dabei kein signifikanter Unterschied zwischen denjenigen Patienten, die allein mit Fluoxetin und denjenigen, die in Kombination oder mit anderen Antidepressiva behandelt wurden. Rothschild u. Locke (1991) berichteten dagegen über drei Patienten, bei denen nach Reexposition mit Fluoxetin erneut Suizidgedanken aufgetreten waren. Alle drei Patienten entwickelten unter Fluoxetin eine ausgeprägte „Akathisie", die jeweils als Ursache für ihr suizidales Verhalten angegeben wurde.

Zusammenfassend ist deshalb dem Vorschlag von Masand u. Dewan (1992) zuzustimmen, demzufolge aufgrund des derzeitigen Fehlens umfangreicher prospektiver Studien Risikopatienten mit bestehender Suizidalität nicht mit Fluoxetin als Monotherapie behandelt werden sollten.

Beim Vergleich der Nebenwirkungsprofile beider Substanzgruppen fällt auf, daß die selektiven Serotoninreuptakehemmer keinen sedierenden Effekt zeigen und kaum das kardiovaskuläre System beeinflussen, insbesondere die kardiale Erregungsüberleitung nur sehr wenig beeinträchtigen. Auch die bei trizyklischen Antidepressiva relativ häufig zu beobachtende Gewichtszunahme tritt bei den selektiven Serotoninreuptakehemmern offenbar nicht auf. In Einzelfällen wurde über Angstsymptome unter Fluoxetin berichtet. Andere Untersucher betonen dagegen den anxiolytischen Effekt der selektiven Serotoninreuptakehemmer (Laakmann et al. 1991).

Hinsichtlich ihrer klinischen antidepressiven Wirksamkeit bestehen mithin zwischen der neuen Gruppe der selektiven Serotoninreuptakehemmer und den klassischen trizyklischen Antidepressiva anscheinend keine wesentlichen Unterschiede, weder im Hinblick auf den Wirkungseintritt noch im Hinblick auf die Responserate, die in beiden Fällen bei 70–75% liegt. Auch scheinen die selektiven Serotoninreuptakehemmer die Zahl der therapieresistenten Patienten nicht zu reduzieren. Bei der Entscheidung für den therapeutischen Einsatz der einen oder anderen Gruppe tritt daher das Kriterium der Verträglichkeit in den Vordergrund. Dabei ist im Einzelfall abzuwägen, welche potentiellen Nebenwirkungen ein Patient am ehesten tolerieren kann.

Zu den derzeit im Handel befindlichen Antidepressiva, die nach Literaturdaten die kardiale Erregungsleitung am geringsten bzw. nicht beeinflussen, gehören neben den beiden selektiven Serotoninreuptakehemmern Fluvoxamin und Fluoxetin das Trazodon sowie das Mianserin und insbesondere die selektiven reversiblen Monoaminoxidasehemmer Moclobemid und Brofaromin.

Selektive reversible Monoaminoxidasehemmer

Der Begriff der „selektiven Hemmung" bezieht sich in diesem Zusammenhang auf die weitgehend isolierte Hemmung der Monoaminoxidase (MAO) vom Typ A, die ihrerseits substratspezifisch für Noradrenalin und Serotonin ist. Diesen beiden Neurotransmittern wird für die antidepressive Wirksamkeit eine erhebliche Bedeutung zugesprochen. Tyramin und Dopamin sind gemeinsame Substrate der MAO-A und MAO-B.

Da die Monoaminoxidase B nicht blockiert wird, steht sie für die Desaminierung des mit der Nahrung aufgenommenen Tyramins weiterhin zur Verfügung. Dieser Mechanismus ist verglichen mit den älteren, nicht selektiven irreversiblen Monoaminoxidasehemmern, z.B. dem Tranylcypromin, von Vorteil, da bei letzterem nach Aufnahme von tyraminhaltiger Nahrung die Gefahr hypertensiver Krisen bestand und deshalb diätetische Restriktionen erforderlich waren. Bei Gabe von Moclobemid und Brofaromin wurde über eine 8- bis 10fach schwächere Potenzierung von Tyramin als bei Gabe von Tranylcypromin berichtet (Da Prada et al. 1990). Auch hepatotoxische Effekte wurden bei diesen neuen Substanzen nicht mehr nachgewiesen.

Die Bindung von Moclobemid und Brofaromin an die MAO-A ist reversibel und relativ kurzfristig wirksam. Die Substanzen sind damit besser steuerbar (Möller u. Wendt 1989).

Zusammenfassend sind die neuen selektiven und reversiblen MAO-A-Hemmer aufgrund ihrer guten Verträglichkeit den bisher im Handel befindlichen irreversiblen nicht selektiven MAO-Hemmern deutlich überlegen und damit für die Therapie depressiver Syndrome von zunehmenden Interesse. Diese Vorteile führen letztlich auch zu einer besseren Akzeptanz der neuen selektiven Monoaminoxidasehemmer durch den Patienten.

Verschiedene Studien haben sich mit der antidepressiven Wirksamkeit dieser neuen Substanzen verglichen mit bisher im Handel befindlichen Antidepressiva befaßt (Stabl et al. 1990).

Laux et al. (1990) untersuchten die antidepressive Wirkung und die Verträglichkeit von Moclobemid in Dosierungen zwischen 300 und 450 mg/Tag im Vergleich zu Maprotilin in Dosierungen von 150 mg/Tag (in Einzelfällen bis 225 mg/Tag) bei schwer depressiven stationären Patienten, die vorwiegend an einer endogenen Depression litten. Die Hamilton-Scores zeigten in beiden Gruppen über den 28tägigen Behandlungszeitraum weitgehend identische Verläufe, wobei Patienten mit einer gehemmt depressiven Symptomatik eher von einer Therapie mit Moclobemid profitierten, während Patienten mit agitierter Symptomatik und Schlafstörungen eher auf Maprotilin ansprachen. Wie zu erwarten, traten anticholinerge Nebenwirkungen und Sedation häufiger unter Maprotilin auf. Typische Nebenwirkungen von Moclobemid waren Schlafstörungen, Unruhe und Pruritus. Die geschilderten Untersuchungsergebnisse legen ein unterschiedliches klinisches Wirkprofil beider Substanzen nahe und eröffnen damit neue Perspektiven für eine differenzierte Therapie.

Im Rahmen einer in Südamerika ambulant über sechs Wochen durchgeführten multizentrischen plazebokontrollierten Doppelblindstudie (Versiani et al. 1989) wurde Moclobemid im Vergleich zu Imipramin bei 490 Patienten mit einer „major depressive disorder" geprüft. Der Wirkungseintritt erfolgte bei beiden Substanzen gleich schnell, und die Beurteilung des Therapieerfolges durch den Arzt anhand der Hamilton Rating Scale for Depression ergab keine relevanten Wirkungsunterschiede zwischen Moclobemid und Imipramin. Bezüglich der unerwünschten Wirkungen wurde unter Therapie mit Imipramin am häufigsten Mundtrockenheit angegeben. Auch andere anticholinerge Begleiteffekte wie Obstipation oder Sehstörungen waren unter Imipramingabe stärker ausgeprägt. Schlafstörungen wurden dagegen häufiger unter Moclobemid beobachtet.

Die Kombination bestimmter trizyklischer Antidepressiva mit Monoaminoxidasehemmern hat sich in den letzten Jahren in der Behandlung der sog. therapieresistenten Depression gut bewährt (Zusammenfassung: Möller 1991). In diesem Zusammenhang sind die Ergebnisse einer Studie von Feighner et al. (1990) von Interesse, in der selektive Serotoninreuptakehemmer am Beispiel von Fluoxetin bezüglich ihrer Eignung für diese Form der Kombinationsbehandlung untersucht wurden. Trotz einer relativ kleinen Fallzahl (N = 12) zeigte sich sehr deutlich, daß die Kombination von MAO-Hemmern und selektiven Serotoninreuptakehemmern offenbar große Verträglichkeitsprobleme bereitet. Das Risiko für das Auftreten eines serotonergen Syndroms mit Myoklonien, Hypertonus, Hyperthermie, Tremor und Sedierung sowie Verwirrtheit, aber auch für das Auftreten eines generalisierten Hypertonus oder generalisierter Krampfanfälle ist bei dieser Kombination offensichtlich ungleich höher als bei der Kombination von trizyklischen Antidepressiva wie Amitriptylin, Imipramin oder Trimipramin mit MAO-Hemmern. Aufgrund dieses hohen Risikos schwerwiegender Nebenwirkungen erscheint die Kombination eines selektiven Serotoninreuptakehemmers mit einem Monoaminoxidasehemmer nicht vertretbar.

Differentialindikationen

Betrachtet man zusammenfassend die klinische Wirksamkeit und die Verträglichkeit der trizyklischen Antidepressiva, der selektiven Serotoninreuptakehemmer und der selektiven reversiblen Monoaminoxidase-A-Hemmer, so ergeben sich keine wesentlichen Unterschiede hinsichtlich der Wirksamkeit, wohl aber hinsichtlich der Verträglichkeit.

Der Indikationsbereich der Antidepressiva wurde in den vergangenen Jahren erheblich erweitert. Einzelne dieser Substanzen wurden z.B. erfolgreich in der Behandlung von chronischen Insomnien, chronischen Schmerzsyndromen, Entzugssyndromen, Eßstörungen, Zwangssyndromen und Angstsyndromen eingesetzt.

Zur Behandlung depressiv bedingter Schlafstörungen werden seit einigen Jahren bevorzugt jene trizyklischen Antidepressiva verordnet, die besonders sedierend wirken (Borbely 1992). Im Gegensatz zu Benzodiazepinen liegt bei diesen Substanzen kein Abhängigkeitsproblem vor. Neben Trimipramin, Doxepin oder Amitriptylin wird hier auch Mianserin eingesetzt, das sich wegen seiner geringeren anticholinergen Potenz auch für ältere Patienten gut eignet. Ängstlich agitierte Patienten mit Schlafstörungen und Suizidalität profitieren initial sicher mehr von einem anxiolytisch und sedierend wirksamen trizyklischen Antidepressivum wie Amitriptylin, Doxepin oder Trimipramin und weniger von einem Serotoninreuptakehemmer, da bei letzteren als unerwünschte Wirkungen Unruhe und Schlafstörungen berichtet wurden. Zur Behandlung der REM-Schlaf-assoziierten Symptome der Narkolepsie wie Kataplexie, hypnagoge Halluzinationen und der Schlaflähmung werden in Deutschland als Mittel der ersten Wahl Clomipramin, aber auch Imipramin und MAO-Hemmer verordnet (Zusammenfassung: Hohagen u. Schönbrunn 1992).

Von einigen Autoren (Ries et al. 1984) wurde eine gute Wirkung von Trimipramin und Doxepin in der Behandlung des Ulcus duodeni und des Ulcus ventriculi berichtet.

Auch zur Therapie chronischer Schmerzsyndrome werden trizyklische und tetrazyklische Antidepressiva sehr häufig und mit gutem Erfolg verwendet (Kocher 1976; Monks u. Merskey 1989). In dieser Hinsicht am besten untersucht ist das Amitriptylin, daneben aber auch Clomipramin, Imipramin, Maprotilin und Doxepin. In diesem Zusammenhang dürfte nicht nur der antidepressive und anxiolytische, sondern auch der sedierende Effekt der Antidepressiva von Bedeutung sein, da viele dieser Patienten unter schweren Schlafstörungen leiden. Auch ein direkt analgetischer Effekt wurde beschrieben.

Die Therapie von Entzugssyndromen, z.B. bei Benzodiazepinabhängigkeit, wurde in den letzten Jahren vielfach mit gutem Erfolg mit Doxepin und mit Amitriptylin durchgeführt (Steinberg et al. 1984).

Bei Patienten, die eine unter trizyklischen Antidepressiva auftretende Gewichtszunahme nicht akzeptieren, kann die Gabe eines selektiven Serotoninreuptakehemmers wie Fluoxetin aufgrund seines speziellen Wirkmechanismus von Vorteil sein, da unter Fluoxetintherapie in vielen Fällen Gewichtsabnahmen beobachtet wurden. Es liegen erste Untersuchungen vor, wonach die Kombination von Fluoxetin und einer verhaltensmodifizierenden Psychotherapie bei Patienten mit Bulimia nervosa bzw. Fettsucht signifikant besser wirksam war als Plazebo plus Psychotherapie (Marcus et al. 1990). Eine definitive Beurteilung der Substanz in diesem Indikationsbereich erscheint jedoch noch verfrüht. Auch konnte diesbezüglich der genaue Wirkmechanismus bisher nicht geklärt werden. Diskutiert wird u.a. eine direkte Beeinflussung der Kohlehydrataufnahme, vermutlich sind aber noch andere Faktoren von Bedeutung.

Bei Zwangssyndromen außerhalb einer psychotischen Erkrankung, die sich gegenüber psychotherapeutischen Verfahren häufig resistent zeigen, wurden v.a. unter Therapie mit Clomipramin aber auch unter anderen Serotoninreuptakehemmern günstige Ergebnisse berichtet (Jenike et al. 1989, 1990; Goodman et al. 1992). Diese Studien zeigen, daß Substanzen, die vornehmlich den Serotoninstoffwechsel aktivieren, diese Syndrome günstig zu beeinflussen vermögen.

Bei Angsterkrankungen, insbesondere bei der Panikerkrankung, wurden in den letzten Jahren zunächst in den USA, zunehmend aber auch in Europa, trizyklische Antidepressiva, Monoaminoxidasehemmer und die neuen selektiven Serotoninreuptakehemmer zur Therapie eingesetzt (Modigh 1987; Rickels 1987; Den Boer u. Westenberg 1988). Etwa 50–60% der Patienten mit einer schweren chronifizierten Angstsymptomatik bzw. mit einer Panikerkrankung scheinen von dieser Therapie zu profitieren.

Bei der Wertung dieser Befunde sind jedoch folgende Probleme zu berücksichtigen:

1. In den meisten Studien wurde die Wirkung eines bestimmten Antidepressivums in dem jeweiligen Indikationsbereich mit Placebo und nicht mit anderen Antidepressiva verglichen. Damit bleibt die Frage unbeantwortet, inwieweit ein bestimmter klinischer Effekt spezifisch für eine Substanz, eine Substanzgruppe oder für die Antidepressiva im allgemeinen ist.
2. Die Fallzahlen sind vielfach zu gering um schlüssige Aussagen zu ermöglichen.
3. Die Patientenstichproben sind häufig diagnostisch zu heterogen.

Abschließend läßt sich sagen, daß die neuen selektiven Serotoninreuptakehemmer und die selektiven reversiblen Monoaminoxidasehemmer das Spektrum der therapeutischen Möglichkeiten zweifellos erweitert und bereichert haben. So sind sie bei bestimmten Problempatienten, wie etwa bei Patienten mit kardialen Erregungsleitungsstörungen, den klassichen Trizyklika (im allgemeinen) vorzuziehen. Ein früherer Wirkungseintritt sowie eine höhere Responserate ist dagegen nicht erkennbar. Trizyklische Antidepressiva sind jedoch keineswegs bedeutungslos oder gar entbehrlich geworden. Sie können vielmehr heute auch in neuen Indikationsbereichen differenzierter eingesetzt werden.

Literatur

Beasley C, Dornseif B, Pultz J, Bosomworth J, Sayler M (1991) Fluoxetine vs Trazodone: efficacy and activating-sedating effects. J Clin Psychiatry 52:294–299

Benfield P, Heel R, Lewis S (1986) Fluoxetine: a review of its pharmacodynamic and pharmacokinetic properties and therapeutic efficacy in depressive illness. Drugs 32:481–508

Borbely A (1992) Die Beeinflussung des Schlafs durch Hypnotika. In: Berger M (Hrsg) Handbuch des normalen und gestörten Schlafs. Springer, Berlin Heidelberg New York Tokyo, S 120–139

Boyer W, Feighner J (1992) An overview of paroxetine. J Clin Psychiatry 53 [Suppl 2]:3–6

Brenner J (1984) Fluoxetine in depressed patients: a comparison with imipramin. J Clin Psychiatry 45:414–419

Chouinard G (1985) A double-blind controlled clinical trial of fluoxetine and amitriptyline in the treatment of out-patients with major depressive disorder. J Clin Psychiatry 46:32–37

Cohn J, Wilcox C (1985) A comparison of fluoxetine, imipramine and placebo in patients with major depressive disorder. J Clin Psychiatry 46:26–31

Da Prada M, Kettler R, Keller H et al. (1990) Präklinisches Profil der neuen reversiblen MAO-A-Inhibitoren Moclobemid und Brofaromin. Münch Med Wochenschr 132 [Suppl 1]:5–12

Den Boer J, Westenberg H (1988) Effect of a serotonin and noradrenaline uptake inhibitor in panic disorder; a double-blind comparative study with fluvoxamine and maprotiline. Int Clin Psychopharmacology 3:59–74

Fava M, Rosenbaum J (1991) Suicidality and fluoxetine: is there a relationship? J Clin Psychiatry 52:108–111

Feighner J (1985) A comparative trial of fluoxetine and amitriptline in patients with major depressive disorder. J Clin Psychiatry 46:369–372

Feighner J, Cohn J (1985) Double-blind comparative trials of fluoxetine and doxepin in geriatric patients with major depressive disorder. J Clin Psychiatry 46:20–25

Feighner J, Boyer W, Tyler D et al. (1990) Adverse consequences of fluoxetine-MAOI combination therapy. J Clin Psychiatry 51:222–225

Fouda H, Ronfeld R (1987) Gas chromatographicmass spectometric analysis and preliminary pharmacokinetics of sertraline, a new antidepressant drug. J Chromatogr 417:197–202

Goodman W, McDougle C, Price L (1992) Pharmacotherapy of obsessive compulsive disorder. J Clin Psychiatry 53 [Suppl 4]:29–37

Hohagen F, Schönbrunn E (1992) Die Narkolepsien und andere Formen der Hypersomnie. In: Berger M (Hrsg) Handbuch des normalen und gestörten Schlafs. Springer, Berlin Heidelberg New York, S 166–199

Jenike M, Baer L, Summergrad P et al. (1989) Obsessive-compulsive disorder: a double-blind, placebo-controlled trial of clomipramine in 27 patients. Am J Psychiatry 146:1328–1330

Jenike M, Hyman S, Bear L et al. (1990) A controlled trial of fluvoxamine in obsessive-compulsive disorder: implications for a serotonergic theory. Am J Psychiatry 147:1209–1215

Kocher R (1976) Use of psychotropic drugs for treatment of chronic severe pain. In: Bonica J, Albe Fessard D (eds) Advances in pain research and therapy. Raven, New York, pp 579–582

Laakmann G, Blaschke D, Engel R, Schwarz A (1988) Fluoxetine vs amitriptyline in treatment of depressed outpatients. Br J Psychiatry 153 [Suppl 3]:64–68

Laakmann G, Breull A, Kriszio B (1991) Behandlungsergebnisse mit Fluoxetin im Vergleich zu Amitriptylin bei ambulanten und stationären Patienten im Rahmen von Doppelblindstudien (Einzelitem- und Schichtungsanalysen). In: Hippius H, Laakmann G (Hrsg) Depressionstherapie. Springer, Berlin Heidelberg New York Tokyo, S 85–102

Laux G, Beckmann H, Classen W, Becker T (1990) Moclobemid und Maprotilin zur Behandlung endogener Depressionen. Münch Med Wochenschr 132 [Suppl 1]:34–38

Levine S, Deo R, Mahadevan K (1987) A comparative trial of a new antidepressant fluoxetine. Br J Psychiatry 150:653–655

Marcus M, Wing R, Ewing L et al. (1990) A double-blind, placebo-controlled trial of fluoxetine plus behavior modification in the treatment of obese binge-eaters and non-binge-eaters. Am J Psychiatry 147:1571

Masand P, Dewan M (1992) Suicidality and fluoxetine revisited. J Clin Psychiatry 53:102–103

Miller R (1990) Discussion on fluoxetine and suicidal tendencies. Am J Psychiatry 147:1571

Modigh K (1987) Antidepressant drugs in anxiety disorders. Acta Psychiatr Scand 76 [Suppl 335]:57–71

Monks R, Merskey H (1989) Psychotropic drugs. In: Wall P, Melzack R (eds) Textbook of pain. Churchill Livingstone, New York, pp 702–721

Möller HJ, Wendt G (1989) Brofaromin – ein selektiver, reversibler und kurzwirksamer MAO-Hemmer. Psychiat Prax 16:32–36 (Sonderheft)

Möller HJ (1991) Therapieresistenz auf Antidepressiva: Risikofaktoren und Behandlungsmöglichkeiten. Nervenarzt 62:658–669

Nathan R, Perel J, Pollok B et al. (1990) The role of neuropharmacologic selectivity in antidepressant action: fluvoxamine vs desipramine. J Clin Psychiatry 51:367–372

Rickels K (1987) Antianxiety therapy: potential value of long-term treatment. J Clin Psychiatry 48 [Suppl 12]:7–11

Rickels K, Schweizer E (1990) Clinical overview of serotonin reuptake inhibitors. J Clin Psychiatry 51 [Suppl B 12]:9–12

Ries R, Gilbert D, Katon W (1984) Tricyclic antidepressant therapy for peptic ulcer disease. Arch Intern Med 144:566–569

Rothschild A, Locke C (1991) Reexposure to fluoxetine after serious suicide attempts by three patients: the role of akathisia. J Clin Psychiatry 52:491–493

Stabl M, Biziere K, Schmid-Burgk W, Amrein R (1990) Moclobemid vs trizyklische Antidepressiva und vs Plazebo bei depressiven Zuständen. Münch Med Wochenschr [Suppl 1] 132:25–33

Stark P, Hardison C (1985) A review of multicenter controlled studies of fluoxetine vs imipramine and placebo in outpatients with major depressive disorder. J Clin Psychiatry 46:53–58

Steinberg R, Hippius H, Nedopil N, Rüther E (1984) Aspekte der modernen Schlafforschung. Nervenarzt 55:461–470

Teicher M, Glod C, Cole J (1990) Emergence of intense suicidal preoccupation during fluoxetine treatment. Am J Psychiatry 147:207–210

Versiani M, Oggero U, Alterwain P et al. (1989) A double-blind comparative trial of moclobemide vs imipramine and placebo in major depressive episodes. Br J Psychiatry 155 [Suppl 6]:72–77

Young J, Coleman A, Lader M (1987) A controlled comparison of fluoxetine and amitriptyline in depressed outpatients. Br J Psychiatry 150:337–340

Diskussion

Priv.-Doz. Dr. Schmauss: Die Studie, die die Nebenwirkungen der klassischen und der selektiven Monoaminoxidasehemmer verglich, ist meiner Ansicht nach nicht sehr valide, weil dort im nachhinein Ergebnisse aus 2 Studien zusammengemixt wurden. Es scheint mir problematisch, daraus abzuleiten, die einen seien besser verträglich als die anderen.

Meine Frage zu einem anderen Gebiet: Im allgemeinen geht man davon aus, daß sehr schwere Depressionen besser auf trizyklische Antidepressiva reagieren, so ist zumindest der klinische Eindruck. Stationär beginnt man also in solchen Fällen primär mit einem trizyklischen Antidepressivum. Gibt es Untersuchungen, die dieses Vorgehen stützen?

Prof. Dr. Müller-Spahn: Zu Ihrem Kommentar: Es gibt 3 präklinische Untersuchungen bzw. Probandenstudien mit Moclobemid. Nicht nur die von Ihnen angesprochenen Studien, sondern auch eine Fülle weiterer Untersuchungen zeigt, daß Moclobemid vermutlich aufgrund seines selektiven und reversiblen Wirkmechanismus deutlich geringere kardiovaskuläre Nebenwirkungen auslöst als trizyklische Antidepressiva oder irreversible MAO-Hemmer wie Tranylcypromin, vor allem im Hinblick auf die orthostatische Dysregulation. Das ist sicher ein Vorteil. Diese Nebenwirkungen treten bei Moclobemid zwar auch noch auf, aber mit geringerer Intensität und Frequenz.

Ihre Frage, ob man besonders schwere Depressionen zunächst mit Trizyklika behandeln sollte, ist m.E. nicht eindeutig zu beantworten. Es ist sicherlich die vorherrschende Meinung, daß schwere depressive Syndrome besser auf diese Substanzen ansprechen, v.a. im Vergleich mit Monoaminoxidasehemmern. Ein Patient, der an einer schweren depressiven Symptomatik leidet, insbesondere einem schweren gehemmt-depressiven Syndrom oder einer ängstlich-agitierten depressiven Symptomatik mit Suizidalität, ist sicher nicht der klassische Patient für eine Monotherapie mit Monoaminoxidasehemmern. Hier würde man sich bei einer primär agitierten depressiven Symptomatik vorzugsweise für ein anxiolytisch und sedierend wirksames trizyklisches Antidepressivum entscheiden. Bei einem schwer gehemmten depressiven Krankheitsbild ohne oder mit nur geringer Suizidalität halte ich einen Versuch mit einem selektiven Serotoninreuptakehemmer durchaus für sinnvoll, zumal bei fortgeschrittenem Alter oder kardiovaskulären Begleiterkrankungen wie z.B. Störungen der Erregungsüberleitung. Schließlich kommen selektive Serotoninreuptakehemmer auch dann in Betracht, wenn die Patienten die anticholinergen Nebenwirkungen der Trizyklika nicht tolerieren.

Zusammenfassend halte ich Monoaminoxidasehemmer also nicht für die Mittel der ersten Wahl zur Therapie schwerer depressiver Syndrome. Zwischen den trizyklischen Antidepressiva und den neuen selektiven Serotoninreuptakehemmern würde ich zwar differenzieren, welches klinische Syndrom vorliegt, sie aber hinsichtlich ihrer antidepressiven Wirksamkeit als vergleichbar betrachten – auch bei schweren Depressionsformen. Bei Unruhe, Schlafstörungen und Suizidalität sind dagegen sedierende, anxiolytisch wirksame Substanzen besser geeignet. Bei Verwendung von Fluvoxamin oder Fluoxetin scheint mir eine Kombination mit Benzodiazepinen sinnvoll, um den aktivierenden angstinduzierenden Effekt zu reduzieren.

Prof. Dr. Pflug: Kann man das wirklich so klar sagen? Bisher liegen doch praktisch noch keine Studien mit Fluoxetin oder anderen neuen Antidepressiva bei schwerer Depression vor.

Priv.-Doz. Dr. Schmauss: Ich meine auch nicht das Fluoxetin. Ich meinte, daß ich selektive Serotoninreuptakehemmer und trizyklische Antidepressiva bei schweren Depressionsformen für gleichwertig ansehe. Ich mache die Wahl des einen oder anderen nur davon abhängig, welches psychopathologische Syndrom im Vordergrund steht. Den Hauptunterschied sehe ich zwischen den Monoaminoxidasehemmern und den trizyklischen oder bi- oder monozyklischen Substanzen, das scheint mir das Hauptkriterium. Sie haben aber zweifelsohne recht, daß es dazu nicht viele fundierte klinische Vergleichsstudien gibt.

Vermutlich hat jeder von uns zumindest einige der neuen Substanzen in klinischen Prüfungen bereits kennengelernt. Zwischen Fluvoxamin, Fluoxetin und den trizyklischen Antidepressiva besteht nach den vorliegenden Studien kein wesentlicher Unterschied in der Wirksamkeit. Immerhin sind inzwischen doch schon einige hundert oder tausend Patienten im Rahmen klinischer Studien mit neueren Substanzen behandelt worden. Ausschlaggebend scheint mir vielmehr das jeweilige Nebenwirkungsprofil zu sein. Daran wird sich die Auswahl des Medikaments letztlich orientieren. Was die neuen MAO-Hemmer angeht, so glaube ich nach den vorliegenden Studien nicht, daß sie – wenn überhaupt – klinisch sehr viel besser wirksam sind als Tranylcypromin. Tranylcypromin war bisher auch nicht Mittel erster Wahl in der Behandlung der schweren Depression.

Unklar ist bisher, inwieweit selektive Serotoninreuptakehemmer auch anxiolytisch wirken, und ob sie möglicherweise auch bei agitierten Depressionen mit Erfolg einsetzbar sind. Der klinische Alltag zeigt aber, daß die Unruhe bei Monotherapie mit diesen Substanzen deutlich zunimmt. Andere Antidepressiva sind hier vielleicht doch die bessere Alternative.

Prof. Dr. Laakmann: Auf diesem Gebiet gibt es zwar viele Mutmaßungen, durch harte klinische Studiendaten lassen sie sich aber schlecht belegen. Im allgemeinen wirken die verschiedenen Substanzen ziemlich ähnlich, so daß sich bei Doppelblindstudien selbst bei Stratifizierung des Patientenkollektivs aus den vorliegenden Daten keine Differentialindikationen ableiten lassen.

Die Wirkprofile beispielsweise von Fluoxetin und Amitriptylin zeigen im Grunde nur geringe Unterschiede. Der einzige klare Unterschied, der sich in 2 großen deutschen Studien mit Fluoxetin und Amitriptylin an über 400 Patienten herausgestellt hat, ist eine deutliche Überlegenheit von Amitriptylin bei den Schlafstörungsitems, also sedative Effekte. In allen anderen Items sind die Resultate mit beiden Substanzen völlig identisch.

Noch ein Hinweis zum Schweregrad: In Studien werden in der Regel nicht die schwersten Depressionen aufgenommen. Bei der von Ihnen zitierten Literatur handelte es sich ausnahmslos um ambulante Studien. Die amerikanischen Studien mit Fluoxetin waren alle plazebokontrolliert und betrafen nur ambulante Patienten. Das heißt, es werden bestenfalls mittelschwer depressive Patienten gewesen sein. Jeder, der eine solche Studie durchführt, wird sich nämlich zweimal überlegen, ob er schwer kranke oder suizidal gefährdete Patienten in eine plazebokontrollierte Studie aufnehmen kann.

Um dieses Manko etwas auszugleichen, haben wir mit Fluoxetin und Amitriptylin eine große Studie bei schwer Depressiven bzw. Depressiven in stationärer Behandlung durchgeführt. Diese Studie zeigt, daß das Fluoxetin dem Amitriptylin eher unterlegen ist. Der Unterschied ist zwar nicht signifikant, aber als Tendenz ist doch erkennbar, daß bei schwerer depressiven Patienten Fluoxetin weniger wirksam ist als Amitriptylin. Auch diese Untersuchung krankt aber an dem Problem, daß praktisch keine schwer depressiven, suizidalen Patienten in klinische Studien aufgenommen werden. Deswegen lassen sich diese Fragen anhand der Studien nicht beantworten. Wir sollten im übrigen nicht vergessen, daß unser klinischer Eindruck uns manchmal auch täuscht. Wir glauben viele Dinge, die wir nicht in Studien belegen können.

Fluoxetin bzw. selektive Serotoninreuptakehemmer besitzen sicher ein anderes Nebenwirkungsprofil als die Trizyklika. Sie sind allerdings insgesamt besser verträglich, die Gesamtzahl der Nebenwirkungen deutlich geringer. Wie also sollen wir suizidale Patienten behandeln? Die vorliegenden Studien helfen uns in dieser Frage nicht viel weiter.

Prof. Dr. Müller-Spahn: Ich stimme Ihnen zu, daß aufgrund der relativ geringen Fallzahlen und der Stichprobenselektion die Frage nach dem Wirkungsunterschied wahrscheinlich kaum zu beantworten ist. Aber zumindest zeigen die Studien, daß klinisch keine relevanten Unterschiede bestehen. Es bleibt vorläufig nur die Möglichkeit, sich am jeweiligen psychopathologischen Syndrom zu orientieren. Ist der Patient agitiert, ängstlich, suizidal, würde ich ihm bestimmt keinen selektiven Serotoninreuptakehemmer und initial auch keinen Monoaminoxidasehemmer geben.

Prof. Dr. Laakmann: So entscheiden wir in der klinischen Praxis, und wir glauben damit auch richtig zu handeln. Durch Studiendaten läßt sich dieses Verhalten aber nicht belegen. Lader hat mehrfach klar darauf hingewiesen, daß ängstliche Patienten von Fluoxetin mindestens ebenso gut, wenn nicht besser profitieren als Patienten ohne Angstsymptomatik. Das zeigen auch unsere Daten.

Prof. Dr. Müller-Spahn: Man muß aber auch berücksichtigen, daß in vielen Studien unter Fluoxetin und z.T. auch unter Fluvoxamin eine Zunahme der Angstsymptomatik beobachtet wurde. Das ist auch im klinischen Alltag nachvollziehbar. Vorsichtshalber würde ich daher bei solchen Patienten nicht zu einer Substanz greifen, deren fragliche anxiolytische Wirkung noch kontrovers diskutiert wird – einfach um das potentielle Risiko auszuschließen. Die anxiolytische Wirkung von Doxepin scheint mir jedenfalls stärker ausgeprägt als die von Fluoxetin, auch wenn klinische Studien das bisher nicht klar belegen.

Priv.-Doz. Dr. Kaumeier: Wie beurteilen Sie den in der letzten Zeit häufiger geäußerten Verdacht, daß Fluoxetin suizidales Verhalten fördert bis hin zum Suizidversuch und vollendetem Suizid? Eine solche lebensbedrohliche Nebenwirkung erforderte doch, wenn sie sich bestätigte, eine Neubewertung der bisher hervorgehobenen guten Verträglichkeit.

Prof. Dr. Müller-Spahn: Die Suizidinzidenz bei depressiven Patienten ist ungefähr 30mal höher als in der Normalbevölkerung, wo sie bei jährlich ca. 20 pro 100 000 liegt. Suizidalität ist ein wesenhaftes Symptom der Depression und tritt auch unter antidepressiver Therapie auf. Die Frage ist, inwieweit stärker aktivierende Substanzen generell ein höheres Suizidrisiko beinhalten.

Die mir bekannten Zahlen reichen m.E. nicht aus, suizidale Patienten von einer Therapie mit Fluoxetin prinzipiell auszuschließen. Aber ich würde Patienten mit deutlicherer Suizidalität nicht mit dieser Substanz behandeln, solange in diesem Punkt noch ungeklärte Risiken bestehen.

Prof. Dr. Laakmann: In unseren Studien zeigte sich bei ca. 350 Patienten für das Merkmal Suizidalität zwischen Amitriptylin und Fluoxetin kein Unterschied, soweit Doppelblindstudien in dieser Hinsicht überhaupt eine Antwort geben können. Daß es Patienten gibt, die sich suizidieren, ist ein anderes Problem.

Prof. Dr. Müller-Spahn: Die allgemeine Diskussion sieht momentan etwas anders aus. Es gibt in den USA und in Deutschland durchaus Hinweise, daß die Suizidalität unter Fluoxetin möglicherweise erhöht ist. Zudem muß man berücksichtigen, daß suizidale Risikopatienten bei all diesen Studien von vornherein ausgeschlossen waren. Wenn man aber alle akut suizidal gefährdeten Patienten von der Teilnahme ausschließt, kann man die Frage letztlich schwer beantworten.

Prof. Dr. Pflug: Wenn man in klinischen Studien keine Unterschiede feststellt, dann bedeutet das noch nicht, daß diese Präparate im klinischen Alltag die gleiche Wirkung haben.

Dr. Günthner: Sie haben erwähnt, daß Doxepin und Amitriptylin auch bei der Indikation „Entzugssymptome"Anwendung finden. Ist diese Indikation durch Vergleichsstudien belegt? Ich frage deshalb, weil wir unter stationären Bedingungen bei leichteren Entzugssymptomen nur den Spontanverlauf überwachen, bei schwereren Entzugssymptomen geben wir Clomethiazol oder Haldol. Gibt es Vergleichsstudien, die belegen, bei welchen Symptomen Führungshilfen wie Amitriptylin zur Anwendung kommen sollten, und bestehen Wechselwirkungen mit Clomethiazol?

Prof. Dr. Müller-Spahn: Die Indikationsbereiche, die ich aufgelistet habe, waren Indikationsbereiche von Studien, in denen diese psychopathologischen Syndrome behandelt wurden. Das heißt, in vielen Fällen sind es keine Vergleichsstudien. Es handelte sich hier um Häufigkeitsangaben aus der Literatur zum Einsatz bestimmter Antidepressiva bei bestimmten Indikationen mit günstigen Ergebnissen.

Für die Behandlung der Alkoholentzugssymptomatik sind Clomethiazol oder Haldol bzw. analoge Substanzen ohne Frage nach wie vor Mittel erster Wahl. Doxepin ist für meine Begriffe beim Alkoholentzug relativ weit hinten einzuordnen.

In der Therapie der Entzugssymptomatik bei opiat-, benzodiazepin- oder barbituratabhängigen Patienten dagegen nimmt Doxepin aufgrund seines starken anxiolytischen und sedierenden Effektes einen wichtigen Platz ein. Das gilt auch für Amitriptylin und andere stärker anxiolytisch wirksamen Substanzen. In Deutschland hat sich Doxepin in dieser Indikation stärker etabliert, in USA verwendet man dazu häufiger Amitriptylin. Mir ist bei Opiatabhängigen keine Vergleichsstudie mit Amitriptylin, Doxepin, Imipramin oder ähnlichen Substanzen bekannt.

Dr. Szendey: Sie haben bei den trizyklischen Antidepressiva insbesondere die anticholinergen Nebenwirkungen hervorgehoben. In sämtlichen Studien, die hier angesprochen wurden, wurden aber nur tertiäre Amine verwendet, deren anticholinerge Effekte bekanntlich deutlich stärker sind als die der sekundären Amine. Trotzdem werden die tertiären Amine im klinischen Gebrauch eindeutig favorisiert. Haben Sie dafür eine Erklärung?

Prof. Dr. Müller-Spahn: Sekundäre Amine sind sicher oft besser verträglich. Beispielsweise zeigt Nortriptylin offenbar deutlich geringere kardiovaskuläre Effekte als etwa Amitriptylin oder Doxepin. Andererseits werden tertiäre Amine aber metabolisch auch in sekundäre umgewandelt, so daß die Grenzen sich hier verwischen dürften. Aber selbst die sekundären Amine zeigten immer noch wesentlich mehr anticholinerge Effekte als die neuen selektiven Serotoninreuptakehemmer.

Fr. Prof. Dr. Dr. Breyer-Pfaff: Da wir gerade bei der Pharmakologie sind, möchte ich die Frage stellen, ob es richtig ist, trizyklische Antidepressiva als H2-Antagonisten für die Ulkustherapie zu empfehlen. Die Affinität der Trizyklika zum H2-Rezeptor ist außerordentlich gering. Ich bezweifle, daß in vivo Konzentrationen erreicht werden, die Histamin effizient vom Rezeptor verdrängen können. Ich glaube vielmehr, daß die anticholinerge Wirkung den Einsatz bei Ulkuspatienten rechtfertigt. Übrigens ist der Histamin-H1-Antagonismus beim Doxepin viel stärker ausgeprägt als beim Amitriptylin. Ich glaube, hier ist die antimuskarinische Wirkung entscheidend.

Neue Befunde zur Kinetik
trizyklischer Antidepressiva

U. Breyer-Pfaff

Zur optimalen Durchführung der Pharmakotherapie depressiver Erkrankungen gehört es, das Auftreten sehr niedriger oder extrem hoher Konzentrationen der Medikamente wie ihrer Metaboliten zu vermeiden. Solche Konzentrationen wurden in vielen Studien (z.B. Reisby et al. 1977; Breyer-Pfaff 1985; Breyer-Pfaff et al. 1989; Gex-Fabry et al. 1990) für einen kleinen Prozentsatz von Patienten berichtet, die mit gleichen Dosen behandelt wurden.

Die Kinetik oral gegebener Pharmaka wird bestimmt durch ihre Resorption, Verteilung, Metabolisierung und Ausscheidung in unveränderter oder metabolisierter Form. Nach den vorliegenden Untersuchungen ist der *Stoffwechsel* – zu aktiven wie inaktiven Metaboliten – der wichtigste Faktor für interindividuelle Variationen der Kinetik trizyklischer Antidepressiva (s. Breyer-Pfaff u. Gaertner 1987):

Die *Resorption* ist in der Regel vollständig, und die erheblichen Unterschiede in der oralen Bioverfügbarkeit gehen auf die unterschiedliche Höhe des First-pass-Effekts (Biotransformation bei der ersten Passage von Darmwand und Leber) zurück.
Die scheinbaren *Verteilungsvolumina* unterscheiden sich interindividuell um einen Faktor von höchstens 3 und damit weit weniger als die sich einstellenden Gleichgewichtskonzentrationen. Sofern keine schweren körperlichen Erkrankungen vorliegen, sind die interindividuellen Variationen der Plasmaproteinbindung gering.
Die *Ausscheidung* in unveränderter Form spielt quantitativ keine bedeutsame Rolle.

Damit stehen Faktoren, die Richtung und Geschwindigkeit des Stoffwechsels trizyklischer Antidepressiva beeinflussen, im Mittelpunkt des Interesses, und Untersuchungen der letzten Jahre haben wichtige Befunde erbracht.

Einflüsse genetischer Faktoren

Besonders aufschlußreich war die Entdeckung eines Polymorphismus im oxidativen Arzneistoffwechsel durch Cytochrom P450, denn zu den wichtigsten davon betroffenen Pharmaka gehören trizyklische Antidepressiva (Eichelbaum u. Gross 1990). Bei ca. 7% der mitteleuropäischen Bevölkerung besteht aufgrund rezessiver Vererbung ein Mangel an einer Unterart Cytochrom P450, die nach einer neueren Vereinbarung als IID6 (früher oft als db 1 oder IID1) bezeichnet wird. Die Aktivität der Unterart kann dadurch bestimmt werden, daß nach Gabe einer Einzeldosis Debrisoquin, Spartein oder Dextromethorphan das Verhältnis von Parmakon und Metabolit im Harn gemessen wird. Personen mit langsamem Stoffwechsel der Testpharmaka bezeichnet man als „schlechte"oder „langsame" Hydroxylierer („poor metabolizers").

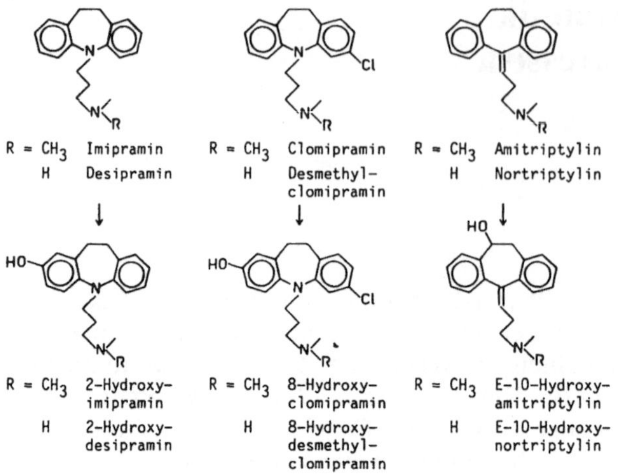

R = CH₃   Imipramin   R = CH₃   Clomipramin   R = CH₃   Amitriptylin
    H   Desipramin   H   Desmethyl-   H   Nortriptylin
                                         clomipramin

R = CH₃   2-Hydroxy-   R = CH₃   8-Hydroxy-   R = CH₃   E-10-Hydroxy-
          imipramin   clomipramin   amitriptylin
    H   2-Hydroxy-   H   8-Hydroxy-   H   E-10-Hydroxy-
          desipramin   desmethyl-   nortriptylin
                                       clomipramin

Abb. 1. Hydroxylierungsreaktionen an trizyklischen Antidepressiva, die von Cytochrom P450 IID6 katalysiert werden

Cytochrom P450 IID6 katalysiert Hydroxylierungsreaktionen an Antidepressiva, die für ihre Elimination maßgeblich sind (Abb. 1). Die so gebildeten Metaboliten können z.T. als solche ausgeschieden werden, z.B. 10-Hydroxynortriptylin; zum anderen bieten sie die Möglichkeit der Kopplung mit Glucuronsäure und der Ausscheidung in Form von Konjugaten.

Langsame Hydroxylierer weisen v.a. für Nortriptylin und Desipramin längere Halbwertszeiten auf als schnelle und entwickeln bei der Therapie hohe Plasmakonzentrationen in Relation zur Dosis (s. Brosen u. Gram 1989; Gram et al. 1989). Auch bei Gabe von Amitriptylin oder Imipramin sind v.a. die Spiegel der sekundären Amine Nortriptylin und Desipramin erhöht (Baumann et al. 1986; Brosen et al. 1986). Infolge dessen können langsame Hydroxylierer bei üblicher Dosierung unter ausgeprägten unerwünschten Wirkungen leiden (Balant-Gorgia et al. 1989; s. Sjöqvist 1989). Um Konzentrationen in einem als optimal angenommenen mittleren Bereich aufzubauen, brauchen sie sehr niedrige Dosen (Tabelle 1). Dabei ist besonders zu beachten, daß sich bei ihnen

Tabelle 1. Antidepressivadosen für langsame Hydroxylierer, mit denen Plasma- bzw. Blutkonzentrationen im optimalen Bereich und/oder klinische Besserung erreicht wurden

Antidepressivum	Dosis/Tag per os	n	Literatur
Nortriptylin	20 mg	1	Sjöqvist (1989)
	25–50 mg	3	Gram et al. (1989)
Imipramin	50 mg	1	Brøsen et al. (1986)
	25 mg	1	Balant-Gorgia et al. (1989)
Clomipramin	50 mg	1	Balant-Gorgia et al. (1989)

wegen der stark verlängerten Halbwertszeiten die Gleichgewichtskonzentrationen viel langsamer einstellen als bei schnellen Hydroxylierern. Man muß mit einem Kumulationsprozeß über mehrere Wochen rechnen.

Umgekehrt gibt es extrem schnelle Hydroxylierer, die erst auf ungewöhnlich hohe Dosen ansprechen, weil sie mit den üblichen keine therapeutischen Konzentrationen erreichen (Sjöqvist 1989).

Hydroxylierte Metaboliten, von denen sich einige als pharmakologisch aktiv erwiesen, treten im Plasma langsamer Hydroxylierer in verminderter Konzentration auf (Gram et al. 1989). Auch im Harn erscheinen sie verzögert, so daß vorgeschlagen wurde, zur Identifizierung langsamer Hydroxylierer das Verhältnis Desipramin/2-Hydroxydesipramin im Harn nach einer Einzeldosis Desipramin zu messen (s. Sjöqvist 1989).

Werden Amitriptylin oder Nortriptylin am mittleren Ring hydroxyliert, so können 2 geometrische Isomere mit jeweils 2 optischen Antipoden entstehen, die alle als 10-Hydroxyverbindungen bezeichnet werden. Cytochrom P450 IID6 katalysiert dabei nur die Bildung von E-, nicht die von Z-10-Hydroxynortriptylin (s. Sjöqvist 1989; Gram et al. 1989). Analysiert man die optischen Isomeren getrennt, so kann man zeigen, daß in einer Patientengruppe mit der Aktivität von Cytochrom P450 IID6 auch der Beitrag von (−)-E-10-Hydroxyamitriptylin und -nortriptylin zur Gesamtausscheidung von Amitriptylin-Metaboliten abfällt, nicht aber der der (+)-Isomeren (Breyer-Pfaff et al. 1991). Demnach weisen langsame Hydroxylierer nicht nur niedrigere Konzentrationen an Metaboliten auf, sondern auch deren Zusammensetzung ist verändert.

Außer Cytochrom P450 IID6 weisen weitere Subspezies einen Polymorphismus auf, darunter Cytochrom P450 IIC8, das für die Kinetik trizyklischer Antidepressiva ebenfalls eine Bedeutung zu haben scheint. Diese Unterform, deren Aktivität man durch die Metabolisierung von razemischem Mephenytoin erfaßt, trägt offenbar wesentlich zur Demethylierung in der Seitenkette bei. Die Demethylierung einer Einzeldosis Imipramin zu Desipramin verlief bei Versuchspersonen mit einem Mangel an dem Enzym nur etwa halb so schnell wie bei solchen mit normaler Enzymausstattung (Skjelbo et al. 1991). Eine Anomalie im Cytochrom P450 IIC8 ist mit 2–3% der weißen Bevölkerung recht selten. Damit ist ein Faktor gefunden, der für das Verhältnis Muttersubstanz/demethylierter Metabolit im Plasma verantwortlich ist.

Dosisabhängige Kinetik

Wird ein Pharmakon metabolisiert durch Enzyme, die im Überschuß vorhanden sind, so kann man damit rechnen, daß seine Kinetik linear (1. Ordnung) ist, d.h. daß bei Änderung der Dosis sich die Konzentration proportional ändert. Dieses Verhalten besteht für die Mehrzahl der Arzneimittel bei therapeutischer Dosierung; Abweichungen davon können jedoch auftreten, wenn ein in geringer Menge vorhandenes Enzym Hauptstoffwechselwege von Pharmaka katalysiert und die Reaktion bei therapeutischen Konzentrationen einer Sättigungskinetik unterliegt. Eine solche Situation ist bei der Umsetzung trizykli-

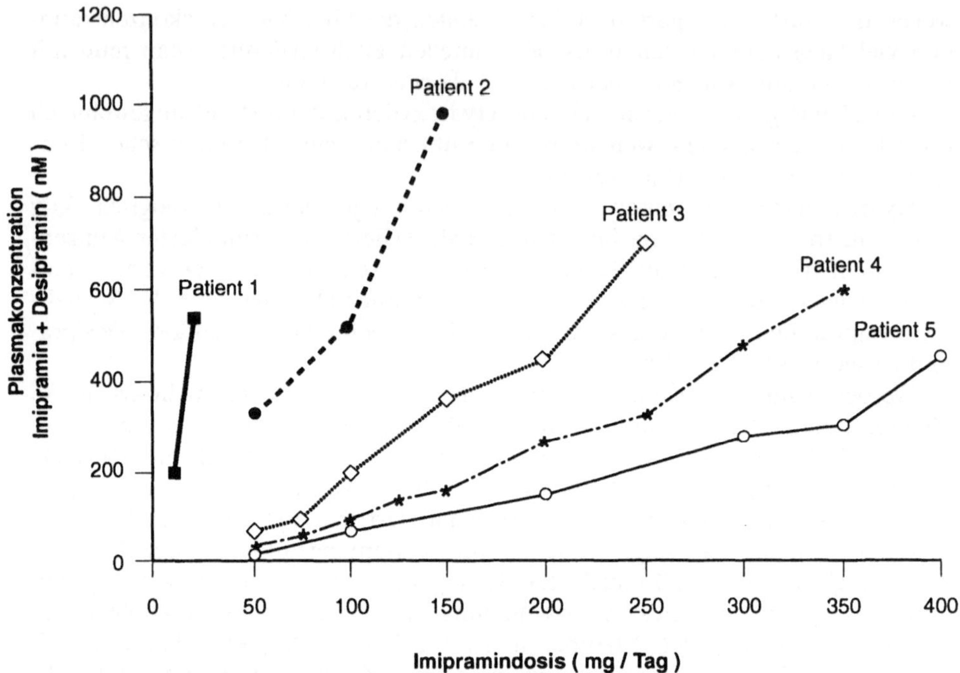

Abb. 2. Dosisabhängigkeit der Gleichgewichtskonzentrationen von Imipramin + Desipramin im Plasma von Patienten mit diabetischer Neuropathie. Jede Dosis wurde 1–2 Wochen lang gegeben, bevor die Plasmakonzentrationen gemessen wurden, bei langsamen Hydroxylierern noch länger. Nach dem Sparteintest gehörten Patient 1 zu den langsamen, Patienten 3, 4 und 5 zu den schnellen Hydroxylierern, Patient 2 zu einem intermediären Typ. 1000 nM der Pharmaka entspricht ca. 270 ng/ml. (Nach Daten von Sindrup et al. 1990)

scher Psychopharmaka durch Cytochrom P450 IID6 gegeben, und damit erklären sich die Beobachtungen nichtlinearer Kinetik. Sie bewirkt, daß Dosisänderungen überproportionale Änderungen der Plasmakonzentrationen zur Folge haben, z.B. daß Verdoppelung der Dosis die Konzentration auf das 3- bis 4fache steigen läßt. Dieser Effekt tritt typischerweise bei schnellen Hydroxylierern auf, da nur sie das leicht sättigbare Cytochrom P450 IID6 besitzen. Langsame Hydroxylierer weisen zwar, bezogen auf die Dosis, viel höhere Konzentrationen auf, doch ändern sie sich proportional zur Dosis (Abb. 2). Als Konsequenz sollte die Dosis nur in kleinen Schritten geändert werden, besonders auch dann, wenn hohe Dosen für einen therapeutischen Effekt (oder eine als optimal angenommene Konzentration) erforderlich sind.

Überproportionale Änderungen der Plasmakonzentration mit der Dosis sind v.a. für Desipramin (Nelson u. Jatlow 1987) und Imipramin (Sindrup et al. 1990) beschrieben (Abb. 2), jedoch auch für weitere Antidepressiva (s. Ereshefsky et al. 1988). Im Falle von Amitriptylin stiegen oberhalb des therapeutisch optimalen Bereichs die Konzentrationen oft überproportional an (Breyer-Pfaff 1985), und in einer großen Patientengruppe waren in 33% der Fälle deutliche Abweichungen von der linearen Kinetik zu beobachten (Vandel et al. 1989). Dagegen war mit Nortriptylin die Kinetik fast immer linear (Kragh-Sorensen u. Larsen 1980; Katz et al. 1989).

Altersabhängigkeit der Kinetik

Wegen der Häufigkeit depressiver Erkrankungen im höheren Lebensalter und der Empfindlichkeit älterer Menschen gegenüber Begleit- und Nebenwirkungen trizyklischer Antidepressiva ist die Frage nach altersbedingten Besonderheiten ihrer Kinetik wichtig. Als Ursache für eine Verlangsamung der Elimination kommen v.a. ein Verlust an Enzymen, hauptsächlich in der Leber, sowie eine Herabsetzung der Leberdurchblutung in Betracht.

Ob alte Patienten bei gleicher Dosierung höhere Plasmakonzentrationen der Antidepressiva erreichen als jüngere, ist nicht einheitlich beantwortet worden und hängt auch davon ab, wo man die Altersgrenze zieht. Mit Amitriptylin oder Nortriptylin behandelte Patienten über und unter 40 Jahren unterschieden sich nicht voneinander (Ziegler u. Biggs 1977), und bei 127 Patienten zwischen 20 und 66 Jahren mit einer Amitriptylindosis von 150 mg/Tag stieg die durchschnittliche Konzentration von Amitriptylin plus Nortriptylin nicht mit dem Alter an (Breyer-Pfaff 1985). Dagegen wurden oberhalb von 60 oder 70 Jahren bei der Therapie mit Imipramin, Amitriptylin (Nies et al. 1977), Nortriptylin (Kragh-Sorensen u. Larsen 1980) und Clomipramin (Gex-Fabry et al. 1990) im Mittel höhere Konzentrationen erreicht als bei jüngeren Patienten. Während Dawling et al. (1981) für über 70jährige multimorbide Patienten initiale Nortriptylindosen von 30–50 mg/Tag empfahlen, konnten Katz et al. (1989) bei solchen Patienten therapeutische Spiegel mit Tagesdosen von 25–100 mg (im Mittel 80 mg) einstellen.

Einflüsse gleichzeitig gegebener Arzneimittel

Die wichtigsten Wirkungen anderer Pharmaka auf die Kinetik trizyklischer Antidepressiva lassen sich jetzt durch den Angriff an Cytochrom P450 IID6 erklären. Seit etwa 20 Jahren ist bekannt, daß Neuroleptika die Elimination von Antidepressiva verzögern und dadurch deren Plasmakonzentrationen erhöhen, und zwar oft in beträchtlichem Ausmaß. Inzwischen konnte gezeigt werden, daß sowohl Phenothiazinneuroleptika als auch Haloperidol mit hoher Affinität an Cytochrom P450 IID6 binden und seine Aktivität hemmen. Im Stoffwechsel von Imipramin und Desipramin in vivo wird v.a. die Hydroxylierung betroffen, nicht jedoch die Demethylierung (Gram u. Brosen 1989). Entsprechende Befunde ergeben sich aus Messungen von Clomipramin und seinen Metaboliten im Plasma (Gex-Fabry et al. 1990).

Die Wechselwirkung dürfte v.a. bei schnellen Hydroxylierern auftreten; für die Hemmung des Metabolismus von Desipramin durch Cimetidin konnte dies jedenfalls gezeigt werden (Steiner u. Spina 1987).

Tabelle 2. Fallberichte über Anstieg der Plasmakonzentrationen und Auftreten unerwünschter Wirkungen bei der zusätzlichen Verordnung von Fluoxetin an Patienten unter trizyklischen Antidepressiva. Alle Dosen sind in mg/Tag angegeben, alle Konzentrationen in ng/ml Plasma

Fluoxetin-dosis	Trizyklisches Antidepressium	Ohne Fluoxetin Dosis/Konzent.	mit Fluoxetin Dosis/Konzent.	Klinische Symptome	Literatur
20	Nortriptylin	100/108	125/289		1
			50/167		
40	Nortriptylin	100/79	150/330		1
20	Nortriptylin	175/88	100/162	Sedierung, Hemmung	2
60	Imipramin	150/100*	50/206*	anticholinerge	1
20	Imipramin	300/276*	300/945	Krampfanfall	3
20	Desipramin	300/250	300/390	Obstipation,	1
10			300/506	Miktionsstörung	
40	Desipramin	150/48	150/938	Gedächtnisstörung	2
20	Desipramin	300/130	300/212	Verschlimmerung	2
40			300/419	der Depression	
20	Desipramin	125/171	50/390	Delir, Gedächtnis-störung	3

* Imipramin + Desipramin.
1 Aranow et al. (1989); *2* Ciraulo u. Shader (1990); *3* Preskorn et al. (1990).

Wahrscheinlich ist die Hemmung von Cytochrom P450 IID6 auch für den Anstieg der Spiegel trizyklischer Antidepressiva bei Komedikation mit Fluoxetin verantwortlich. Die Wechselwirkung hat in einigen Fällen zu extrem hohen Konzentrationen, verbunden mit schweren toxischen Wirkungen, geführt (Preskorn et al. 1990; Tabelle 2). Wegen der langen Halbwertszeit v.a. von Desmethyl-fluoxetin kann sie auch noch nach Absetzen von Fluoxetin auftreten (Downs u. Dahmer 1990).

Nach einem Bericht über 3 Patienten hemmt Fluvoxamin ebenfalls den Abbau trizyklischer Antidepressiva, jedoch nach einem anderen Mechanismus. Bei Zugabe zu Clomipramin oder Amitriptylin stiegen deren Konzentrationen an, während die der demethylierten Metaboliten unverändert oder vermindert waren, was auf Hemmung der Demethylierungsreaktion schließen läßt (Bertschy et al. 1991).

Zusammenfassung

Durch die verbreitete Anwendung empfindlicher und spezifischer Analysenmethoden konnte in den letzten Jahren ein differenzierteres Bild der interindividuellen Variationen in der Kinetik trizyklischer Antidepressiva gewonnen werden. Mit Hilfe biochemischer Methoden und durch die Entwicklung von Tests zur Phänotypisierung konnte die Bedeutung von Polymorphismen im Cytochrom-P450-System v.a. in der Unterart IID6, aufgezeigt werden; bei ihrem Fehlen können schon mit mäßigen Dosen der Pharmaka sehr hohe Plasmakonzentrationen entstehen. Die relativ geringe Menge an diesem Enzym ist auch für die dosisabhängige (nichtlineare) Kinetik der Antidepressiva verantwortlich, und seine Hemmung z.B. durch Neuroleptika und Fluoxetin ist die Grundlage klinisch bedeutsamer Wechselwirkungen.

Literatur

Aranow RB, Hudson JI, Pope HG, Grady TA, Laage TA, Bell IR, Cole JO (1989) Elevated antidepressant plasma levels after addition of fluoxetine. Am J Psychiatry 146:911–913

Balant-Gorgia AE, Balant LP, Garrone G (1989) High blood concentrations of imipramine or clomipramine and therapeutic failure: a case report study using drug monitoring data. Ther Drug Monit 11:415–420

Baumann P, Jonzier-Perey M, Koeb L, Küpfer A, Tinguely D, Schöpf J (1986) Amitriptyline pharmacokinetics and clinical response: II. Metabolic polymorphism assessed by hydroxylation of debrisoquine and mephenytoin. Int Clin Psychopharmacol 1:102–112

Bertschy G, Vandel S, Vandel B, Allers G, Volmat R (1991) Fluvoxamine-tricyclic antidepressant interaction. An accidental finding. Eur J Clin Pharmacol 40:119–120

Breyer-Pfaff U (1985) Klinische Pharmakokinetik von Amitriptylin und Nortriptylin. In: Beckmann H, Sieberns S (Hrsg) Wie aktuell ist Amitriptylin für die Therapie der Depression? Das ärztliche Gespräch 38. Tropon, Köln, S 35–56

Breyer-Pfaff U, Gaertner HJ (1987) Antidepressiva. Pharmakologie, therapeutischer Einsatz und Klinik der Depression. Med-Pharmakol Kompendium 5. Wissenschaftliche Verlagsgesellschaft, Stuttgart

BreyerPfaff U, Giedke H, Gaertner HJ, Nill K (1989) Validation of a therapeutic plasma level range in amitriptyline treatment of depression. J Clin Psychopharmacol 9:116–121

Breyer-Pfaff U, Pfandl B, Nill K, Nusser E, Monney C, Jonzier-Perey M, Baettig D, Baumann P (1991) Enantioselective metabolism of amitriptyline and nortriptyline in relation to cytochrome P450 IID6 activity in man. Naunyn-Schmiedeberg's Arch Pharmacol 344 [Suppl]:R 93

Brosen K, Gram LF (1989) Clinical significance of the sparteine/debrisoquine oxidation polymorphism. Eur J Clin Pharmacol 36:537–547

Brosen K, Klysner R, Gram LF, Otton SV, Bech P, Bertilsson L (1986) Steady-state concentrations of imipramine and its metabolites in relation to the sparteine/debrisoquine polymorphism. Eur J Clin Pharmacol 30:679–684

Ciraulo DA, Shader RI (1990) Fluoxetine drug-drug interactions: I. Antidepressants and antipsychotics. J Clin Psychopharmacol 10:48–50

Dawling S, Crome P, Heyer EJ, Lewis RR (1981) Nortriptyline therapy in elderly patients: dosage prediction from plasma concentration at 24 hours after a single 50 mg dose. Br J Psychiatry 139:413–416

Downs JM, Dahmer SK (1990) Fluoxetine and elevated plasma levels of tricyclic antidepressants. Am J Psychiatry 147:1251

Eichelbaum M, Gross AS (1990) The genetic polymorphism of debrisoquine/sparteine metabolism – clinical aspects. Pharmacol Ther 46:377–394

Ereshefsky L, Tran-Johnson T, Davis CM, LeRoy A (1988) Pharmacokinetic factors affecting antidepressant drug clearance and clinical effect: evaluation of doxepin and imipramine – new data and review. Clin Chem 34:863–880

Gex-Fabry M, Balant-Gorgia AE, Balant LP, Garonne G (1990) Clomipramine metabolism. Model-based analysis of variability factors from drug monitoring data. Clin Pharmacokinet 19:241–255

Gram LF, Brosen K (1989) Inhibitors of the microsomal oxidation of psychotropic drugs: selectivity and clinical significance. In: Dahl SG, Gram LF (eds) Clinical pharmacology in psychiatry. Psychopharmacology series, vol 7. Springer, Berlin Heidelberg New York Tokyo, pp 172–180

Gram LF, Brosen K, Kragh-Sorensen P, Christensen P (1989) Steady-state plasma levels of E- and Z-10-OH-nortriptyline in nortriptyline-treated patients: significance of concurrent medication and the sparteine oxidation phenotype. Ther Drug Monit 11:508–514

Katz IR, Simpson GM, Jethanandani V, Cooper T, Muhly C (1989) Steady state pharmacokinetics of nortriptyline in the frail elderly. Neuropsychopharmacology 2:229–236

Kragh-Sorensen P, Larsen NE (1980) Factors influencing nortriptyline steady-state kinetics: plasma and saliva levels. Clin Pharmacol Ther 28:796–803

Nelsen JC, Jatlow PI (1987) Nonlinear desipramine kinetics: prevalence and importance. Clin Pharmacol Ther 41:666–670

Nies A, Robinson DS, Friedman MJ, Green R, Cooper TB, Ravaris CL, Ives JO (1977) Relationship between age and tricyclic antidepressant plasma levels. Am J Psychiatry 134:790–793

Preskorn SH, Beber JH, Faul JC, Hirschfeld RMA (1990) Serious adverse effects of combining fluoxetine and tricyclic antidepressants. Am J Psychiatry 147:532

Reisby N, Gram LF, Bech P et al. (1977) Imipramine: clinical effects and pharmacokinetic variability. Psychopharmacology 54:263–272

Sindrup SH, Brosen K, Gram LF (1990) Nonlinear kinetics of imipramine in low and medium plasma level ranges. Ther Drug Monit 12:445–449

Sjöqvist F (1989) Pharmacogenetics of antidepressants. In: Dahl SG, Gram LF (eds) Clinical pharmacology in psychiatry. Psychopharmacology series, vol 7. Springer, Berlin Heidelberg New York Tokyo, pp 181–191

Skjelbo E, Brosen K, Hallas J, Gram LF (1991) The mephenytoin oxidation polymorphism is partially responsible for the N-demethylation of imipramine. Clin Pharmacol Ther 49:18–23

Steiner E, Spina E (1987) Differences in the inhibitory effect of cimetidine on desipramine metabolism between rapid and slow debrisoquin hydroxylators. Clin Pharmacol Ther 42:278–282

Vandel S, Bertschy G, Vandel B, Allers G, Volmat R (1989) Amitritpyline: linear and nonlinear kinetics in every day practice. Eur J Clin Pharmacol 37:595–598

Ziegler VE, Biggs JT (1977) Tricyclic plasma levels. Effect of age, race, sex, and smoking. J Am Med Assoc 238:2167–2169

Diskussion

Prof. Dr. Laakmann: Die Kombination von trizyklischen Antidepressiva und MAO-Hemmern ist ja nicht ganz unproblematisch, besonders beim Chlorimipramin. Könnte diese Unverträglichkeit einen ähnlichen Grund haben?

Fr. Prof. Dr. Dr. Breyer-Pfaff: Das ist meines Wissens nicht beschrieben worden. Mir sind keine Befunde bekannt, wonach die Elimination beeinträchtigt wird.

Prof. Dr. Laakmann: Wie beurteilen Sie den Zusammenhang zwischen therapeutischem Ansprechen und Serumkonzentration? Wir haben bei uns im Hause jahrelang Plasmakonzentrationen bestimmt. Nach meiner Erfahrung läßt sich schon zwischen den Plasmakonzentrationen und den applizierten Dosen kaum eine Beziehung erkennen, noch schwerer fällt das zwischen den Plasmakonzentrationen und dem therapeutischen Effekt. Hohe Dosen wirken nicht unbedingt besser, bereiten aber meist Verträglichkeitsprobleme. Sehen Sie das anders?

Fr. Prof. Dr. Dr. Breyer-Pfaff: Wir haben dazu zwei Studien publiziert, die zusammen mit Herrn Gaertner und Herrn Giedke von der Nervenklinik in Tübingen durchgeführt wurden. Es handelte sich fast immer um eine fixe Dosis von 150 mg Amitriptylin pro Tag, ganz wenige Patienten bekamen 225 mg täglich. In der ersten Studienperiode, 1975–1979, untersuchten wir 38 Patienten.

Es stellte sich heraus, daß Patienten oberhalb einer Konzentration von 120 ng/ml – Amitriptylin plus Nortriptylin – wesentlich besser auf die Therapie ansprachen als diejenigen unterhalb dieses Bereichs. Im Konzentrationsbereich oberhalb 210 ng/ml kam es in einer ganzen Reihe von Fällen eher zu schlechteren Therapieergebnissen. Weitere Untersuchungen von Herrn Giedke ergaben, daß die schlecht ansprechenden Patienten mit den höheren Serumkonzentrationen schlechte Habituatoren waren. Diese Patienten zeigten im Habituationsexperiment 8–10 Antworten bei zehn Reizen, während die therapeutisch gut ansprechenden Patienten habituierten.

In einer zweiten Studienperiode, 1980–1984, versuchten wir, diese Konzentrations-Wirkungs-Beziehung zu validieren. Auch für diese Gruppe von 29 Patienten zeigte sich ein signifikanter Zusammenhang, wenn auch nicht ganz so deutlich. Faßt man beide Gruppen zusammen, ergibt sich das gleiche Bild. Patienten mit hohen Plasmakonzentrationen und schlechtem Ansprechen waren schlechte Habituatoren. Insofern glauben wir schon, daß im mittleren Konzentrationsbereich die Wahrscheinlichkeit des Ansprechens höher ist als oberhalb oder unterhalb, wobei aber durchaus mit niedrigen wie auch mit hohen Serumkonzentrationen gute Therapieerfolge erzielt werden können.

Fr. Prof. Dr. Woggon: Klinisch sieht man bei Nonrespondern, wenn man die Dosis steigert, oft trotz Anstieg der Serumspiegel keine Nebenwirkungen, und unter Umständen schließlich doch eine klinische Wirkung.

Fr. Prof. Dr. Dr. Breyer-Pfaff: Das war hier nicht der Fall. Diese Patienten haben schon ziemlich früh nach Beginn der Therapie eine höhere Dosis bekommen und unterschieden sich in der Serumkomzentration nicht von den anderen. Berücksichtigte man diese wenigen Patienten bei der Analyse nicht, dann kam genau das Gleiche heraus.

Fr. Prof. Dr. Woggon: Sie haben vorhin den Begriff der „richtigen" Dosis erwähnt. Eine „richtige" Dosis ist natürlich nicht nur eine, die gut vertragen wird, sondern auch eine, die nützt. Darunter verstehe ich vor allem, daß es dem Patienten besser geht. Tritt im „verträglichen" Serumspiegelbereich keine Besserung ein, dann stellt sich immer die Frage, ob man eher das Medikament wechseln oder doch den Sprung in einen höheren Spiegelbereich wagen sollte.

Prof. Dr. Gaertner: Fluoxetin und Nor-fluoxetin haben eine Halbwertszeit von etwa 7 Tagen. Durch Interaktion mit Trizyklika kann sich nach Angabe der Fachinformationen eine Verdopplung oder Verdreifachung ergeben. Inzwischen spricht man schon von einem Anstieg auf das Vierfache. Selbst bei Reduktion auf ein Drittel der Dosis zeigen sich noch Anstiege. Verstärkt sich dieser Effekt bei längerer Behandlung?

Fr. Prof. Dr. Dr. Breyer-Pfaff: Es gibt nicht viele Daten, aus denen sich das schließen ließe. Ich vermute nicht, daß die Verlängerung der Halbwertszeiten noch weiter zunimmt. Dieser Effekt ergibt sich durch die langsame Elimination von Imipramin und anderen Antidepressiva und weil sich zunächst das Kumulationsgleichgewicht einstellen muß. Aber ab einer bestimmten Fluoxetindosis und Kumulation seines Metaboliten ist natürlich das gesamte Cytochrom P450 II D6 gehemmt. Die Elimination der Antidepressiva erfolgt dann ausschließlich über andere Unterarten von Cytochrom P450. Die lange Halbwertszeit von Nor-fluoxetin ist aber insofern zu beachten, als die Interaktion noch recht lange nach Absetzen von Fluoxetin auftreten kann. Hat man eine Therapie mit Fluoxetin durchgeführt und behandelt nach dem Absetzen gleich mit einem Trizyklikum, so darf man die Dosis nur sehr langsam steigern, weil das Interaktionsrisiko wegen der noch über Wochen verbleibenden Reste von Nor-fluoxetin noch sehr lange besteht.

Priv.-Doz. Dr. Kaumeier: Wenn man nach längerer Therapie Fluoxetin absetzt und mit einem Monoaminoxidasehemmer weiterbehandeln möchte, muß man dann den vom Hersteller empfohlenen Abstand von 5 Wochen unbedingt einhalten, oder wäre die Gabe des MAO-Hemmers, etwa bei internistischer Überwachung, auch schon früher möglich?

Fr. Prof. Dr. Dr. Breyer-Pfaff: Man muß noch mit dem Verbleiben von wirksamen Fluoxetin-Konzentrationen rechnen. Das ist das einzige, was ich dazu sagen kann. Inwieweit man es trotzdem wagen kann, einen MAO-Hemmer zu geben, vermag ich nicht zu beurteilen.

Prof. Dr. Laakmann: Würden Sie diesen Effekt auch schon bei niedrigen Dosen von 15 mg Fluoxetin pro Tag erwarten?

Fr. Prof. Dr. Dr. Breyer-Pfaff: Ja. Zwar etwas geringer ausgeprägt, aber doch deutlich vorhanden. Die Mehrzahl der Patienten bekam 20 mg Fluoxetin täglich, und nur einer erhielt 10 mg. Und auch bei diesem Patienten zeigte sich schon ein deutlicher Anstieg der Trizyklikakonzentrationen.

Prof. Dr. Laakmann: Meinen Sie, daß bei Umstellung von Fluoxetin auf einen Monoaminoxidasehemmer eine Latenz von 5 Wochen ausreicht?

Fr. Prof. Dr. Dr. Breyer-Pfaff: Bei einer durchschnittlichen Eliminationshalbwertszeit von Nor-fluoxetin von einer Woche kann man damit rechnen, daß dessen Konzentration nach fünf Wochen auf etwa ein Zweiunddreißigstel gefallen ist. Das ist wahrscheinlich ausreichend.

Priv.-Doz. Dr. Schmauss: Das bedeutet aber, daß man noch eine andere Therapie zwischenschalten muß. Schließlich kann man den Patienten nicht einfach fünf Wochen warten lassen.

Prof. Dr. Gaertner: Wir haben kürzlich eine Patientin 5 Wochen einfach beurlaubt. Als sie wiederkam, haben wir Moclobemid gegeben, wonach leichte Erregungszustände auftraten. Vielleicht hätten wir sie 6 oder 7 Wochen beurlauben sollen.

Fr. Prof. Dr. Woggon: Offenbar sind viele der neuen Substanzen doch nicht so unproblematisch, wie sie häufig dargestellt werden. Das finde ich besonders amüsant, wenn ich bedenke, daß man klassische Antidepressiva oft als risikoreich und kardiotoxisch hinzustellen versucht, obwohl es mit diesen Substanzen ebenso gut möglich ist, die Patienten auf zwei Beinen zu entlassen.

Prof. Dr. Pflug: Frau Breyer-Pfaff, Sie haben ja die Gruppe der langsamen Hydroxylierer beschrieben. Hat das für unseren klinischen Alltag eine Bedeutung?

Fr. Prof. Dr. Dr. Breyer-Pfaff: Ich denke schon. Man muß darauf gefaßt sein, daß eine kleine Gruppe der Patienten schon bei niedrigen Dosen mit erwünschten wie auch mit unerwünschten Wirkungen reagiert, die andere Patienten erst mit den üblichen Dosen zeigen.

Prof. Dr. Pflug: Wie lassen sich diese Patienten erkennen?

Fr. Prof. Dr. Dr. Breyer-Pfaff: Forscher, die über entsprechende Methoden verfügen, plädieren für die Durchführung eines pharmakogenetischen Tests. Diese Tests sind nicht sehr aufwendig. Ich würde einen solchen Test gern mit Amitriptylin durchführen, denn das Enantiomerenverhältnis korreliert so hoch mit dem Ergebnis des Dextromethorphan-Tests, daß man allein daraus die Phänotypisierung vornehmen könnte, ohne daß der Patient ein anderes Pharmakon erhalten muß. Diese Phänotypisierung braucht nur einmal im Leben durchgeführt zu werden, dann ist der Phänotyp festgelegt.

Prof. Dr. Laakmann: Könnten Sie diese Methode noch etwas näher erläutern?

Fr. Prof. Dr. Dr. Breyer-Pfaff: Man verabreicht eine Einzeldosis eines Testpharmakons – Spartein, Debrisoquin oder Dextromethorphan – und sammelt über

8 h den Harn. Im Harn wird die ausgeschiedene Gesamtmenge an unverändertem Pharmakon und einem Metaboliten gemessen. Nach den Erfahrungen von Herrn Baumann ist der Dextromethorphantest genauso zuverlässig wie die anderen, aber einfacher.

Prof. Dr. Laakmann: Harnsammeln ist aber relativ aufwendig, wenn es einigermaßen genau sein soll.

Fr. Prof. Dr. Dr. Breyer-Pfaff: Die Compliance des Patienten muß für diesen Zweck nicht besonders hoch sein. Man hat festgestellt, daß auch eine Harnfraktion von 5–7 h ausreicht. Darin finden sich keine wesentlich anderen Werte als im vollständigen 8-h-Urin.

Fr. Prof. Dr. Woggon: Wir haben schon viele Patienten mit diesem Test untersucht, und ich kann bestätigen, daß er leicht durchzuführen ist. Aber ich glaube, eine einzige Bestimmung des Phänotyps reicht für das ganze Leben vielleicht doch nicht aus, denn die Therapie bringt ja Veränderungen mit sich. Gibt man zum Beispiel Amitriptylin oder Thioridazin, so kommt es zu erheblichen Veränderungen. Man weiß ja bei den Patienten z.T. nicht, welche Vormedikation sie erhalten haben. Es kann durchaus sein, daß jemand plötzlich ein poor metabolizer wird oder sich dem annähert, von dem man annimmt, er sei ein schneller Hydroxylierer.

Fr. Prof. Dr. Dr. Breyer-Pfaff: Wegen der bekannten Hemmwirkung von Neuroleptika dürfen die Patienten natürlich nicht unter Neuroleptika stehen. Antidepressiva verändern den Test wenig, wenn auch statistisch signifikant. Aber Herr Baumann hat unter sehr vielen untersuchten Patienten keinen gefunden, der unter Amitriptylin von einem guten zu einem schlechten Hydroxylierer wurde. Thioridazin dagegen ist als Neuroleptikum in dieser Beziehung schon sehr wirksam. Außerdem ist dieser Effekt für Haloperidol publiziert. Haloperidol verwandelt fast alle Behandelten in „poor metabolizer".

Dr. Szendey: Da auch andere Medikamente dieses Enzymsystem beschäftigen können, und dessen Kapazität begrenzt ist, dürfte dieses Problem besonders bei multimorbiden Patienten bestehen, die mehrere Medikamente erhalten. Hier sollte man um so mehr beachten, daß zusätzlich gegebene Antidepressiva zu Nebenwirkungen führen können.

Prädiktoren für den antidepressiven Therapieerfolg

M. Schmauss

Depressive Erkrankungen zählen neben Angsterkrankungen und dem Alkoholismus zu den häufigsten psychischen Erkrankungen überhaupt. Epidemiologische Studien legen darüber hinaus die Vermutung nahe, daß die Häufigkeit depressiver Erkrankungen eher noch zunehmen wird (Hagnell et al. 1982; Weissman et al. 1984). Depressive Erkrankungen sind ohne Zweifel äußerst heterogen; ihre Behandlungsmethoden reichen von kognitiven oder psychoanalytisch orientierten Psychotherapieformen über die Schlafentzugsbehandlung, die Lichtbehandlung und die Antidepressivabehandlung bis hin zur Elektrokrampftherapie.

Die Behandlung mit Antidepressiva nimmt unter den erwähnten Therapieverfahren eine zentrale Rolle in der Behandlung depressiver Syndrome ein – v.a. dadurch, daß die hohe Wirksamkeit dieser Therapieform in der Akutbehandlung von Patienten mit depressiven Syndromen, insbesondere endogenen Depressionen, durch eine Reihe von Untersuchungen empirisch gut belegt ist (Morris u. Beck 1974). Die praktische Relevanz dieser Substanzklasse für die Standardversorgung von Patienten mit endogenen Depressionen steht somit außer Zweifel (Schmauss 1993). Ein gravierendes Problem liegt jedoch darin, daß nicht alle behandelten Patienten eine Besserung im Lauf der medikamentösen Behandlung erfahren und daß sich gerade im Bereich der stationären Behandlung Patienten mit ungenügender therapeutischer Ansprechbarkeit, die sich im Rahmen der ambulanten Vorbehandlung herausselektiert haben, anhäufen. Die Forschungsresultate zur Frage, welche Patienten bei den üblichen Dosierungen auf Antidepressiva gut ansprechen, bzw. welche weniger oder nicht von der Behandlung profitieren, sind bisher unbefriedigend und in vielen Punkten widersprüchlich (Ananth 1978; Bielski u. Friedel 1976; Fähndrich 1983a; Levine u. Raskin 1974; Philipp et al. 1985). Die Klärung dieser Frage wäre insbesondere unter dem Aspekt von Bedeutung, daß man bei der speziellen Zielgruppe der sog. „Nonresponder" von vornherein und nicht erst nach Kenntnis des Behandlungsverlaufs andere Behandlungsstrategien wie z.B. Kombinationstherapien oder eine Elektrokrampfbehandlung einsetzen könnte (Möller 1991).

Im folgenden soll ein Überblick über den derzeitigen Stand der Prädiktorforschung bezüglich des antidepressiven Behandlungserfolgs gegeben werden, wobei – zur besseren Orientierung – in klinische und biologische Prädiktoren unterschieden werden soll.

Klinische Prädiktoren

Anamnestische Merkmale

Familien- und krankheitsanamnestische Merkmale sind in der Prädiktorforschung bezüglich eines antidepressiven Therapieerfolgs breit untersucht. Die prognostische Bedeutung einer familiären Belastung mit Depressionen, insbesondere endogenen Depressionen ist bisher ungeklärt. Hingegen wurde immer wieder beschrieben, daß das Risiko einer ineffizienten antidepressiven Behandlung mit zunehmender Phasenzahl steigt (Wittenborn et al. 1973) und die Depression dann zur Chronifizierung neigt (Cassano et al. 1983; Keller et al. 1986). Bezüglich der Interpretation dieser Befunde ist noch nicht geklärt, ob sich tatsächlich eine zunehmende Resistenz gegenüber Antidepressiva mit steigender Phasenzahl entwickelt oder ob das bessere therapeutische Ansprechen bei den ersten Phasen einer Depression auf Spontanremissionen basiert (Woggon 1992). Bielski u. Friedel (1976) haben angeführt, daß neben einer höheren Anzahl früherer Episoden auch ein abrupter Beginn und die längere Dauer einer depressiven Erkrankung eine Prädiktion für einen negativen Therapieerfolg zeigen (Tabelle 1). Die Beurteilung der Dauer der aktuellen Symptomatik bezüglich ihrer prognostischen Validität ist bisher unterschiedlich. So wird die zunehmende Dauer der depressiven Symptomatik bis zum Behandlungsbeginn mit Antidepressiva von den meisten Autoren als prognostisch ungünstig angesehen (Keller et al. 1984; Rush et al. 1983). Kupfer u. Spiker (1981) sowie Loyd u. Tsuang (1985) haben diese Befunde jedoch nicht bestätigten können.

Tabelle 1. Klinische Prädiktoren für den Behandlungserfolg mit trizyklischen Antidepressiva bei depressiven Patienten. (Nach Bielski u. Friedel 1976)

Imipramin	Amitriptylin
Positiver Prädiktor	Positiver Prädiktor
Plötzlicher Beginn	Anorexie
Gewichtsverlust	Durchschlafstörungen, Früherwachen
Durchschlafstörungen, Früherwachen	Psychomotorische Hemmung
Psychomotorische Hemmung	Höhere sozioökonomische Schicht
Höhere sozioökonomische Schicht	Psychomotorische Erregung
Negativer Prädiktor	Negativer Prädiktor

Neurotische, hypochondrische, hysterische Persönlichkeitszüge,
häufige Phasen in der Vorgeschichte,
depressive Wahninhalte

Diagnose und Schweregrad

Endogene Depression

Die häufig aufgestellte Behauptung, Antidepressiva seien bei endogenen Depressionen wirksamer als bei psychogenen, wird von Woggon (1983) nicht bestätigt. Fairchild et al. (1986) halten hingegen fest, daß endogene Depressionen weniger gut auf Placebo ansprechen als nichtendogene Formen. Woggon (1992) gibt zu bedenken, daß die nosologische Zuordnung einer depressiven Symptomatik nicht unabhängig von anderen Patientenmerkmalen durchgeführt wird. Ein sehr wichtiges Merkmal zur Unterscheidung endogen/psychogene Depression stellt offensichtlich der Schweregrad der psychopathologischen Symptomatik dar. Den engen Zusammenhang zwischen Schweregrad der Depression und diagnostischer Zuordnung veranschaulicht eine Studie von Paykel et al. (1988), deren wesentliches Ergebnis darin liegt, daß sich die Überlegenheit eines trizyklischen Antidepressivums über Placebo erst bei relativ schweren Depressionen dokumentieren läßt.

Psychotische Depression

Die ätiologische Zuordnung psychotischer Depressionen wird seit langem kontrovers diskutiert. So sehen u.a. Guze et al. (1975) und Quitkin et al. (1978) die psychotische Depression als eine besonders schwere Form der endogenen Depression, während Glassman u. Roose (1961) sie als eigenständige klinische Entität betrachten. Psychotische Depressionen sprechen in der Regel schlechter auf eine antidepressive Behandlung an als nichtpsychotische Formen (Chan et al. 1987; Nelson u. Bowers 1978). Spiker et al. (1985) haben 16 bisher veröffentlichte Studien zur Wirksamkeit trizyklischer Antidepressiva bei der Behandlung psychotischer Depressionen zusammengefaßt. Sie stellten fest, daß nur 32% der insgesamt 377 Patienten mit wahnhaften Depressionen auf eine Behandlung mit trizyklischen Antidepressiva ansprachen. Es gibt verschiedene offene und auch einige kontrollierte Studien, die darauf hinweisen, daß die Kombination eines trizyklischen Antidepressivums mit einem Neuroleptikum bei der Behandlung wahnhafter Depressionen wirksamer ist als eine Monotherapie mit einem trizyklischen Antidepressivum alleine (Kaskey et al. 1980). So zeigte eine kontrollierte Studie von Spiker et al. (1986), daß eine Kombination von Amitriptylin und Perphenazin bei 78%, Amitriptylin alleine bei 41% und Perphenazin alleine bei 19% der wahnhaften depressiven Patienten zu einem therapeutischen Erfolg führte.

Atypische Depression

In den vergangenen 30 Jahren wurde der Begriff atypische Depression verwandt, wo verschiedenste psychopathologische Zustandsbilder zu beschreiben. Während das DSM-III die atypische Depression lediglich als Ausschlußdia-

gnose für Personen mit depressiven Syndromen beschreibt, die nicht als eine
typische oder eine andere spezifische affektive Störung oder als Anpassungs-
störung diagnostiziert werden können, so wurde von Liebowitz et al. (1984) ein
interessanter und verheißungsvoller Ansatz zur Definition dieser Depressions-
form entwickelt. Sie faßten die Konzepte von West u. Dally (1959), Ravaris
et al. (1980) und Klein et al. (1981) zusammen und entwickelten operationali-
sierte Kriterien für die Diagnose einer atypischen Depression. Die Haupt-
charakteristika dieser Störungen stellen dabei die Auslenkbarkeit der Stimmung während der depressiven Episode, das Gefühl ständig mißverstanden
und abgelehnt zu werden sowie ein vermehrter Appetit und eine verlängerte
Schlafdauer dar.

Neuere kontrollierte Studien haben MAO-Hemmer, trizyklische Antidepressiva und Placebo in der Behandlung atypischer Depressionen verglichen.
Zwei dieser Studien (McGrath et al. 1984; Ravaris et al. 1980) stellten fest, daß
Amitriptylin und Phenelzin gleich wirksam und daß beide Substanzen Placebo
überlegen waren. In beiden Studien zeigten Patienten mit zusätzlichen Angst-
und Paniksymptomen jedoch eher eine Besserung auf MAO-Hemmer. In der
dritten Untersuchung (Liebowitz et al. 1984) zeigten atypisch Depressive, die
unter Panikattacken litten, eine dramatische Besserung unter Behandlung mit
dem MAO-Hemmer Phenelzin. Phenelzin war bei diesen Patienten dem Impi-
pramin und auch Placebo deutlich überlegen. Atypisch Depressive ohne Panikattacken reagierten nicht gut auf medikamentöse Behandlungsversuche, die
Erfolgsrate der medikamentösen Behandlung lag hier unter 50%.

Zur Behandlung der atypischen Depression kann zusammenfassend festgestellt werden, daß Patienten mit dieser Erkrankung entweder mit MAO-Hemmern oder trizyklischen Antidepressiva behandelt werden sollten (Schmauß u.
Erfurth 1989). Patienten, die im Rahmen ihrer atypischen Depression zusätzlich unter Angst oder Panikattacken leiden, scheinen besonders gut auf eine
Behandlung mit MAO-Hemmern anzusprechen (Pare 1985; Paykel et al. 1979;
Tollefson 1983). Nies u. Robinson (1982) zeichnen sogar ein typisches Symptomprofil für die Patienten, die von einer Therapie mit einem MAO-Hemmer
besonders profitieren (Tabelle 2).

Persönlichkeitszüge und psychopathologische Symptomatik

Im allgemeinen sprechen depressive Patienten mit einer Persönlichkeitsstörung
schlechter auf eine Behandlung mit Antidepressiva an (Pfohl et al. 1984). Darüber hinaus besteht in der Literatur Übereinstimmung, daß Patienten mit neurotischen, hypochondrischen und histrionischen Persönlichkeitszügen ebenfalls
weniger gut auf trizyklische Antidepressiva ansprechen (Bielski u. Friedel 1976;
Paykel 1979; Shawcross u. Tyrer 1985; Hirschfeld et al. 1986; Sauer et al. 1986).
Diese Persönlichkeitszüge scheinen auch für die Behandlung mit Monoaminoxidasehemmern einen negativen Prädiktor darzustellen (Shawcross u. Tyrer
1985), obwohl in einer Untersuchung (Davidson et al. 1985) weder ein hoher
Neurotizismusscore noch das Vorhandensein einer Persönlichkeitsstörung einen
schlechteren Behandlungserfolg auf Antidepressiva vorhersagte. Friedel (1983)

Tabelle 2. Typisches Symptomprofil für Responder auf MAO-Hemmer. (Nach Nies u. Robinson 1982)

Psychopathologische Symptome	*Vegetative Symptome*
Agoraphobie	Einschlafstörungen
Panikepisoden	Hypersomnie
Soziale Ängste	Gewichtszunahme
Hypochondrie	Hyperphagie
Zwangsgedanken	Lethargie und Müdigkeit
Reizbarkeit	Zittrigkeit
Geringe affektive Modulation	
Zwischenmenschliches Verhalten	*Anamnestische Faktoren*
Selbstmitleid	Keine Beserung auf EKT
Demonstrative suizidale Handlungen	Alkohol-Sedativaabusus
Empfindlich für Zurückweisung	Neigung zu Amphetaminmißbrauch
Histrionische Persönlichkeit	Starke Nebenwirkungen auf Trizyklikaeinnahme

und White u. White (1986) weisen darauf hin, daß psychomotorische Hemmung oder Verlangsamung sowie Verlust von Interesse und Genußfähigkeit als prognostisch günstig für das Ansprechen auf Antidepressiva zu beurteilen sind. Bhat et al. (1984) konnten in ihrer Untersuchung kein einziges psychopathologisches Symptom identifizieren, das zwischen einer Response auf Amitriptylin und Phenelzin differenziert hätte; Paykel et al. (1982) fanden nur äußerst geringe Unterschiede in der Response auf Amitriptylin und Phenelzin. Die prognostische Bedeutung „typischer" endogener Tagesschwankungen ist umstritten.

Das Vorliegen belastender life events wurde in der Vergangenheit als Prädiktor für eine schlechte Ansprechbarkeit auf trizyklische Antidepressiva angesehen (Kiloh et al. 1962), neuere Untersuchungen kommen jedoch zu dem Ergebnis, daß „life events" vor dem Auftreten einer Depression keine prognostische Validität bezüglich eines antidepressiven Therapieerfolgs besitzen (Hirschfeld et al. 1986; Garvey et al. 1984). Mißbrauch von Sedativa oder Alkohol wird ebenfalls als negativer Prädiktor für den antidepressiven Therapieerfolg angesehen (Akiskal 1982).

Woggon (1980, 1983, 1990) geht davon aus, daß eine rasch nach Behandlungsbeginn einsetzende Besserung der depressiven Symptomatik einen günstigen Therapieerfolg vorhersagen läßt und formulierte deshalb den Begriff „Probetherapie". Katz et al. (1987) bestätigten diese Befunde, während Quitkin et al. (1987) und Khan et al. (1989) eine Besserung der psychopathologischen Symptomatik während der ersten beiden Behandlungswochen einer Placeboresponse zuordnen.

Diskussion der klinischen Prädiktoren

Bei einem Großteil der Untersuchungen über klinische Prädiktoren des antidepressiven Therapieerfolgs sind die durch die Einzelprädiktoren erklärten Varianzanteile größtenteils so gering, daß sie für die praktische Prognostik nicht verwendbar sind. Die Möglichkeit der Kombination von Prädiktoren und die dadurch möglicherweise realisierbare Optimierung der Prognostik wurde, von Ausnahmen abgesehen (Woggon 1983), kaum untersucht. Umfassende Variablensätze wurden hinsichtlich ihrer prognostischen Bedeutung nur vereinzelt analysiert. Als Nachteil vieler Untersuchungen ist darüber hinaus anzusehen, daß z.B. nur relativ kleine Stichproben untersucht wurden, deren Selektionsgrad durch die Auswahl der Patienten – meist aus Pharmakaprüfungen – noch verstärkt wurde. Ergebnisse über große, weniger selektierte Stichproben, die besser die Versorgungssituation darstellen und besser generalisierbar sind, sind selten (Downing u. Rickels 1973). Kreuzvalidierungen zur kritischen Überprüfung gefundener Prädiktoren wurden nur vereinzelt durchgeführt (Möller et al. 1987; Woggon 1983). Größtenteils wurden lediglich allgemeine prognostisch relevante Merkmale für das Abklingen akuter depresiver Symptomatik unter Antidepressivtherapie beschrieben, ohne zwischen Prädiktoren für einen günstigen Spontanverlauf und Prädiktoren für ein gutes Ansprechen auf Antidepressiva zu differenzieren (Bielski u. Friedel 1976). Die größtenteils unbefriedigenden Resultate hinsichtlich einer Prognostik auf der Basis von Einzelprädiktoren, die üblicherweise Merkmale betreffen, die vor Therapiebeginn zu erfassen sind, führte in den letzten Jahren zu dem Versuch, interventionsbezogene Variablen hinsichtlich ihrer prognostischen Bedeutung für den weiteren Behandlungsverlauf zu untersuchen.

In einer Studie von Möller et al. (1987) konnte der größte Teil in der Literatur mitgeteilten Kriterien bezüglich der Haupteffizienzkriterien nicht repliziert werden. Dabei erwiesen sich nur prämorbide Störungen der sozialen Adaptation, orale und neurotoide Züge der prämorbiden Persönlichkeit, Intensität depressiver/apathischer Symptomatik bei Aufnahme und der Befindlichkeitsscore sowie dessen Besserung nach dreiwöchiger Behandlung als prognostisch bedeutsam. Dieses sehr kritische Ergebnis paßt am ehesten zu den publizierten diesbezüglichen Ergebnissen von Woggon (1980, 1983), die in einer mit standardisierten Untersuchungsinstrumenten durchgeführten Studie an ca. 90 Patienten ebenfalls nur wenige Prädiktoren fand, von denen nach Kreuzvalidierung nur die Ausprägung depressiver Symptomatik als prognostisch relevant übrigblieb. Als besonders wichtiger Prädiktor erwies sich in der Studie von Möller (1987) nach dreiwöchiger Antidepressivatherapie der Besserungsquotient der Befindlichkeit. Wer nach dreiwöchiger Antidepressivatherapie noch eine ausgeprägte Störung der Befindlichkeit aufweist, hat ein hohen Risiko auf einen ungünstigen weiteren Therapieverlauf. Dies paßt gut zu den Befunde von Woggon (1983), die dem mit dem AMP beschriebenen Depressionsgrad in den ersten zehn Behandlungstagen als wichtigsten Prädiktor für den weiteren Verlauf beschrieb. Unter der Miteinbeziehung anderer Effizienzkriterien ergab die Studie von Möller (1987), daß die gefundenen Prädiktoren zum Teil den in der Literatur beschriebenen Merkmalen entsprechen, so z.B. auf Chronizität hinweisende Merkmale der Krankheitsvorgeschichte (Angst 1961, 1965; Deykin u. DiMascio 1972) oder auch die durch Kreuzvalidierung bezüglich der Haupteffizienzkriterien bestätigte Bedeutung neurotischer Persönlichkeitszüge (Deykin u. DiMascio 1972; Paykel 1973) als ungünstige Prädiktoren. Die wiederholt beschriebenen depressiven Wahninhalte als ungünstiger Prädiktor (Kocsis 1990; Kupfer u. Spiker 1981; Sauer et al. 1986) konnten in der Studie von Möller (1987) jedoch nicht bestätigt werden.

Biologische Prädiktoren

Reaktion auf Schlafentzug

Im Grenzbereich zwischen klinischer und biologischer Prädiktorforschung stehen Untersuchungen über die Reaktion auf Schlafentzug als möglicher Prädiktor für den Erfolg einer Antidepressivatherapie (Fähndrich 1983 b). Wirz-Justice et al. (1976) stellten fest, daß sich Responder auf Maprotilin und Clomipramin in ihrer Reaktion auf Schlafentzug deutlich voneinander unterscheiden. Die sog. Tag-1-Responder besserten sich besonders gut auf Clomipramin, die sog. Tag-2-Responder besonders gut auf Maprotilin. Eine Bestätigung dieser Befunde gelang Wirz-Justice et al. (1979) und Amin (1978) jedoch nicht. Allerdings stellte Kasper (1990) fest, daß Tag-2-Responder einen besseren Therapieerfolg auf Maprotilin als auf ein serotonerges Antidepressivum zeigen. Untersuchungen von Fähndrich (1983 b) wiesen auf einen Zusammenhang zwischen einer Besserung auf Schlafentzug und späterem Ansprechen auf Clomipramin sowie einer fehlenden Besserung auf Schlafentzug und späterem Ansprechen auf Maprotilin hin. Dieser theoretisch plausibel erscheinende Befund konnte von Höchli et al. (1986 b) nicht bestätigt werden. Diese Arbeitsgruppe erhob den völlig entgegengesetzten Befund. Clomipraminresponder sprachen nicht auf Schlafentzug an, Maprotilinresponder hingegen gut.

Aminmetaboliten und Enzymaktivität

Die Aminmangelhypothese der Depression regte zahlreiche Untersuchungen über den Metabolismus der Amine an, insbesondere Untersuchungen über die Konzentration des wichtigsten Serotoninmetaboliten 5-Hydroxyindolessigsäure (5-HIES) im Liquor und die Konzentration des wichtigsten Noradrenalinmetaboliten 3-Methoxy-4-Hydroxyphenylglykol (MHPG) im Liquor, Plasma und Urin. Es wurde angenommen, daß es Noradrenalinmangeldepressionen gibt, die durch eine erniedrigte MHPG-Ausscheidung im Urin, eine Stimmungsaufhellung nach Amphetamingabe und eine klinische Besserung nach Gabe noradrenalinwiederaufnahmehemmender Antidepressiva gekennzeichnet sind. Im Gegensatz dazu sollten die sog. Serotoninmangeldepressionen durch eine hohe MHPG-Ausscheidung im Urin, eine dysphorische Stimmung nach Amphetamingabe sowie eine klinische Besserung nach serotoninwiederaufnahmehemmenden Antidepressiva, wie Amitriptylin, gekennzeichnet sein. Mehr als 20 Studien sind zum Problem MHPG-Ausscheidung und Ansprechen auf Antidepressiva veröffentlicht – ihre Ergebnisse sind ausgesprochen widersprüchlich (Kelwala et al. 1983). So konnte festgestellt werden, daß viele unterschiedliche

Faktoren die MHPG-Level im Urin beeinflussen (Kelwala et al. 1983; Beckman u. Goodwin 1980; Ebert et al. 1972). Neben der Feststellung, daß die Höhe der MHPG-Ausscheidung im Urin depressiver Patienten sich nicht signifikant von der gesunder Kontrollpersonen (Hollister 1981; Koslow 1983) unterscheidet, ist die Annahme, daß das MHPG im Urin größtenteils aus dem Gehirn komme, wahrscheinlich nicht korrekt (Blombery et al. 1980). Trotz der großen Anzahl methodologischer Problemen zeigten einige Studien, daß eine erniedrigte MHPG-Konzentration im Urin mit einer besseren Ansprechbarkeit auf Imipramin (Fawcett et al. 1972; Maas et al. 1972, 1982), auf Nortriptylin (Hollister et al. 1980) bzw. auf Maprotilin (Rosenbaum et al. 1980; Schatzberg et al. 1981; Gärtner et al. 1982) einhergeht. Entsprechend der Hypothese der Noradrenalinmangel-Depression soll eine erhöhte MHPG-Ausscheidung dagegen eine bessere Ansprechbarkeit auf Amitriptylin anzeigen (Beckman u. Goodwin 1975; Modai et al. 1979). Eine Reihe von Studien fand jedoch keine derartige spezifische Prädiktionsmöglichkeit (Coppen et al. 1979; Spiker et al. 1980) bzw. überhaupt keine Prädiktionsmöglichkeit auf der Basis von MHPG (Timmermann et al. 1987). Grundsätzlich wurde die MHPG-Hypothese mit dem Hinweis in Frage gestellt, daß ein Großteil des im Urin nachgewiesenen MHPG nicht aus dem zentralnervösen Transmittermetabolismus stamme.

Die Anzahl der Studien, die die analoge Hypothese bezüglich des Hauptmetabolits des Serotonins, der 5-Hydroxyindolessigsäure (5-HIES) prüften und in diesem Zusammenhang 5-HIES im Liquor untersuchten, ist nicht sehr groß, so daß endgültige Schlußfolgerungen nicht möglich sind. Es gibt Hinweise, daß Patienten mit erniedrigter 5-HIES-Konzentration auf Clomipramin (van Praag 1977), Zimelidin (Aberg-Wistedt et al. 1981) und auf Tryptophan und Hydroxytryptophan (van Praag u. de Haan 1980) ansprechen. Analog gibt es Befunde dafür, daß Patienten mit erhöhter 5-HIES-Konzentration im Liquor besser auf Nortriptylin (Asberg et al. 1973), Imipramin (Goodwin et al. 1973) und Amitriptylin (Banki 1977) ansprechen. Maas et al. (1982) zweifelten die Spezifität dieser Prädiktionsmöglichkeit in bezug auf die Serotoninmetaboliten jedoch an, nachdem bei ihren Untersuchungen erniedrigte 5-HIES-Werte im Liquor und eine erhöhte Ausscheidung noradrenerger Metaboliten im Urin mit einem besseren Ansprechen sowohl auf Imipramin als auch auf Amitriptylin assoziiert waren.

Joyce u. Paykel (1989) führen an, daß eine erniedrigte 5-HIES-Konzentration im Liquor mehr mit Störungen der Impulskontrolle, z.B. also Autoaggression, Aggression und Zwangsphänomenen zu tun hat als mit Depression, was die besonders gute Wirksamkeit serotonerger Substanzen bzw. Antidepressiva bei diesen Störungen erklären könnte (Hohagen 1992; Möller u. van Praag 1992).

Die Aktivität der Enzyme, die im Stoffwechsel der Katecholamine und anderer Neurotransmitter beteiligt sind (z.B. MAO, COMT), wurde ebenfalls hinsichtlich ihres prädiktiven Werts für eine Therapie mit Antidepressiva untersucht. So konnte Goodwin (1978) zeigen, daß eine erniedrigte MAO-Aktivität einen positiven Prädiktor für Imipramin darstellt, dies jedoch nur bei bipolar und nicht bei unipolar depressiven Frauen. Davidson et al. (1976)

berichteten von einer linearen Beziehung zwischen Imipramin-Wirksamkeit und der COMT-Aktivität, ebenfalls aber nur bei unipolar depressiven Frauen.

Fähndrich (1989) konnte zeigen, daß bei späteren Maprotilinrespondern im Vergleich zu den Nonrespondern die Serum-MAO-Konzentration im freien Intervall statistisch signifikant erhöht war.

Das Ansprechen auf antriebssteigernde Substanzen

Ausgehend von einer Arbeit von Fawcett u. Siomopoulos (1971), die berichteten, daß Patienten, die nach einmaliger Gabe von d-Amphetamin eine Stimmungsaufhellung erlebten, gut auf eine Behandlung mit Imipramin oder Desipramin ansprachen, wurden verschiedene Untersuchungen über den prädiktiven Wert von Reaktionen auf antriebssteigernde Substanzen durchgeführt. Ettigi et al. (1983) und van Kammen u. Murphy (1978) konnten die Ergebnisse von Fawcett u. Siomopoulos (1971) bestätigen – diejenigen Patienten, die nach einmaliger Gabe von d-Amphetamin eine Stimmungsaufhellung erleben, sprechen besser auf noradrenerge Antidepressiva an, während diejenigen Patienten, die nach d-Amphetamin eine dysphorische Stimmung zeigen, später besser auf serotonerge Antidepressiva ansprechen. Kiloh et al. (1974), die ähnliche Untersuchungen mit Methylamphetamin durchführten, fanden allerdings keine sichere Korrelation zwischen dem Ansprechen auf Methylamphetamin und dem Therapieerfolg mit bestimmten Antidepressiva.

Neuroendokrine Parameter

Dexamethasonsuppressionstest (DST)

Von allen Funktionstests der Hypophysen-Nebennierenrinden-Achse hat der Dexamethason-Suppressionstest (DST) die weiteste Verbreitung gefunden. Der Wert des DST für differentialdiagnostische Fragestellungen bezüglich depressiver Erkrankungen wird heute sehr zurückhaltend beurteilt (Berger et al. 1984; Arana 1985). Bezüglich einer Prädiktion des antidepressiven Therapieerfolgs ist festzuhalten, daß eine Normalisierung des pathologischen DST eine zukünftige weitere Besserung unter Antidepressivamedikation anzeigt (Greden et al. 1983; Holsboer et al. 1982). Bleibt diese Normalisierung des pathologischen DST aus, zeigt dies eher Nonresponse bzw. einen drohenden Rückfall an (Greden et al. 1983; Targum 1984). Vor Behandlungsbeginn ist die Aussagekraft des DST völlig uneinheitlich. Sowohl unter den Suppressoren als auch unter den Nonsuppressoren sind spätere Responder und Nonresponder zu finden (Arana et al. 1985; Modai et al. 1986; Peselow et al. 1982; Gitlin u. Gerner 1986).

Der interessanteste Befund bezüglich des DST besteht vielleicht darin, daß DST-Nonsuppressoren nicht auf Placebo (Peselow et al. 1986; Georgotas et al. 1986) oder spezifische Psychotherapieverfahren (Rush 1983) ansprechen, so daß ein pathologischer DST die Notwendigkeit einer somatischen Behandlungsmethode zu bestätigen scheint.

TRH-Stimulationstest

Die Regulation der Hypophysenschilddrüsenfunktion bei Patienten mit affektiven Erkrankungen ist ebenfalls breit untersucht worden. Ein dynamischer Test der Schilddrüsenfunktion ist der TRH-Stimulationstest (Prange et al. 1984). Mit diesem Test konnte gezeigt werden, daß bei etwa 20–40% depressiver Patienten die TSH-Ausschüttung nach Stimulation mit TRH vermindert ist. Dieser Befund kann durch eine erhöhte Plasmakonzentration von Schilddrüsenhormonen, vor allem T3 und T4 erklärt werden. Bezüglich des prädiktiven Werts dieses Tests für die Antidepressivaresponse ist festzuhalten, daß eine Untersuchung von Krog-Meyer et al. (1984) ergeben hat, daß medikamentös erfolgreich behandelte Patienten mit supprimiertem TSH nach Stimulation mit TRH ein erhöhtes Rezidivrisiko besitzen. Dies trifft sowohl für depressive als auch für schizophrene Patienten zu. Frank et al. 1984 stellten des weiteren fest, daß eine Differenzierung zwischen Antidepressivarespondern und Nonrespondern anhand des TSH-Werts nach TRH-Stimulation möglich sei.

Fenfluramintest

Kasper u. Yieira (1989) fanden eine negative Korrelation zwischen der Prolaktinresponse auf Fenfluramin vor Therapiebeginn und dem späteren Ansprechen auf eine dreiwöchige Fluvoxaminbehandlung. Die späteren Maprotilinresponder zeigten dagegen keine Korrelation hinsichtlich dieses Tests. Die Cortisolansprechbarkeit auf Fenfluramin hat nach Kasper u. Yieira (1989) offenbar keinen prädiktiven Wert.

Psychophysiologische Parameter

Verschiedene psychophysiologische Parameter wurden als mögliche prognostische Variablen für das Ansprechen auf Antidepressiva untersucht. Am vielversprechendsten waren zunächst Untersuchungen über REM-Schlaf und REM-Latenz bei Depressiven. So stellten Kupfer et al. (1983) fest, daß Amitriptylinresponder im Schlaf-EEG vor der antidepressiven Behandlung eine verlängerte REM-Latenz aufwiesen und auf Amitriptylin mit einer weitaus stärkeren Zunahme der REM-Latenz reagierten als die Nonresponder. Eine Bestätigung dieser Befunde gelang durch die gleiche Arbeitsgruppe jedoch nicht (Kupfer et al. 1982 a, b). Ansseau et al. (1985) haben ebenfalls die REMLatenz – hier aber die Fähigkeit der Adaptation – als Prädiktor untersucht. Sie fanden heraus, daß je schlechter die Adaptationsleistung bzw. je länger die REM-Latenz war, desto besser die Response auf trizyklische Antidepressiva.

Coble et al. (1979) und Svendsen u. Christensen (1981) konnten schließlich zeigen, daß bei depressiven Patienten mit einer verkürzten REM-Latenz die große Wahrscheinlichkeit einer Response auf trizyklische Antidepressiva bestand.

Höchli et al. (1986 a) und Kupfer et al. (1976, 1980) berichteten, daß sich durch den Grad der REM-Schlafunterdrückung nach 1 oder 2 Tagen einer antidepressiven Behandlung vielleicht die längerfristige Ansprechbarkeit auf eine antidepressive Behandlun voraussagen läßt.

In 2 kleineren Studien wurde außerdem festgestellt, daß eine ausgeprägtere orthostatische Hypotension vor der Behandlung älterer depressiver Patienten eine Vorhersage über die therapeutische Ansprechbarkeit auf eine Reihe von trizyklischen Antidepressiva ermöglicht (Jarvik et al. 1983; Schneider et al. 1986).

Diskussion der biologischen Prädiktoren

Ein biologischer Prädiktor sollte aus der Sicht eines Klinikers schnell und einfach zu bestimmen sein und einen hohen Grad an Selektivität besitzen (Fähndrich 1990). Keiner der dargestellten Prädiktoren kann diese Voraussetzungen voll erfüllen. So ist die Bestimmung der Aminmetaboliten im Liquor zwar recht erfolgversprechend, kann sich aber wegen der Schwierigkeit der Untersuchung in der Praxis nicht durchsetzen. Urinuntersuchungen von MHPG sind in der Praxis ebenfalls kaum exakt durchzuführen und erfüllen in keiner Weise die Voraussetzungen einer einfachen und schnellen Bestimmung. Auch die Ableitung des Wach- und auch des Schlaf-EEG zeigt große methodologische Probleme. Spiegel (1984) bezweifelt insofern auch den Wert des EEG als ein Instrument in der Prädiktorforschung. Der Dexamethasonsuppressionstest hat bisher keinen sinnvollen Beitrag zur differentiellen Indikation einer antidepressiven Behandlung geleistet, die Reaktion auf Schlafentzug erlaubt im Einzelfall ebenfalls keine sichere Vorhersage eines antidepressiven Therapieerfolgs.

Die Gründe für die widerspruchsvollen Ergebnisse in der biologischen Prädiktorforschung selbst sind vielfältig. Die wichtigsten dabei sind in Tabelle 3 dargestellt.

Tabelle 3. Gründe für die Widersprüchlichkeit der Ergebnisse in der biologischen Prädiktorforschung. (Nach Fähndrich 1990)

- Die meisten Studien benutzten unterschiedliche Responderdefinitionen, was zwangsläufig zu unterschiedlichen Ergebnissen und damit zu unterschiedlichen Gruppierungen der Patienten in Responder und Nonresponder führt (Haug u. Fähndrich 1986).
- Die Dauer der Untersuchungszeiträume ist unterschiedlich groß (zu kurz; falsch-negative Ergebnisse, zu lang: falsch-positive Ergebnisse).
- Serumspiegel sind nur selten bestimmt, so daß bei den Nonrespondern zumindest nicht klar ist, ob sie überhaupt eine ausreichende Wirkkonzentration im Serum hatten.
- Die Methoden bei der Bestimmung von Serumspiegeln sind unterschiedlich und oft nicht vergleichbar.
- Die Laborbedingungen bei der Bestimmung des DST, MHPG, 5-HIAA, HVA sind sehr unterschiedlich.
- Die Wash-out-Zeit ist in aller Regel zu kurz (Spiegel 1984).
- Die EEG-Methodik ist zu kompliziert und von Labor zu Labor sehr unterschiedlich.
- Die Definition vom REM-Latenz ist uneinheitlich usw.

Fähndrich (1990) betont, daß es sich bei den dargestellten Gründen einerseits um einfache methodologische Probleme auf seiten der durchgeführten Studien handelt, andererseits aber der Untersuchungsgegenstand – die depressive Erkrankung – ein hochkomplexes biologisches Geschehen darstelle, über das bisher nur recht wenig bekannt sei.

Um einen Fortschritt in der Prädiktion des antidepressiven Therapieerfolgs zu erzielen, müssen zumindest methodologische Faktoren in Zukunft sorgfältiger beachtet werden. So erscheint es zunächst dringend notwendig, mehr Informationen über den natürlichen Verlauf unbehandelter Depressionen zu erhalten. Darüber hinaus gilt es sich zu vergegenwärtigen, daß mit der Zunahme von Spontanremissionen oder Placeboresponseraten in Gruppen depressiver Patienten die Schwierigkeit zunehmen wird, spezifische antidepressive Effekte bei diesen Patienten unter einer aktiven Behandlung zu erzielen. Um diese spezifischen antidepressiven Effekte besser beschreiben zu können, erscheint es wichtig, ein Antidepressivum mit Placebo oder einer alternativen Behandlung zu vergleichen. Ansonsten ist es nicht möglich, unspezifische von spezifischen Medikamenteneffekten zu unterscheiden. Werden Patienten mit einer geringen Chance auf eine Placeboresponse für eine Untersuchung selektiert, wird unter derartigen Untersuchungsbedingungen ein spezifischer Medikamenteneffekt leichter zu identifizieren sein. Beispiel für ein derartiges Prozedere ist die Verwendung pathologischer biologischer Marker wie einer verkürzten REM-Latenz als Kriterium für die Aufnahme in eine Studie. Nach den bisher vorliegenden Untersuchungen kann man nämlich davon ausgehen, daß depressive Patienten mit derartigen Auffälligkeiten eine geringe Chance auf eine Placeboresponse haben.

Rush et al. (1985) konnten in einer derartig konzipierten Studie, in der eine verkürzte REM-Latenz ein wesentliches Einschlußkriterium darstellte, an einer kleinen Fallzahl depressiver Patienten zeigen, daß Amitriptylin Alprazolam in der antidepressiven Wirksamkeit überlegen ist.

Eine weitere Variable, die eine sorgfältigere Beobachtung verdient, ist die Definition der „treatment response". So sollte darüber diskutiert werden, ob die bisher übliche Definition, nämlich eine 50%ige Reduktion des Schweregrades der depressiven Symptomatik, auch realistisch eine weitgehende Besserung der depressiven Erkrankung widerspiegelt.

Andere wesentliche Variablen in der Prädiktorforschung sind Art, Dosis und Dauer der antidepressiven Behandlung. Hier gilt es darauf hinzuweisen, daß viele Antidepressivanonresponder unter einer höheren Dosis und/oder einer längeren Behandlungsdauer zu Respondern werden (Schmauss u. Meller 1989).

Abschließend sei vermerkt, daß Untersuchungen über die Prädiktion des antidepressiven Therapieerfolgs mehr Aufmerksamkeit auf die Zusammenhänge zwischen einzelnen Prädiktorvariablen richten sollten. So sollte u.a. beachtet werden, daß bestimmte Persönlichkeitszüge, die mit einem schlechten Ansprechen auf Antidepressiva assoziiert sind, z.B. mit bestimmten biologischen Variablen in Beziehung stehen können (Cloninger 1986).

Zusammenfassung

Obwohl Antidepressiva seit nunmehr 35 Jahren zur Behandlung depressiver Erkrankungen zur Verfügung stehen, ist es dem Kliniker immer noch nicht möglich, einen antidepressiven Therapieerfolg vorherzusagen. Die vorgelegte Arbeit faßt sowohl klinische als auch biologische Prädiktoren für den antidepressiven Therapieerfolg zusammen und gibt einige Empfehlungen für zukünftige Prädiktorstudien. Unter den klinischen Prädiktoren scheinen auf Chronizität hinweisenden Merkmale der Krankheitsgeschichte, neurotische Persönlichkeitszüge sowie depressive Wahninhalte ungünstige Prädiktoren zu sein. Trizyklische Antidepressiva sind wohl auch weiterhin die Mittel der ersten Wahl bei endogenen Depressionen, Monoaminoxidasehemmer spielen in der Behandlung von Depressionen, die mit ausgeprägten Angstsymptomen assoziiert sind, eine entscheidende Rolle. Biologische Prädiktoren des antidepressiven Therapieerfolgs sind trotz einiger interessanter Befunde, die in weiterer Zukunft noch an Bedeutung gewinnen könnten, bisher nicht in dem Maße etabliert, daß man sie für die klinische Routine empfehlen könnte.

Literatur

Aberg-Wistedt A, Jostell KG, Ross SB, Westland D (1981) Effects of zimelidine and desimipramine on serotonin and noradrenaline uptake mechanism in relation to plasma concentration and to therapeutic effects during treatment of depression. Psychopharmacology 74:297–305

Akiskal HS (1982) Factors associated with incomplete recovery in primary depressive illness. J Clin Psychiatry 43:266–271

Amin (1978) Response to sleep deprivation and therapeutic results with antidepressants. Lancet 2:165

Ananth J (1978) Clinical prediction of antidepressant response. Int Pharmacopsychiatry 13:69–93

Angst J (1961) A clinical analysis of the effects of Tofranil in depression. Longitudinal and follow-up studies. Treatment of blood relations. Psychopharmakologia 2:381–407

Angst J (1965) Zur Prognose antidepressiver Behandlungen. Anglo-Germ Med Rev 2:733–751

Ansseau M, Kupfer D-J, Reynolds C-F, Coble PA (1985) „Paradoxical" shortening of REM latency on first recording night in major depressive disorder: clinical and polysomnographic correlates. Biol Psychiatry 20:135–145

Arana GW, Baldessarini RJ, Ornsteen M (1985) The dexamethasone suppression test for diagnosis and prognosis in psychiatry: commentary and review. Arch Gen Psychiatry 42:1193–1204

Asberg M, Bertilsson L, Tuck D, Cronholm B, Sjöquist F (1973) Indoleamine metabolites in cerebrospinal fluid of depressed patients before and during treatment with nortriptyline. Clin Pharmacol Ther 14:277–286

Banki CM (1977) Correlation of anxiety and related symptoms with cerebrospinal fluid 5-hydroxyindolacetic acid in depressed women. J Neural Transm 47:135–145

Beckmann H, Goodwin FK (1975) Antidepressant response to tricyclics and urinary MHPG in unipolar patients. Arch Gen Psychiatry 32:17–21

Deykin EY, DiMascio A (1972) Relationship of patient background characteristics to efficacy of pharmacotherapy in depression. J Nerv Ment Dis 155:209–215

Downing RW, Rickels K (1973) Predictor of response to amitriptyline and placebo in three outpatient treatment settings. J Nerv Ment Dis 156:109–129

Ebert MH, Post RM, Goodwin FK (1972) Effect of physical activity on urinary MHPG excretion in depressed patients. Lancet 2:766

Ettigi PG, Hayes PE, Narasimhachari N, Hamer RM, Goldberg S, Second GJ (1983) d-Amphetamine response and dexamethasone suppression test as predictors of treatment outcome in unipolar depression. Biol Psychiatry 18:499–504

Fähndrich E (1983 a) Clinical and biological parameters as predictors for antidepressive drug response in depressed patients. Pharmacopsychiatry 16:179–185

Fähndrich E (1983 b) Effect of sleep deprivation as a predictor of treatment response to antidepressant medication. Acta Psychiatr Scand 68:341–344

Fähndrich E (1987) Biological predictors of success of antidepressant drug therapy. Psychiat Develop 2:157–171

Fähndrich E (1990) Biologische Prädiktoren für eine erfolgreiche antidepressive medikamentöse Behandlung. In: Möller HJ (Hrsg) Therapieresistenz unter Antidepressiva-Behandlung. Springer, Berlin Heidelberg New York Tokyo, pp 43–57

Fairchild CJ, Rush AJ, Vasavada N, Giles DE, Khatami M (1986) Which depressions respond to placebo. Psychiatr Res 18:217–226

Fawcett J, Siomopoulos V (1971) Dextroamphetamine response as a possible predictor of improvement with tricyclic therapy in depression. Arch Gen Psychiatry 25:247–255

Fawcett J, Maas JW, Dekirmenjian H (1972) Depression and MHPG excretion: Response to dextroamphetamine and tricyclic antidepressants. Arch Gen Psychiatry 26:246–251

Frank E, Jarrett DB, Kuper DJ, Grochocinski VJ (1984) Biological and clinical predictors of response in recurrent depression. A preliminary report. Psychiatr Res 13:315–324

Friedel RO (1983) Clinical predictors of response: an update. In: Davis JM, Maas JE (eds) The affective disorders. American Psychiatric Association Press, New York, pp 379–384

Gärtner HJ, Golfinopoulos G, Breyer-Pfaff U (1982) Response to maprotiline treatment in depressive patients, relationship to urinary MHPG excretion and plasma drug level. Pharmacopsychiatry 15:170–174

Garvey MJ, Schaffer CB, Tuason VB (1984) Comparison of pharmacological treatment response between situational and non-situational depressions. Br J Psychiatry 145:363–365

Gitlin MJ, Gerner RH (1986) The dexamethasone suppression test and response to somatic treatment: a review. J Clin Psychiat 47:16–21

Glassman AH, Roose SP (1981) Delusional depression: a distinct clinical entity? Arch Gen Psychiatry 38:424–427

Goodwin FK, Potter WZ (1978) The biology of affective illness: amine neurotransmitters and drug response. In: Cole JO, Schatzberg AF, Frazier SM (eds) Depression: biology, psychodynamics and treatment. Plenum Press, New York

Goodwin FK, Post RM, Murphy DL (1973) Cerebrospinal fluid amine metabolites and therapies for depression. Program of the Scientific Proceedings of the American Psychiatric Association, pp 24–25

Greden JF, Gardner R, King D, Grunhaus L, Carroll BJ, Kronfol Z (1983) Dexamethasone suppression test in antidepressant treatment of melancholia: the process of normalization and test-retest reproductibility. Arch Gen Psychiatry 40:493–500

Guze SB, Woodruff RA, Clayton RJ (1975) The significance of psychotic affective disorders. Arch Gen Psychiatry 31:1147–1150

Hagnell O, Lanke J, Rorsman B, Ojesjo L (1982) Are we entering an age of melancholy? Depressive illnesses in a prospective epidemiological study over 25 years: the Lundby Study, Sweden. Psychol Med 12:279–289

Haug HJ, Fähndrich E (1986) Problems in defining response in therapy studies. Pharmacopsychiatry 19:170–171

Hirschfeld RMA, Klerman GL, Andreasen NC, Clayton PJ, Keller MB (1986) Psycho-social predictors of chronicity in depressed patients. Br J Psychiatry 148:648–654

Höchli D, Riemann D, Zulley J, Berger M (1986 a) Initial REM-sleep suppression by clomipramine: a prognostic tool for treatment response in patients with a major depressive disorder. Biol Psychiatry 21:1217–1220

Höchli D, Riemann D, Zulley J, Berger M (1986 b) Is there a relationship between response to total sleep deprivation and efficacy of clomipramine treatment in depressed patients? Acta Psychiatr Scand 74:190–192

Hohagen F (1992) Neurobiologische Grundlagen der Zwangsstörung. In: Hand I, Goodman WK, Evers U (Hrsg) Zwangsstörungen. Springer, Berlin Heidelberg New York Tokyo, pp 57–71

Hollister LE (1981) Excretion of MHPG in depressed and geriatric patients and normal persons. Int Pharmacopsychiatry 16:138–143

Hollister LE, Davis KL, Berger PA (1980) Subtypes of depression based on excretion of MHPG and response to nortriptyline. Arch Gen Psychiatry 37:1107–1110

Holsboer F, Liebl R, Hofschuster E (1982) Repeated dexamethasone suppression test during depressive illness: normalization of test result compared with clinical improvement. J Affective Disord 4:93–101

Jarvik LF, Read SL, Mintz J, Neshkes RE (1983) Pretreatment orthostatic hypotension in geriatric depression: predictor of response to imipramine and doxepin. J Clin Psychopharmacol 3:368–372

Joyce PR, Paykel ES (1989) Predictors of drug response in depression. Arch Gen Psychiatry 46:89–99

Kammen DP v, Murphy DL (1978) Prediction of imipramine antidepressant response by a one-d-amphetamine trial. Am J Psychiatry 135:1179–1184

Kaskey GB, Nasr S, Meltzer HY (1980) Drug treatment in delusional depression. Psychiatr Res 1:267–277

Kasper S, Yieira A (1989) Stimulation with dl-fenfluramine and antidepressive medication in major depressed inpatients. Pharmacopsychiatry 22:201

Katz MM, Koslow SH, Maas JW, Frazer A, Bowden CL, Casper R, Croughan J, Kocsis J, Redmond E (1987) The timing, specificity and clinical prediction of tricyclic drug effects in depression. Psychol Med 17:297–309

Keller MB, Klerman GL, Lavori PW, Coryell W, Endicott J, Taylor J (1984) Long-term outcome of episodes of major depression: clinical and public health significance. JAMA 252:788–792

Keller MB, Lavori PW, Rice J, Coryell W, Hirschfeld RMA (1986) The persistent risk of chronicity in recurrent episodes of nonbipolar major depressive disorder: a prospective follow-up. Am J Psychiatry 143:24–28

Kelwala S, Jons D, Sitaram N (1983) Monoamine metabolites as predictors of antidepressant response: a critique. Prog Neuropsychopharmacol Biol Psychiatry 7:229–240

Khan A, Cohen S, Dager ST, Avery DH, Dunner DL (1989) Onset of response in relation to outcome in depressed outpatients with placebo and imipramine. J Affect Dis 17:33–38

Kiloh LG, Ball JRB, Garside RF (1962) Prognostic factors in treatment of depressive states with imipramine. Br Med J 1:1225–1227

Kiloh LG, Neilson M, Andrews G (1974) Response of depressed patients to methylamphetamine. Br J Psychiatry 125:496–499

Klein DF, Gittelman R, Quitkin R, Rifkin A (1981) Diagnosis and drug treatment of psychiatric disorders. Williams & Wilkins, Baltimore London

Kocsis JH, Croughan JL, Katz MM, Butler TP, Secunda S, Bowden CL, Davis JM (1990) Response to treatment with antidepressants of patients with severe or moderate nonpsychotic depression and of patients with psychotic depression. Am J Psychiatry 147:621–624

Koslow SH, Maas JW, Bowden CL, Davis JM, Hanin I, Javaid JI (1983) Cerebrospinal fluid and urinary biogenic amines and metabolites in depression, mania and healthy controls: a univariate analysis. Arch Gen Psychiatry 40:999–1010

Krog-Meyer I, Kirkegaard C, Kijne B et al. (1984) Prediction of relapse with the TRH test and prophylactic amitriptyline in 39 patients with endogenous depression. Am J Psychiatry 141:945–948

Kupfer DJ, Spiker DG (1981) Refractory depression: prediction of non-response by clinical indicators. J Clin Psychiatry 42:307:312

Kupfer DJ, Foster FG, Reich L, Thompson KS, Weiss B (1976) EEG sleep changes as predictors in depression. Am J Psychiatry 133:622–626

Kupfer DJ, Spiker DG, Coble PA, Neil JF, Ulrich R, Shaw DH (1980) Depression, EEG sleep, and clinical response. Compr Psychiatry 21:212–220

Kupfer DJ, Spiker DG, Coble PA, Neil JF, Ulrich R, Shaw DH (1981) Sleep and treatment prediction in endogenous depression. Am J Psychiatry 138:429–434

Kupfer DJ, Targ E, Stack J (1982 a) Electroencephalographic sleep in unipolar depressive subjects. Support for a biological and familial classification. J Nerv Ment Dis 170:494–498

Kupfer DJ, Shaw DH, Ulrich R, Coble PA, Spiker DG (1982 b) Application of automated REM-analysis in depression. Arch Gen Psychiatry 39:569–573

Levine J, Raskin A (1974) Predicting treatment responsiveness-resistiveness in a population of depressed patients. Pharmacopsychiatry 7:217–222

Liebowitz MR, Quitkin FM, Stewart JW et al. (1984) Phenelzine versus imipramine in atypical depression. Arch Gen Psychiatry 41:669–677

Loyd DW, Tsuang MT (1985) Duration criteria and long-term outcome in affective disorder and schizophrenia. J Affective Disord 9:35–39

Maas JW, Fawcett JA, Dekirmenjian H (1972) Catecholamine metabolism, depressive illness, and drug response. Arch Gen Psychiatry 26:252–262

Maas JW, Kocsis JH, Bowden CL, Davis JM, Redmond DE, Hanin I, Robins E (1982) Pretreatment neurotransmitter metabolites and response to imipramine or amitriptyline treatment. Psychol Med 12:37–43

Maas JW, Koslow SH, Davis J, Katz M, Frazer A, Bowden CL, Berman N, Gibbons R, Stokes P, Landis DH (1987) Catecholamine metabolism and disposition in healthy and depressed subjects. Arch Gen Psychiatry 44:337–344

McGrath PJ, Stewart JW, Harrison W et al. (1986) Phenelzine treatment of melancholia. J Clin Psychiatry 47:420–422

Modai J, Apter A, Golomb M, Wijsenbeck J (1979) Response to amitriptyline and urinary MHPG in bipolar depressive patients. Neuropsychobiology 5:181–184

Möller HJ (1991) Therapieresistenz auf Antidepressiva. Risikofaktoren und Behandlungsmöglichkeiten. Nervenarzt 62:658–669

Möller HJ, van Praag HM (1992) Aggression und Autoaggression. Springer, Berlin Heidelberg New York Tokyo

Möller HJ, Fischer G, Zerssen D v (1987) Prediction of therapeutic response in acute treatment with antidepressants. Results of an empirical study involving 159 endogenous depressive patients. Eur Arch Psychiatr Neurol Sci 236:349–357

Morris JB, Beck AT (1974) The efficacy of antidepressant drugs. A review of research. Arch Gen Psychiatry 30:667–674

Nelson JC, Bowers MB (1978) Delusional unipolar depression: description and drug response. Arch Gen Psychiatry 35:1321–1328

Nies A, Robinson DS (1982) Monoamine oxidase inhibitors. In: Paykel ES (ed) Handbook of affective disorders. Churchill Livingston, Edinburgh

Pare CMB (1985) The present status of monoamine oxidase inhibitors. Br J Psychiatry 146:576–584

Paykel ES (1977) Response to treatment and depressive classification. In: Burrows GF (ed) Handbook of studies on depression. Excerpta Medica, Amsterdam, pp 21–47

Paykel ES (1979) Predictors of treatment response. In: Paykel ES, Coppen A (eds) Psychopharmacology of affective disorders. Oxford University Press, pp 193–220

Paykel ES, Prusoff BA, Klerman GI, Haskell D, DiMascio A (1973) Clinical response to amitriptyline among depressed women. J Nerv Ment Dis 156:149–165

Paykel ES, Parker R, Penrose RJ, Rassaby E (1979) Depressive classification and prediction of response to phenelzine. Br J Psychiatry 134:572–581

Paykel ES, Rowan P, Parker R, Bhat AV (1982) Response to phenelzine and amitriptyline in subtypes of outpatient depression. Arch Gen Psychiatry 39:1041–1049

Paykel ES, Hollyman JA, Freeling P, Sedgwick P (1988) Predictors of therapeutic benefit from amitriptyline in mild depression: a general practice placebo-controlled trial. J Affect Disord 14:83–95

Peselow ED, Fieve RR (1982) Dexamethasone suppression test and response to antidepressants in depressed outpatients. N Engl J Med 307:1216–1217

Pfohl B, Stangl D, Zimmerman M (1984) The implications of DSM-III personality disorders for patients with major depression. J Affective Disord 7:309–318

Philipp M, Beck V, Glocke M, Metz K, Scherhag R, Schmidt R (1985) Vorhersagbarkeit des Therapieansprechens depressiver Patienten auf Doxepin. In: Philipp M (Hrsg) Grundlagen und Erfolgsvorhersage der ambulanten Therapie mit Antidepressiva. Springer, Berlin Heidelberg New York Tokyo, pp 29–45

Prange AJ, Loosen PT, Wilson IC, Lipton MA (1984) The therapeutic use of hormones of the thyroid axis in depression. In: Post RM, Ballenger JC (eds) Neurobiology of mood disorders. Williams & Williams, Baltimore, pp 311–322

Quitkin FM, Rifkin A, Klein DF (1978) Imipramine response in deluded depressive patients. Am J Psychiatry 135:806–811

Quitkin FM, Rabkin JD, Markowitz JM, Stewart JW, McGrath PJ, Harrison W (1987) Use of pattern analysis to identify true drug response: a replication. Arch Gen Psychiatry 44:256–264

Ravaris CL, Robinson DS, Ives JO et al. (1980) Phenelzine and amitriptyline in the treatment of depression. Arch Gen Psychiatry 37:1075–1080

Rosenbaum AH, Schatzberger AF, Maruta T, Orsulak PJ, Cole JO, Grab EL, Schildkraut JJ (1980) MHPG as predictor of antidepressant response to imipramine and maprotiline. Am J Psychiatry 137:1090–1092

Rush AJ, Roffwarg HP, Giles DE, Schlesser MA, Fairchild C, Tarell J (1983) Psychobiological predictors of antidepressant drug response. Pharmacopsychiatrica 16:192–194

Rush AJ, Erman MK, Schlesser MA, Roffwarg HP, Vasavada N, Khatami M, Fairchild C, Giles DE (1985) Alprazolam vs amitriptyline in depression with reduced REM latencies. Arch Gen Psychiatry 42:1154–1159

Sauer H, Kick H, Minne HW, Schneider B (1986) Prediction of the amitriptyline response: psychopathology vs neuroendocrinology. Int Clin Psychopharmacol 1:284–295

Schatzberg AF, Rosenbaum AH, Orsulak PJ, Rohde WA, Maruta T, Krug ER, Cole JO, Schildkraut JJ (1981) Towards a biological classification of depressive disorders III: pretreatment urinary MHPG levels as predictors of response to treatment with maprotiline. Psychopharmacology 75:34–38

Schmauss M (1993) Antidepressiva Behandlung depressiver Erkrankungen. In: Möller HJ (Hrsg) Therapie psychiatrischer Erkrankungen. Enke, Stuttgart, pp 277–287

Schmauss M, Erfurth A (1989) Indikationen für eine Therapie mit MAO-Ilemmern. Psychiatr Prax 16 [Suppl];2–6

Schmauss M, Meller I (1989) Die „therapieresistenten" Depressionen – Ursachen und Behandlungsmöglichkeiten. Psychiatr Prax 16:101–108

Schneider LS, Sloane RB, Staples FR, Bender M (1986) Pretreatment orthostatic hypotension as a predictor of response to nortriptyline in geriatric depression. J Clin Psychopharmacol 6:172–176

Shawcross CR, Tyrer P (1985) Influence of personality on response to monoamine oxidase inhibitors and tricyclic antidepressants. J Psychiatr Res 19:557–562

Spiegel R (1984) Zur Voraussage des Therapieerfolges mit Antidepressiva: Sind kurze REM-Latenzen diagnostisch und prognostisch zuverlässige Merkmale? Fortschr Neurol Psychiatr 52:302–311

Spiker DG, Weiss JG, Dealy RS, Griffin SJ, Hanin I, Neil JP, Perry JM, Rossi AJ, Soloff PH (1985) The pharmacological treatment of delusional depression. Am J Psychiatry 142:430–436

Svendsen K, Christensen PG (1981) Duration of REM-sleep latency as predictor of effect of antidepressant therapy – a preliminary report. Acta Psychiatr Scand 64:238–243

Targum SD (1984) Persistent neuroendocrine dysregulation in major depressive disorder: a marker for early relapse. Biol Psychiatry 19:305–318

Tollefson GD (1983) Monoamine oxidase inhibitors: a review. J Clin Psychiatry 44:280–288

van Praag HM (1977) New evidence for serotonin-deficient depression. Neuropsychobiology 3:56–63

van Praag HM, de Haan S (1980) Depression, vulnerability and 5-hydroxytryptophan prophylaxis. Psychiatr Res 3:75–83

Weissman MM, Leaf PJ, Holzer CE, Myers JK, Tischler GL (1984) The epidemiology of depression: an update on sex differences in rates. J Affective Disord 7:179–188
West ED, Dally PJ (1959) Effects of iproniazid on depressed syndromes. Br Med J 1:1491–1497
White K, White J (1986) Tranylcypromine: patterns and predictors of response. J Clin Psychiatry 47:380–382
Wirz-Justice A, Pühringer W, Hole G (1976) Sleep deprivation and clomipramine in endogenous depression. Lancet 23:912
Wirz-Justice A, Pühringer W, Hole G (1979) Response to sleep deprivation as a predictor of therapeutic results with antidepressant drugs. Am J Psychiatry 136:1222–1223
Wittenborn JR, Kiremitci N, Weber ESP (1973) The choice of alternative antidepressants. J Nerv Ment Dis 156:97–108
Woggon B (1980) Veränderungen der psychopathologischen Symptomatik während 20tägiger antidepressiver oder neuroleptischer Behandlung. Psychiatr Clin 13:150–164
Woggon B (1983) Prognose der Pharmakotherapie. Enke, Stuttgart
Woggon B (1990) Frühansprechen auf Antidepressiva: Die prognostische Bedeutung der Probetherapie. In: Möller HJ (Hrsg) Therapieresistenz unter Antidepressiva-Behandlung. Springer, Berlin Heidelberg New York Tokyo, pp 33–39
Woggon B (1992) Prädiktoren für das Ansprechen auf Psychopharmaka. In: Riederer P, Laux G, Pöldinger W (Hrsg) Neuro-Psychopharmaka Band 1 Allgemeine Grundlagen der Pharmakopsychiatrie. Springer, Wien, pp 475–484

Diskussion

Prof. Dr. Pflug: Wir machen immer wieder die Beobachtung, daß Patienten nicht mehr auf ein Antidepressivum ansprechen, auf das sie bei einer früheren Behandlung noch sehr gut reagiert haben. In solchen Fällen steht man immer vor der Frage, wie man vorgehen soll. Gibt es dazu Untersuchungen?

Priv.-Doz. Dr. Schmauss: Hat ein Patient schon einmal positiv auf ein Antidepressivum reagiert, so ist die Wahrscheinlichkeit relativ hoch, daß er bei der nächsten Behandlung auf das gleiche Antidepressivum wieder gut anspricht. Dies gilt für etwa zwei Drittel der Patienten. Es gibt verschiedene Ansichten dazu, wie bei Nichtansprechen auf diese Behandlung vorzugehen ist, allerdings keine konkreten, durch Studiendaten begründete Hinweise.

Prof. Dr. Laakmann: Kann man das Ansprechen nach dreiwöchiger Therapie überhaupt als einen Prädiktor bezeichnen? Oder ist das nicht bereits der Therapieerfolg selbst? Auch wir haben festgestellt, daß Patienten, die nach 1–3 Wochen Therapie ansprechen, in der Regel auch weiterhin Responder bleiben. Patienten, die in dieser Zeit nicht angesprochen haben, bleiben sehr häufig auch bei Fortsetzung der Therapie Nonresponder. Im strengen Sinne würde ich das aber nicht als Prädiktor bezeichnen.

Priv.-Doz. Dr. Schmauss: Bisher ist nicht einheitlich definiert, was ein Prädiktor für den Behandlungsverlauf und was ein Prädiktor für das Ansprechen auf Antidepressiva überhaupt ist. Selbst das läßt sich bisher nicht sinnvoll unterscheiden. Ich sehe in diesem Parameter durchaus einen gewissen Prädiktor für den Behandlungsverlauf.

Fr. Prof. Dr. Woggon: Der Verlauf läßt sich offenbar am besten durch den Verlauf vorhersagen. Insofern möchte ich das Testdosismodell eher Probetherapie nennen, immerhin ist es eine 2- bis 3wöchige Therapie, nicht nur eine Testdosis. Ich möchte Herrn Laakmann zustimmen: Im Grunde ist es kein Prädiktor im Sinne der vor Beginn der Therapie zur Verfügung stehenden Kriterien. Praktisch wichtig scheint mir aber – und deshalb sollte man es vielleicht doch bei den Prädiktoren erwähnen – daß man zumindest einen Anhaltspunkt hat, wenn man den Anfang des Verlaufes sorgfältig beobachtet. Das ist immerhin besser als das Nichts, das bei den „echten" Prädiktoren rauskommt. Vor allem hat man dann ein Kriterium, ggf. rechtzeitig hoch genug zu dosieren.

Prof. Dr. Laakmann: In unseren großen Doppelblindstudien hat sich gezeigt, daß die meisten Patienten doch relativ früh ansprechen. Diese Patienten zeigten meist auch im weiteren Verlauf einen guten Erfolg, während die nicht oder schlecht ansprechenden Patienten meist Therapieversager bleiben. Das zeigt sich nach 2–3 Wochen. Ab etwa 5 Wochen rechnet man aber schon mit einem therapeutischen Ansprechen, da würde ich also schon von Response reden und nicht mehr von Prädiktion.

Dr. Wagner: Möglicherweise sind bei der Antidepressivatestbehandlung auch noch andere Faktoren zu beachten. Gerade bei der stationären Behandlung ist es ja oft so, daß der Patient schon durch die Aufnahme in die Klinik entlastet wird, daß er sich bessert. Es scheint mir also gar nicht so zwingend, daß die Besserung, die man nach einer gewissen Zeit sieht, nur auf dem Medikament beruht. Zumindest bei stationärer Behandlung spielt das gesamte Setting eine große Rolle.

Fr. Prof. Dr. Woggon: Der antidepressive Effekt zeigt sich aber auch in plazebokontrollierten Doppelblindstudien, und da ist das Setting für Verum und Plazebo gleich.

Prof. Dr. Laakmann: Dieser Effekt zeigt sich im übrigen auch bei ambulanten Patienten in sehr ähnlicher Weise, obwohl sich das setting hier nicht wesentlich verändert. Ambulante Patienten, die nach zwei bis drei Wochen ansprechen, bleiben meist Responder. Ich glaube, als Faustregel darf man das so formulieren.

Priv.-Doz. Dr. Schmauss: Das trifft ja gleichermaßen auch für Neuroleptika zu.

Dr. Szendey: Ich bin in der Literatur auf einen Prädiktor gestoßen, der hier noch nicht erwähnt wurde. In einer amerikanischen Studie wurde das vermehrte Auftreten einer orthostatischen Hypotension als relativ guter Prädiktor identifiziert. Es handelte sich um zehn mit Nortrilen und fünfzehn psychotherapeutisch behandelte Patienten. Vor Beginn der Therapie wurde ein Schellong-Test durchgeführt. Patienten mit ausgeprägter Orthostase, d.h. von mehr als 10 mm Hg, sprachen auf beide Therapieformen besser an als Patienten mit nur geringer orthostatischer Hypotension. Patienten mit geringer Hypotension sprachen vor allem auf die Therapie mit Nortriptylin schlecht an.

Fr. Prof. Dr. Woggon: Das wurde aber nur in dieser einen Studie festgestellt. Dieses Ergebnis ist meines Wissens nie repliziert worden.

Dr. Szendey: Natürlich muß man immer auch die Möglichkeit einer Spontanremission in Betracht ziehen. Bei niedrigen Fallzahlen kann man nicht voraussagen, wieviele Patienten jeder Gruppe spontan remittieren.

Priv.-Doz. Dr. Schmauss: Frau Woggon hat darauf schon oft hingewiesen: Je länger der Therapieerfolg andauert, desto eher muß man sich die Frage stellen, ob es sich tatsächlich um einen Therapieerfolg oder aber eine Spontanremission handelt. Das ist mit zunehmender Dauer der Behandlung immer schwerer zu beurteilen.

Fr. Prof. Dr. Woggon: Damit schneiden Sie aber noch einen Punkt an, den wir bisher außer acht gelassen haben: Letztlich waren die gefundenen Prädiktoren meist recht unspezifisch. Man muß wahrscheinlich schon zufrieden sein, Prädiktoren für einen positiven Verlauf zu finden. Auch noch differentiell gegeneinander abwägen zu können, ist vielleicht ein zu hoher Anspruch. Bei der Schizophrenie ist es ebenso: Eine prinzipiell günstige Prognose für den Spontanverlauf haben Faktoren wie gute soziale Einfügung, weibliches Geschlecht und rascher Beginn – unabhängig von einer pharmakologischen Therapie.

„Aktivierende" Antidepressiva – der Stellenwert des Kielholz-Schemas in der heutigen Zeit

S. Kaumeier

In der psychiatrischen Pharmakotherapie hat sich das Vorgehen bewährt, den üblichen Bezugsrahmen der klassischen Psychiatrie, die nosologische Klassifikation, zugunsten des voraussetzungsfreieren Bezugsrahmens der Zielsymptome zu verlassen. Während die nosologische Zuordnung eines depressiven Zustandsbildes in die Gruppe der psychogenen, endogenen oder somatogenen Depression den Stellenwert der Psychopharmaka im Gesamtbehandlungsplan bestimmt, d.h. bei endogenen Depressionen bildet die Therapie mit Antidepressiva den Schwerpunkt, bei psychogenen und somatogenen Depressionen wird sie als ergänzende therapeutische Maßnahme eingesetzt, wurden als Zielsymptome von Freyhan die durch ein bestimmtes Psychopharmakon beeinflußbaren psychopathologischen Symptome bezeichnet. Dabei wird versucht, für jedes Psychopharmakon die Gesamtheit der Zielsymptome, das sog. Wirkungsspektrum, genauer zu beschreiben, und es zeigt sich, daß die Wirkung der Psychopharmaka vorwiegend symptom- bzw. syndromgerichtet ist. Aus diesem Grund ergeben sich die wesentlichen Richtlinien für die differentiellen Indikationen der verschiedenen Psychopharmaka aus symptomatologischen Gesichtspunkten. Der Festlegung differentieller Indikationen der verschiedenen Psychopharmaka müssen im Einzelfall verschiedene Entscheidungsschritte zugrunde liegen, die sowohl die Zielsymptome als auch die nosologische Zugehörigkeit des zu behandelnden Syndroms berücksichtigen.

Kommt nun der Arzt zu dem Ergebnis, daß eine Behandlung mit Antidepressiva indiziert ist, stellt sich die Frage nach dem geeigneten Präparat. Das Dreikomponentenschema von Kielholz wird hier häufig als Entscheidungshilfe herangezogen. Nach Kielholz lassen sich alle Präparate, die in der Behandlung von Depressionen eingesetzt werden, hinsichtlich 3 verschiedener Wirkkomponenten beurteilen. Jedes Präparat besitzt – in unterschiedlichem Ausmaß – die 3 Wirkkomponenten:

- psychomotorisch aktivierend;
- depressionslösend, stimmungsaufhellend;
- sedierend, anxiolytisch.

Abbildung 1 zeigt diese 3 Komponenten am Beispiel des trizyklischen Antidepressivums Imipramin. Bei Imipramin ist die depressionslösende Wirkung am stärksten ausgeprägt. Über diese stimmungsaufhellende Wirkung hinaus verfügt Imipramin über eine weniger ausgeprägte psychomotorisch aktivierende und beruhigende, angstlösende Wirkung. Wie Imipramin lassen sich auch die anderen in der Depressionsbehandlung verwendeten Präparate durch diese 3 Wirkkomponenten charakterisieren.

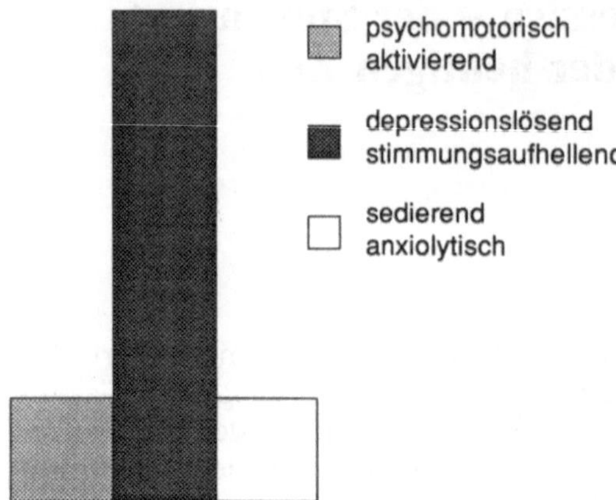

Abb. 1. Wirkprofil von Imipramin (nach Kielholz)

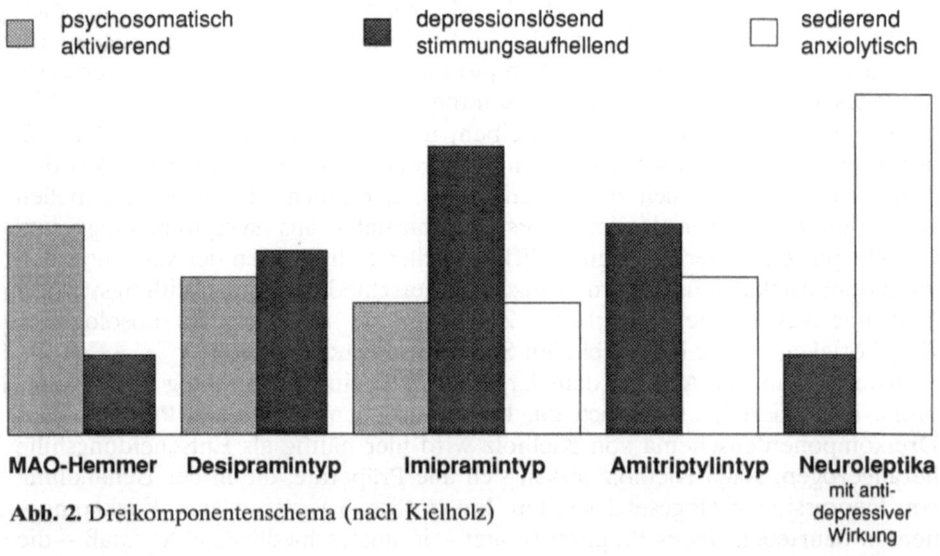

Abb. 2. Dreikomponentenschema (nach Kielholz)

Die Präparate, die in der Behandlung depressiver Zustände angewendet
werden, unterscheiden sich hinsichtlich der Ausprägung der 3 Wirkkomponenten, d.h. in ihrem Wirkprofil. Abbildung 2 zeigt, daß man die Präparate im wesentlichen zu 5 Gruppen mit ähnlichem Wirkprofil zusammenfassen kann:

– MAO-Hemmer,
– Desipramintyp,
– Imipramintyp,
– Amitriptylintyp,
– Neuroleptika mit antidepressiver Wirkung.

Tabelle 1. Wirkungstypen der Antidepressiva (nach Kielholz)

Wirkungstyp:	Desipramintyp	Imipramintyp	Amitriptylintyp
Dazugehörige Antidepressiva:	Nortriptylin Desipramin	Clomipramin Melitracen Lofepramin Maprotilin Dibenzepin Imipramin Viloxazin	Doxepin Amitriptylin Trimipramin Trazodon Mianserin

Alle antidepressiv wirkenden Psychopharmaka verfügen definitionsgemäß über depressionslösende und stimmungsaufhellende Eigenschaften, sie unterscheiden sich aber hinsichtlich des Ausmaßes, in dem ihnen diese Eigenschaft zukommt. Ganz links in diesem Schema stehen die MAO-Hemmer, denen nur eine geringe depressionslösende Wirkung zugeschrieben wird, während sie durch eine starke psychomotorisch aktivierende Komponente gekennzeichnet sind. Eine sedierende, angstlösende Komponente ist nach Kielholz bei diesen Präparaten nicht vorhanden.

Das andere Extrem bilden die in der Depressionsbehandlung eingesetzten und in dem Schema rechts stehenden Neuroleptika mit elicht antidepressiver, vorwiegend sedierender und angstlösender Wirkung. Sie besitzen keine psychomotorisch aktivierende Komponente.

Zwischen den MAO-Hemmern und Neuroleptika stehen 3 Wirktypen, in denen trizyklische und nichttrizyklische Präparate zusammengefaßt werden: Der Desipramintyp mit einer depressionslösenden und psychomotorisch aktivierenden Wirkung, der Imipramintyp mit einer depressionslösenden und psychomotorisch neutralen, stabilisierenden Wirkung und der Amitriptylintyp mit einer depressionslösenden und dämpfenden Wirkung. Tabelle 1 zeigt die Zuordnung einiger in Deutschland verfügbaren Substanzen zu den 3 Wirkungstypen.

Hinsichtlich der Antriebssymptomatik bei depressiven Zustandsbildern lassen sich 3 Zielsyndrome unterscheiden:

- gehemmt-apathisches Syndrom: psychomotorische Hemmung und Antriebsminderung;
- traurig-bedrücktes bzw. vital-depressives Syndrom: keine merkliche Antriebsstörung;
- agitiert-ängstliches Syndrom: innere Unruhe, angstvolle Erregung und Agitiertheit.

Nach Kielholz sind in Abhängigkeit von der Zuordnung einer Depression zu einem der oben genannten Zielsyndrome Substanzen mit dem dazu passen Wirkprofil zu bevorzugen, d.h. Patienten mit einem vorwiegend gehemmt-apathischen Syndrom erhalten ein psychomotorisch aktivierendes Antidepressivum vom Desipramintyp. Patienten, bei denen die traurig-bedrückte Stimmung im Vordergrund steht, wird ein vorwiegend depressionslösendes, stim-

Tabelle 2. Zielsyndrome der Antidepressiva (nach Benkert)

Gehemmt-depressives Syndrom		Agitiert-ängstlich depressives Syndrom
Desipramin	Clomipramin	Amitriptylin
Fluoxetin	Dibenzepin	Amitriptylinoxid
Fluvoxamin	Imipramin	Doxepin
Nortriptylin	Maprotilin	Mianserin
Paroxetin	Moclebemid	Trazodon
Viloxazin	Tranylcypromin	Trimipramin

mungsaufhellendes Antidepressivum vom Imipramintyp verabreicht, und Patienten, die unter ängstlicher Unruhe und Agitiertheit leiden, werden mit einem sedierenden, angstlösenden Antidepressivum vom Amitriptylintyp behandelt. Dieses Dreikomponentenschema nach Kielholz hat seit Beginn der Antidepressivaära als Leitlinie in der Behandlung depressiver Patienten gedient. In den letzten Jahren mehren sich jedoch die Einwände gegen dieses Schema. Kritisiert wird vor allem, daß die Plazierung der Präparate allein auf klinischer Erfahrung beruht. Neu entwickelte Antidepressiva können daher jeweils nur willkürlich in das Schema eingepaßt werden.

Neuere Untersuchungen zeigen außerdem Ergebnisse, die sich mit den im Dreikomponentenschema beschriebenen Wirkprofilen einzelner Präparate kaum vereinbaren lassen. So zeigt sich beispielsweise, daß MAO-Hemmer, die nach Kielholz keine sedierende und angstlösende Wirkung haben, mit Erfolg bei Depressionen mit Angst und Panikattacken eingesetzt werden können, daß Amitriptylin (ein eher sedierendes Präparat) auch bei gehemmt depressiven Patienten wirkt und daß eine Vorhersage des Therapieerfolgs von Imipramin aufgrund der beschriebenen Zielsymptome nicht mit ausreichender Sicherheit möglich ist.

Aus diesen Gründen wird von Benkert empfohlen, auf die 3 Wirkkomponenten zu verzichten und statt dessen für jedes Präparat nur das Zielsyndrom anzugeben, das neben der depressionslösenden Eigenschaft das Wirkspektrum des Präparats charakterisiert. Tabelle 2 zeigt die Zuordnung einiger Antidepressiva zu den beiden Zielsyndromen gehemmt-depressiv bzw. agitiert-ängstlich-depressiv.

Nun sieht es auf den ersten Blick so aus, als würde sich die Zuordnung Benkerts im wesentlichen mit der des Kielholz-Schemas decken. Tatsächlich aber gibt es 3 wesentliche Unterschiede zwischen der Einteilung nach Benkert und nach Kielholz:

- Bei Benkert entfällt das Zielsyndrom „traurig-bedrückt". Er ordnet die Präparate danach, welches Zielsyndrom sie zusätzlich zur depressiven Stimmung beeinflussen.
- Die Präparate in der Mitte der Benkert-Tabelle können bei beiden Syndromen eingesetzt werden, also sowohl bei gehemmt depressiven, als auch bei agitiert-ängstlich-depressiven Patienten. Bei Kielholz sind diese Präparate nur bei Syndromen ohne merkliche Antriebsstörung indiziert.

Tabelle 3. Maßgebliche Faktoren für die Wahl einer Antidepressiva

Vertrautheit des Arztes mit dem Präparat
Nebenwirkungen des Präparats
Vorliegen von Kontraindikationen
Vorliegen spezieller Symptome
Suizidalität
Alter des Patienten

– Präparate wie die MAO-Hemmer, denen sowohl eine besonders aktivierende als auch eine stark anxiolytische Komponente zukommt, können im Dreikomponentenschema nach Kielholz nicht plaziert werden. Im Schema nach Benkert ist eine Plazierung solcher Präparate, nämlich in der Mitte der Tabelle, möglich.

Die Auswahl des Präparats nach dem Zielsyndrom stellt sicherlich einen wesentlichen Faktor bei der Entscheidung für ein bestimmtes Präparat dar. Es gibt aber darüber hinaus noch andere Faktoren, die die Wahl eines Antidepressivums maßgeblich beeinflussen (Tabelle 3).

Da ist zunächst einmal die Vertrautheit des Arztes mit den Medikamenten: Die Ärzte verschreiben bevorzugt Präparate, mit denen sie bereits Erfahrungen haben. Sie kennen die Wirkweise und, was für sie sehr wichtig ist, auch die zu erwartenden Nebenwirkungen der Präparate und können sie daher handhaben. Da viele Trizyklika seit mehr als 30 Jahren zur Verfügung stehen, sind die Ärzte mit diesen Präparaten sehr vertraut. Sie stellen immer noch die Standardpräparate in der Depressionsbehandlung dar. Bei schweren endogenen Depressionen werden daher von den meisten Ärzten zuerst trizyklische Antidepressiva gewählt.

Bei leichteren Depressionen werden als Ersttherapie wegen der geringeren Nebenwirkungen häufig nichttrizyklische Antidepressiva bevorzugt.

Bei der Entscheidung für ein bestimmten Antidepressivum spielt auch die Frage eine Rolle, ob der Arzt den Patienten bereits früher wegen Depressionen behandelt hat. Kennt der Arzt den Patienten, so weiß er in der Regel, auf welches Präparat der Patient anspricht.

Auch die Nebenwirkungen eines Präparats beeinflussen die Auswahl: Besonders in der ambulanten Behandlung wird sich der Arzt für ein Präparat entscheiden, das möglichst geringe Nebenwirkungen aufweist. Sedierende Präparate machen den Patienten müde, benommen und unkonzentriert. Bei berufstätigen Patienten wird der Arzt eher ein weniger sedierendes Präparat wählen. In der ambulanten Behandlung werden gerne nichttrizyklische Antidepressiva verschrieben, z.B. zeichnen sich einige der neuen nichttrizyklischen Präparate durch eine ähnlich hohe antidepressive Wirkung wie die Trizyklika bei gleichzeitig deutlich verringerten Nebenwirkungen aus.

Ein weiterer Punkt ist das Vorliegen von Kontraindikationen: Zeigen sich vor Beginn der Behandlung bestimmte Vorschädigungen des Patienten, so ist besondere Vorsicht angezeigt. Dies gilt beispielsweise für Herz-Kreislauf-Erkrankungen, Stoffwechselstörungen, hormonelle Störungen oder hirnorganische

Beeinträchtigungen. Auch in diesen Fällen wird häufig auf eine Behandlung mit nichttrizyklischen Antidepressiva zurückgegriffen, da bei einigen dieser Präparate nicht die gleichen Kontraindikationen gelten wie bei trizyklischen Präparaten.

Liegen bei einem Patienten spezielle Symptome vor? Leidet der Patient unter Angst und innerer Unruhe, sind Antidepressiva vom Amitriptylintyp indiziert. Bei erheblicher Angst und Agitiertheit wird der Arzt eine Kombinationsbehandlung mit Neuroleptika wählen oder für eine begrenzte Zeit Tranquilizer vom Benzodiazepintyp verschreiben. Stehen bei einem Patienten die körperlichen Symptome von Angst und Unruhe, wie beispielsweise Herzklopfen und Zittern, im Vordergrund, ist die Gabe eines β-Rezeptorenblockers indiziert. Schlafstörungen, ein häufiges Symptom depressiver Zustände, werden ebenfalls mit eher sedierenden Antidepressiva behandelt. Reicht diese Behandlung nicht aus, werden abends schlafanstoßende Neuroleptika oder Benzodiazepine zusätzlich verabreicht, letztere allerdings nur für eine begrenzte Zeit. Patienten mit Wahnvorstellungen sind in der Regel eher agitiert, d.h. zusätzlich zur Behandlung mit Antidepressiva vom Amitriptylintyp werden hier Neuroleptika gegeben.

Bei der Auswahl eines Medikaments für einen bestimmten Patienten ist die Frage nach einer evtl. Suizidalität enorm wichtig, denn die Behandlung suizidaler Patienten erfordert besondere Vorsicht. Zu Beginn der Behandlung gehemmt-depressiver Patienten mit psychomotorisch aktivierenden Präparaten kann es zu einem gefährlichen Effekt kommen. Durch solche Präparate wird in der Regel zuerst die psychomotorische Hemmung gelöst, während die depressive Verstimmung noch anhält, d.h. es kommt zu einer Antriebssteigerung, bevor die depressionslösende Wirkung einsetzt. Dies kann zur Umsetzung evtl. latent vorhandener Suizidimpulse führen. Bei hochgradiger Suizidgefährdung wird sich der behandelnde Arzt daher für die Behandlung mit einem sedierenden Neuroleptikum entscheiden.

Schließlich geht in die Auswahl eines Präparats auch das Alter des Patienten ein: Bei der Behandlung älterer Patienten müssen verschiedene Faktoren berücksichtigt werden. Sie leiden häufig an weiteren Erkrankungen und sind daher auf zusätzliche Medikamente angewiesen. Die Wechselwirkungen zwischen Antidepressivum und Begleitmedikation sind daher bei diesen Patienten besonders zu berücksichtigen. Ältere Patienten leiden aber auch häufiger unter Herzerkrankungen, die durch manche trizyklischen Antidepressiva negativ beeinflußt werden können. Eine Nebenwirkung trizyklischer und mancher nichttrizyklischer Antidepressiva, die bei älteren Patienten besonders zu beachten ist, ist die orthostatische Hypotonie: Durch Schwindelgefühle beim Aufstehen kann es zu Stürzen kommen, die bei älteren Patienten schwerwiegende Folgen haben können. Auch bei älteren Patienten wird sich daher der Arzt eher für ein nichttrizyklisches Antidepressivum entscheiden.

Diskussion

Prof. Dr. Pflug: Man muß deutlich sagen, daß das Kielholz-Schema weder belegt ist noch durch die Erfahrung in der klinischen Entwicklung und Handhabung der Antidepressiva bestätigt wird. Es wundert mich daher etwas, daß Sie am Schluß, als es um die Hinweise zur Differentialtherapie ging, sich gewissermaßen doch wieder am Kielholz-Schema orientieren.

Priv.-Doz. Dr. Kaumeier: Wenn ich diesen Eindruck vermittelt habe, dann stand sicher keine Absicht dahinter. Meine Absicht war vielmehr, ganz klar darzulegen, daß das Kielholz-Schema überholt ist. Es ist auch in keiner Weise durch Studien belegt, sondern beruht, wie ich ausdrücklich betont habe, auf Empirie, auf subjektiver klinischer Erfahrung. Für differentialtherapeutische Überlegungen spielen allerdings neben der eigentlichen Depression zusätzliche Faktoren und Symptome durchaus eine Rolle. Beispielsweise wird man bei Schlafstörungen selbstverständlich ein Antidepressivum mit sedativer Komponente wählen, auch ohne das Kielholz-Schema bemühen müssen.

Prof. Dr. Gärtner: Die Anschauung von Benkert scheint mir recht vernünftig, daß alle diese Substanzen in erster Linie antidepressiv wirken, und eben nicht nur antriebsdämpfend oder ähnliches. Es stimmt einfach nicht, daß man „vorwiegend antriebssteigernde" Antidepressiva, die im Kielholz-Schema links stehen, bei suizidgefährdeten Patienten prinzipiell nicht geben darf. Entscheidend ist die antidepressive Wirkung. Man kann sich aber durchaus, sozusagen als erste Näherung, auch weil man nichts Besseres hat, an der Zielsymptomatik „ängstlich" oder „gehemmt" orientieren. Aber wenn das nicht funktioniert, dann verläßt man dieses Schema.

Fr. Prof. Dr. Woggon: Das ist es – man hat nichts Besseres. Darum hat das Kielholz-Schema bis heute überhaupt seine Bedeutung behalten können, obwohl jeder weiß, daß es durch keine einzige Studie belegt ist. Die Nebenwirkungen und die Sedation, die letztlich ja auch eine Nebenwirkung ist, sind in der Praxis doch die wichtigsten Auswahlkriterien. Ich frage meine ambulanten Patienten nach ihrer Tätigkeit, ob sie sich Sedation leisten können. Die somatischen Nebenwirkungen werden diskutiert. Danach wählt man doch im Grunde das erste Präparat aus. Das Kielholz-Schema ist doch nur eine Art Denkanstoß in diese richtung, mehr nicht. Es ist nicht grundsätzlich verboten, schwer agitierte Patienten mit einer antriebssteigernden Substanz zu behandeln. Man kann gegebenenfalls immer etwas Dämpfendes dazugeben.

Priv.-Doz. Dr. Kaumeier: Das sehe ich genauso. Ich glaube, das Kielholz-Schema hat sich einfach deswegen jahrzehntelang halten können, weil es so einfach und eingängig ist, so griffig. Ist ein Patient agitiert, dann gibt man etwas Beruhigendes und umgekehrt.

Prof. Dr. Laakmann: Im klinischen Alltag verhalten wir uns alle nach gewissen Regeln. Versuchen wir aber, sie auf wissenschaftlich begründbare Maßstäbe zurückzuführen, so fallen sie oftmals wie ein Kartenhaus zusammen. Zunächst müssen wir definieren, welche Zielsymptome zu einem depressiven Syndrom gehören. Dazu kommt, daß nicht nur Antidepressiva stimmungsaufhellend wirken. Die Neuroleptika haben Sie schon erwähnt. Auch Benzodiazepine sind stimmungsaufhellend, zum Teil sogar stärker als trizyklische Antidepressiva.

Es herrscht Unschärfe in den Symptomen, Unschärfe in den Therapieeffekten, Unschärfe in den Meßparametern und Instrumenten, die wir verwenden. Deswegen tun wir heute noch dasselbe wie schon vor 20 Jahren – weil wir nichts Besseres wissen. Aber die Probleme lassen sich schon ein bißchen klarer eingrenzen. Aus klinischer Sicht kann ich nicht nachvollziehen, daß all diese Präparate gleich wirken. Das ist schlicht falsch. Wenn sich das durch Studien nicht zeigen läßt, so liegt das vermutlich großteils an der Planung der Studien oder an unserem Denken. Der einzige Effekt, der sich in Studien mit unterschiedlichen Präparaten wirklich klar unterscheiden läßt, ist die Sedation. Bei der Agitation wird es schon wesentlich schwerer. Wir müssen versuchen, klare Spektren zu definieren. Die Unterschiede sind jedenfalls bisher nicht so gravierend, daß man darauf eine Therapiestrategie aufbauen kann.

Dr. Günthner: Ich bezweifle auch, daß sich diese einfache Dichotomisierung klinisch begründen läßt. Funktionale Aspekte werden dabei überhaupt nicht berücksichtigt. Man kann es an einem Beispiel klarmachen: Depressive Schmerzpatienten sind in der Regel unruhig. Wenn man die Schmerzen erfolgreich behandelt mit TENS, was ist dann? Ein anderes Beispiel wären komorbide herzkranke Patienten, oder Patienten, bei denen starke soziale Probleme bestehen. Was ist mit dem älteren Patienten, der nachts immer einen Blutdruckabfall bekommt und dann natürlich vor der Tür der Nachtschwester steht? Ist der in dem Sinne agitiert, daß wir ihm ein Sedativum geben müssen? Diese Fragen zeigen, daß man immer auch funktional denken muß, wenn man solche Dichotomien aufstellt.

Hamouz: Sie haben ausgeführt, daß sekundäre Amine wie Desipramin und Nortriptylin offenbar besser verträglich sind als die primären. Könnte man auf primäre Amine wie Doxepin oder Amitriptylin im Grunde verzichten?

Prof. Dr. Laakmann: Nein, das würde ich so nicht sagen. Studiendaten zeigen aber eine bessere Verträglichkeit der sekundären Amine. Man könnte sogar noch einen Schritt weitergehen und eine ganz andere Substanzklasse in seine Überlegungen einbeziehen, nämlich die Benzodiazepine. Mittelschwere depressive Syndrome sprechen sehr gut auf Benzodiazepine an. Inwiefern man wegen des Abhängigkeitsrisikos doch eher zu einem Trizyklikum greift, ist eine andere Sache. Aber vom antidepressiven Effekt her sind Benzodiazepine und möglicherweise auch niedrigdosierte Neuroleptika durchaus eine Überlegung wert.

Priv.-Doz. Dr. Kaumeier: Depressionen und Angst sind untrennbar miteinander verknüpft. Benzodiazepine haben bei Depressiven sicher einen Entlastungseffekt, die Depression als solche ist aber immer noch vorhanden.

Die Bedeutung von Nortriptylin als Hauptmetabolit des Amitriptylin

G. JUNGKUNZ

Einleitung

Trizyklische Antidepressiva (TAD), wie das Amitriptylin, aber auch das Clomipramin, Imipramin usw. weisen eine ganze Reihe von phamakologischen Eigenschaften auf, wobei letztendlich nicht geklärt ist, welcher dieser pharmakologischen Eigenschaften oder welcher Kombination ihrer pharmakologischen Wirkungen der gesicherte antidepressive Effekt zuzuschreiben ist.

Von TAD werden cholinerge, histaminerge, dopaminerge und GABAerge Systeme des ZNS beeinflußt und v.a. noradrenerge und serotonerge Transmittersysteme.

Ursprünglich konzentrierte sich das Interesse der psychopharmakologischen Depressionsforschung v.a. auf die Beeinflussung noradrenerger und serotonerger Erregungsübertragung durch TAD.

Während die Muttersubstanzen, im Falle der Verabreichung von Amitriptylin (AMI) also das Amitriptylin selbst, überwiegend das serotonerge System beeinflussen, zeigen die demethylierten Metabolite, in diesem Fall das Desmethylamitriptylin = Nortriptylin (NOR), einen größeren Einfluß auf die noradrenerge Erregungsübertragung (Tabelle 1; Hyttel 1982; Maître 1980).

Neben dem Hauptmetabolit NOR des AMI werden jedoch bei Gabe von AMI im menschlichen Körper eine ganze Reihe von weiteren Metaboliten gebildet, deren pharmakologische Wirkung auch nicht vernachlässigt werden

Tabelle 1. Halbmaximale Aufnahmehemmung von ³H-Aminen bei Gabe von TAD in verschiedene Strukturen. (Nach Hyttel 1982; Maître 1980)

IC 50 nM	Rattenhirnsynaptosomen 5-HT	NA
Chlorimipramin	1,5	24
Desmethylchlorimipramin	41	0,46
Amitriptylin	40	24
Nortriptylin	490	7,7

IC 50 nM	menschliche Thrombozyten	Rattensynaptosomen
Chlorimipramin	5	46
Amitriyptilin	44	46
Nortriptylin	170	9

Tabelle 2. Neuropharmakologische Profile von Amitriptylin und dessen Metabolite. (Aus Hyttel 1980)

	5-HT-Aufnahme an Thrombozyten IC_{50} µM	NA-Aufnahme an der Maus-Atria IC_{50} µM	ACH-Antagonismus im Ileum IC_{50} µM
Amitriptylin	0,30	0,13	0,12
Nortriptylin	1,5	0,029	0,45
Desmethylnortriptylin	0,78	0,91	1,8
cis-10-OH-Amitriptylin	12	0,36	0,84
trans-10-OH-Amitriptylin	4,8	0,41	0,85
cis-10-OH-Nortriptylin	12	0,18	3,2
trans-10-OH-Nortriptylin	5	0,13	1,3
Amitriptylin-N-Oxid	19	18	1,9

dürfte, wollte man den Zusammenhang zwischen peripheren Pharmakakonzentrationen und der klinischen Wirkung untersuchen (Tabelle 2; Robinson et al. 1985).

Untersuchungen zum Zusammenhang der Plasmaspiegel von Antidepressiva und der therapeutischen Wirkung legten die Hypothese nahe, daß die in der Peripherie meßbaren Plasmakonzentrationen der Antidepressiva nicht zwingend mit der klinischen Wirkung in Zusammenhang stehen (Jungkunz 1986).

Es sollte auch die Möglichkeit in Erwägung gezogen werden, daß bei der Behandlung depressiver Patienten mit TAD das Verhältnis von noradrenerg beeinflussenden Substanzen zu serotonerg wirksamen Pharmaka eine Rolle spielen könnte.

So richteten Herr Kuß und ich bei entsprechenden Untersuchungen, welche an der Psychiatrischen Klinik der Universität München vor nunmehr 14 Jahren begannen, unser Augenmerk nicht nur auf die Höhe der Konzentration der Substanzen im Plasma, sondern auch auf das Verhältnis des noradrenerg wirkenden NOR zum serotonerg wirkenden AMI. Das Verhältnis von NOR zu AMI nannten wir Demethylierungsquotient, da es von der Aktivität der demethylierenden mikrosomalen Leberenzyme abhängig ist (Jungkunz u. Kuß 1980).

Die Bedeutung des Verhältnisses von Nortriptylin zu Amitriptylin (Demethylierungsquotient) in der Peripherie bei der Behandlung depressiver Patienten

1980 veröffentlichten wir die Ergebnisse aus einer Untersuchung mit 28 Patienten (Jungkunz u. Kuß 1980). Es handelte sich um Patienten mit einer endogenen Depression, bei denen im Behandlungsverlauf mit einer fixen Dosierung von 150 mg Amitriptylin neben den psychopathometrischen Ratings wöchentlich die Plasmakonzentrationen von AMI und NOR bestimmt wurden.

Tabelle 3. Therapeutischer Erfolg nach 4 Wochen Behandlung mit 150 mg/die Amitriptylin (AT) und Plasmakonzentration von AT und Nortriptylin (NT), der Summe von AT und NT und dem Verhältnis von NT : AT (DMR Demethylierungsrate). Werte als Mittelwerte ± S.D. (Aus Jungkunz u. Kuß 1980)

	n	AT [ng/ml]	NT [ng/ml]	AT + NT [ng/ml]	DMR
Responder	15	118 ± 83	101 ± 76	219 ± 129	1,04 ± 0,54[a]
Nonresponder	13	135 ± 61	77 ± 47	212 ± 94	0,58 ± 0,26

[a] Signifikant höher als die Werte von Nonrespondern (p < 0,05). (Aus Jungkunz u. Kuß 1980).

Eine vollständige Remission der Depression wurde angenommen, wenn nach 4 Wochen vorab festgelegter Behandlungsdauer in den Depressionsskalen von Hamilton nicht mehr als 6 Punkte festgehalten werden konnten.

Während Patienten sowohl mit niedrigen als auch mit hohen Plasmakonzentrationen gut auf die Behandlung ansprachen (Tabelle 3), zeigte sich, daß die größere Zahl der Responder unter den Patienten zu finden war, bei denen das Verhältnis von NOR zu AME >1 betrug (Abb. 1).

Dies deutete darauf hin, daß Patienten dann von der Behandlung mit Amitriptylin besonders profitieren, wenn sie AMI gut metabolisieren.

So konnte auch eine positive Korrelation errechnet werden zwischen der prozentualen Besserung der depressiven Symptomatik und der Höhe des Demethylierungsquotienten (r = 0,45, p = 0,016; Abb. 2) Responder unterschieden sich in dieser Hinsicht signifikant von Nonrespondern (p < 0,05; Tabelle 4).

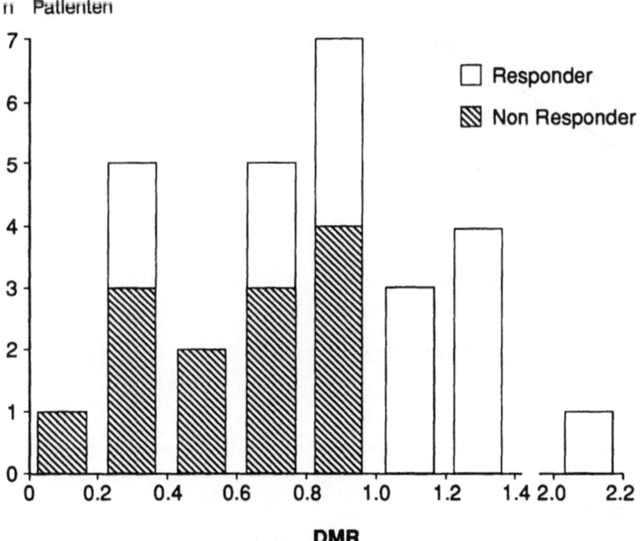

Abb. 1. Anzahl der Patienten, aufgeteilt nach „Responder" (HAMD 6) und Nonresponder (HAMD > 6) und Demethylierungsraten (DMR = Nortriptylin:Amitriptylin) nach 4 Wochen Behandlung mit 150 mg/die Amitriptylin. (Aus Jungkunz u. Kuß 1980)

G. Jungkunz

Tabelle 4. Beziehung zwischen der Demethylierungsrate (DMR) und dem therapeutischen Erfolg nach 4 Wochen Behandlung mit Amitriptylin (150 mg/die). Die mittlere DMR für alle Patienten (n = 28) betrug 0,8. (χ^2-Test, p < 0,05). (Aus Jungkunz u. Kuß 1980)

Demethylierungsrate = Nortriptylin ÷ Amitriptylin (DMR)		
DMR	≤0,8	>0,8
n Responder	4	11
n Nonresponder	9	4

$\chi^2 = 5{,}1$; p < 0,05

In den darauf folgenden Jahren wurde diese Untersuchung weitergeführt, und bis zum Jahr 1983 konnten über 120 Patienten eingeschlossen werden, wobei die Daten von den 71 Patienten ausgewertet wurden, welche die vorgeschriebene Behandlung und Behandlungszeit durchlaufen und keine unerlaubte Zusatzmedikation erhalten hatten.

Bei der Analyse der Werte dieser größeren Patientenpopulation zeigte sich weiterhin, daß die Responder höhere Demethylierungsraten aufwiesen als die Nonresponder. Die Differenz war jedoch nicht mehr so groß, als daß ein signifikanter Unterschied nachweisbar war.

Daraus kann geschlossen werden, daß das Verhältnis von NOR zu AMI bei der Behandlung depressiver Patienten eine Rolle spielen kann, jedoch möglicherweise nur in einem bestimmten Konzentrationsbereich von besonderer Bedeutung ist.

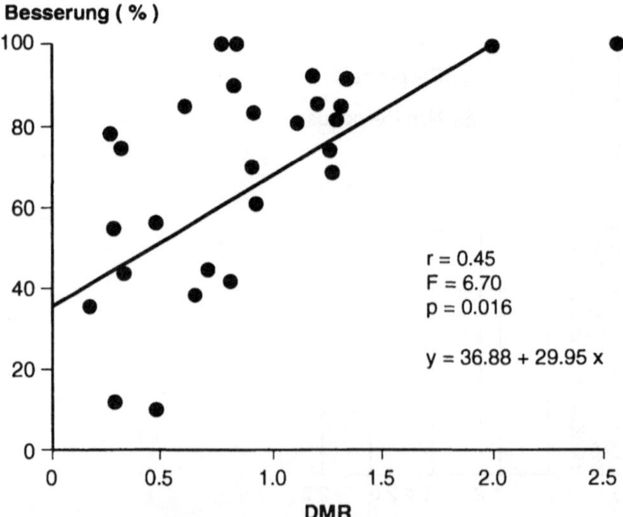

Abb. 2. Prozentuale Besserung in der HAMD bei 28 Patienten nach 4 Wochen Behandlung mit 150 mg Amitriptylin und dem Verhältnis von Nortriptylin:Amitriptylin = Demethylierungsrate (DMR) am Ende der Behandlung (n = 28, r = 0,45, p < 0,05). (Aus Jungkunz u. Kuß 1980)

Tabelle 5. Zusammenstellung signifikanter Ergebnisse aus 9 Studien mit Amitriptylin zur Frage des Zusammenhanges zwischen Plasmakonzentrationen des Medikamentes und klinischer Wirkung. (Nach Dutt 1981)

Studie	Pat. (N)	Status amb./ stat. Pat.	Behandlungs- dauer (Wochen)	Response- kriterien	Plasmaspiegelparameter				Zeitpunkt zu dem Signifikanzen auftreten
					A	N	A+N	N/A	
1. Braithwaithe et al. [7]	15	9 amb. 6 stat.	6	%HAM-D↓ (Wo. 4)	0,60[a]	0,57[a]	0,68[b]	–	Wo. 4
				%HAM-D↓ (Wo. 6)	0,86[c]	0,78[c]	0,84[c]	N.S.	Wo. 6
				%HAM-D↓ (Wo. 6)	0,75[b]	0,77[c]	0,83[c]	–	Mittel d. Wochen 2 + 4 + 6
2. Jungkunz et al. [24]	28	stat.	4	%HAM-D↓ (Wo. 4)	N.S.	N.S.	N.S.	0,45a	Wo. 4
3. Kupfer et al. [30]	16	stat.	4	ges. HAM-D (Wo. 4)	–0,67[a]	–0,74[b]	–0,74[b]	Nicht gem.	Wo. 4
4. Robinson et al. [39]	49	amb.	6	Verschieden auf HAM-D beruhend	N.S.			Nicht gem.	–
5. Ziegler et al. [50]	18e	amb.	6	ges. HAM-D (Wo. 6) %HAM-D↓ (Wo. 6)	–0,74[b]	N.S.	–0,70[b] 0,72[b]	Nicht gem.	Mittel der Wochen 1 + 2 + 3 + 4 + 5 + 6 Wo. 6
6. Coppen et al. [10]	54	stat.	6	%HAM-D↓ (Wo. 6)	N.S.	–0,295[a] N.S.		Nicht gem.	Wo. 6
7. Corona et al. [12]	77	stat.	4	HAM-D	Geringe (0,3–0,4) signifikante Korrelationen				–
8. Liisberg et al. [32]	24	stat.	7	CODS[d]	No significant correlations				–
9. Vandel et al. [45]	30	stat.	3	ges. HAM–D (Wo. 3)	N.S.	C***	C*	–	–

[a], [b], [c] p < .05, .01, .001; [d] Cronholm-Ottosson Depression Skala; [e] Die Korrelationen für A und A + N basieren auf 17 Fällen (1 Pat. fiel heraus, da A + N Plasmaspiegel 318 ng/ml betrugen); C* und C*** zeigen kurvilineare Korrelationen (p < .05 und p < .001) A = Amitriptylin, N = Nortriptylin, N.S. = Nicht signifikant)

Dutt hat 1981 (Tab. 5) einmal zusammengestellt, welche signifikanten Zusammenhänge bei der Behandlung mit AMI in verschiedenen Untersuchungen nachweisbar waren und zeigt in dieser Zusammenstellung, daß sich mögliche Zusammenhänge, die von einer Untersuchergruppe gefunden wurden, in der Regel nicht immer bestätigen lassen. Dies mag nicht nur in methodischen Schwierigkeiten begründet sein, sondern v.a. daran liegen, daß einmal nur die AMI- und NOR-Konzentrationen berücksichtigt wurden und in der Regel nicht verschiedene Dosierungsbereiche miteinander verglichen wurden.

In einer weiteren Untersuchung zusammen mit der Psychiatrischen Klinik der Universität Mainz haben wir bei 38 Patienten alle Metabolite des Amitriptylins bestimmt und entsprechend der tierpharmakologischen Befunde eine fiktive serotonerge Potenz bzw. eine fiktive noradrenerge Potenz errechnet (Jungkunz u. Holsboer 1984).

Selbst diese Vorgehensweise brachte keine zwingenden Aufschlüsse.

Eine weitere Strategie war, bei Patienten, die auf die Behandlung mit AMI primär nicht ansprachen, mittels zusätzlicher psychopharmakologischer Interventionen das Verhältnis von NOR zu AMI zu erhöhen, indem entweder Haloperidol dazugegeben wurde oder NOR selbst (Kuß et al. 1980).

Die zusätzliche Gabe von Haloperidol erhöhte die Plasmaspiegel von AMI und NOR (Abb. 3), wobei sich über unterschiedlich starke Hemmung der

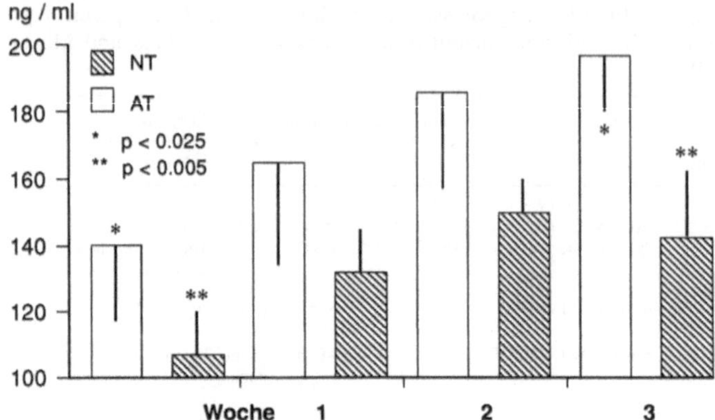

Abb. 3. Zunahme der Plasmakonzentrationen von Amitriptylin *(AT)* und Nortriptylin *(NT)* im „steady-state" bei 3 Wochen Behandlung mit 150 mg/die AT nach Gabe von 5 mg/die Haloperidol während der nächsten 3 Wochen

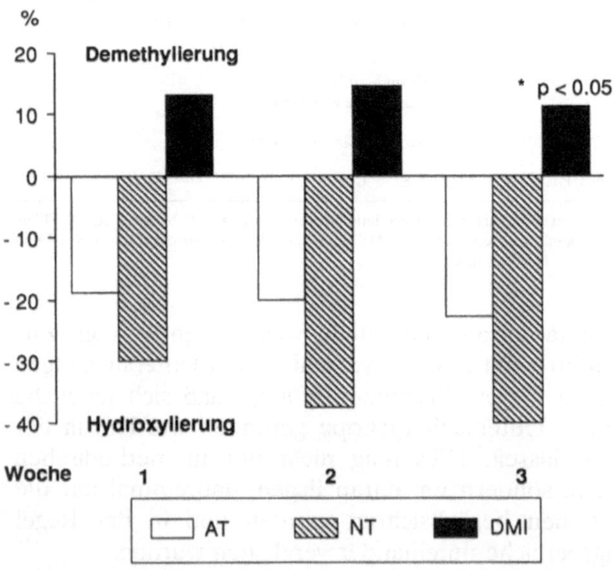

Abb. 4. Prozentuale Abnahme der Hydroxylierung von Amitriptylin *(AT)* und Nortriptylin *(NT)* und prozentuale Zunahme der Demethylierung von AT zu NT nach Gabe von 5 mg/die Haloperidol während 3 Wochen

Hydroxylierung für AMI und NOR der Demethylierungsquotient erhöhte (Abb. 4).

Von dieser Zusatzbehandlung profitierten 50% der vormals auf AMI therapieresistenten Patienten. Es konnte jedoch nicht nachgewiesen werden, daß die klinische Besserung mit dem Ausmaß des Anstiegs des Demethylierungsquotienten in Zusammenhang steht, so daß die Behandlungserfolge durchaus auch auf die neuroleptische Wirkung des Haloperidols zurückgeführt werden können.

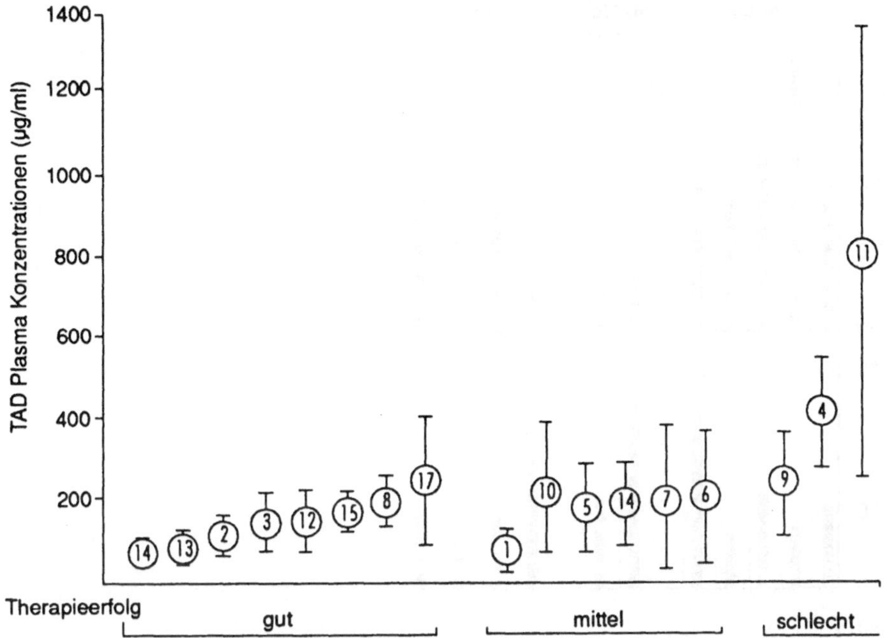

Abb. 5. Mittlere Plasmakonzentrationen mit Maximum- und Minimumserumspiegeln (TI) trizyklischer Antidepressiva (TAD) bei 17 Patienten während einer Langzeitbehandlung und klinischer Erfolg der Behandlung. (Nach Loo 1980)

Auch die zusätzliche Gabe von 50 mg NOR zu 150 mg AMI bei den vormals auf AMI therapieresistenten Patienten brachte für die Hälfte von ihnen eine wesentliche Erleichterung ihrer Depression. Jedoch auch hier konnte die dann einsetzende klinische Besserung nicht mit den geänderten Plasmakonzentrationen in Zusammenhang gebracht werden.

Zusammenfassend muß also festgehalten werden, daß bei der Akutbehandlung depressiver Patienten durchaus ein bestimmtes Verhältnis noradrenerg zu serotonerg wirkender Substanzen eine Rolle spielen kann.

Der Nachweis eines zwingenden Zusammenhangs gelingt jedoch nicht, was nicht zuletzt auch daran liegen kann, daß selbst bei Gabe hoch selektiver Antidepressiva auf noradrenerge oder serotonerge Systeme eine Beeinflussung des jeweils anderen Transmittersystems nachzuweisen ist, aber nicht berechnet werden kann (Potter et al. 1981).

Zum Schluß möchte ich noch der Frage nachgehen, ob bei der Langzeitbehandlung mit AMI im Sinne einer Rezidivprophylaxe bzw. im Sinne einer Phasenprophylaxe der Konzentration des Metaboliten NOR eine Rolle zukommt.

Bei vorbeugender, über Jahre gehender Behandlung mit AMI im Sinne einer Phasenprophylaxe wurde bislang kaum festgehalten, bei welchen Plasmakonzentrationen eine günstige vorbeugende Wirkung zu erzielen ist.

Loo et al. haben 1980 die Daten von 17 Patienten veröffentlicht (Abb. 5). Es könnte sein, daß eher niedrige Plasmaspiegel günstig sind, und hohe Plas-

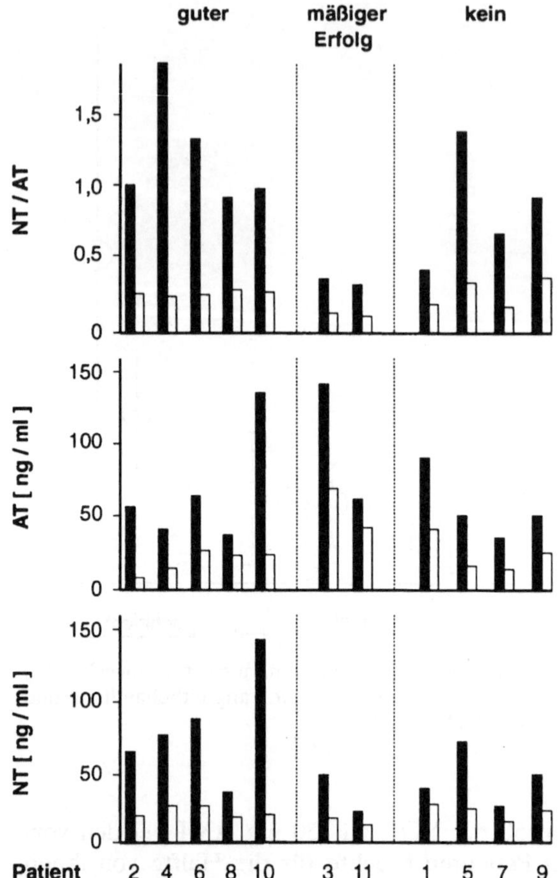

Abb. 6. Vorbeugende Behandlung mit Amitriptylin für 3 Jahre und Erfolg dieser Behandlung in Abhängigkeit von den Plasmaspiegeln von Amitriptylin *(AT)* und Nortriptylin *(NT)* und dem Verhältnis von NT : AT = Demethylierungsrate, ■ = Mittelwert, □ = SD

maspiegel oder starke intraindividuelle schwankungen negative Ergebnisse zeigen.

Aus den Daten unserer Langzeitstudie geht hervor, daß Patienten mit niedrigen Plasmaspiegeln durchaus gut ansprechen können, und es hat den Anschein, daß zumindest bei den Patienten, welche immer wieder leichtere depressive Einbrüche hatten, das Verhältnis von NOR zu AMI ungünstig war (Abb. 6).

Diskussion

Bis zum heutigen Tag ist es nicht gelungen darzustellen, daß es einen zwingenden Zusammenhang zwischen den in der Peripherie gemessenen Plasmaspiegeln der Antidepressiva und deren aktiver Metabolite und der therapeutischen Wirkung gibt.

Dies mag zum einen an methodischen Schwierigkeiten liegen, aber auch daran, daß die interindividuelle Metabolisierung der Antidepressiva so unterschiedlich ist und v.a. interindividuell erhebliche Schwankungen der Eiweißbindung der Substanzen auftreten, daß die peripheren Gesamtkonzentrationen der TAD keinen Rückschluß auf deren Konzentration im ZNS erlauben.

Zum anderen unterscheiden sich die TAD untereinander im tierpharmakologischen Test so erheblich hinsichtlich ihrer Potenz, die Noradrenalin- oder Serotoninaufnahme in entsprechende als Modell dienende Strukturen zu hemmen, daß entsprechend dieser Daten bei der Anwendung der TAD ganz unterschiedliche Dosierungen eingesetzt werden müßten.

So würden hinsichtlich ihrer Wirkung auf Noradrenalin gemäß den Ergebnissen von Hyttel (1982) 150 mg Clomipramin 2,2 g AMI entsprechen. Trotz dieser unterschiedlichen pharmakologischen Potenzen der TAD werden diese im klinischen Alltag fast annähernd in gleichen Dosierungen eingesetzt. Dies kann dann aber nur bedeuten, daß es bei der Behandlung der Depressionen gar nicht darauf ankommt, in einem bestimmten Ausmaß die serotonerge oder noradrenerge Erregungsübertragung zu beeinflussen, oder, daß sich bei der Behandlung von Patienten in den uns geläufigen Dosierungen interindividuell kein Unterschied in der Beeinflussung der genannten Transmittersysteme mehr zeigen kann, da diese immer maximal beeinflußt werden.

Dies wären indirekte Hinweise, unser Dosierungsverhalten zu überdenken, in dem Sinne, daß niedrigere Dosierungen ausreichend wären, wofür es ernst zu nehmende Hinweise gibt (Linden et al. 1983).

Literatur

Dutt JE (1981) On the clinical response/serum level relationship for antidepressants I: Amitriptyline. Psychopharmacol Bull 17:42–55

Hyttel J (1982) Citalopram – pharmacological profile of a specific serotonin uptake inhibitor with antidepressant activity. Prog Neuropsychopharmacol Biol Psychiatry 6:277–295

Hyttel J, Christensen AV, Fjalland B (1980) Neuropharmacological properties of amitriptyline and their metabolites. Acta Pharmacol Toxicol 47:53–57

Jungkunz G (1986) Sind Bestimmungen von Serum-Spiegeln sinnvoll zur Therapie-Kontrolle? Diagnostik 19:27–29

Jungkunz G, Kuß H-J (1980) On the relationship of nortriptyline:amitriptyline ratio to clinical improvement of amitriptyline treated patients. Pharmacopsychiatry 13:111–116

Jungkunz G, Holsboer F (1984) Ergebnisse einer kontrollierten Untersuchung: Amitriptylin – Amitriptylin-N-Oxid. In: Rudolf GAE, Heinrich K (Hrsg) Depressionen – erkennen und behandeln. Vieweg, Braunschweig, S 118–126

Kuß HJ, Jungkunz G, Dieterle D (1980) Veränderungen der klinischen Wirkung des Amitriptylins durch Kombinationsbehandlung. Arzneimittelforsch/Drug Res 30:1200

Linden M, Müller-Örlinghausen B, Schüssler G, Wilke-Burger H (1983) Dosage and serum levels of amitriptyline in depressed outpatients under routine treatment conditions: supporting by low dose therapy. Psychopharmacol Bull 19:106–108
Loo H, Benyacoub AK, Rovei V, Altamura CA, Vadrot M, Morselli PL (1980) Long-term monitoring of tricyclic antidepressant plasma concentrations. Brit J Psychiat 137:444–451
Maître L, Moser L, Baumann PA, Waldmeier PC (1980) Amin uptake inhibitors: criteria of selectivity. Acta Psychiatr Scand 61 [Suppl 1]:97–110
Potter WZ, Calil HM, Externi J (1981) Crossover study of zimelidine and desipramine in depression: evidence for amine specifity. Psychopharmacol Bull 17:26–29
Robinson DS, Cooper TB, Howard D, Corcella J, Albright D (1985) Amitriptyline and hydroxylated metabolite plasma levels in depressed outpatients. J Clin Pharmacol 5:83–88

Diskussion

Fr. Prof. Dr. Woggon: Ob wir Haloperidol oder Nortriptylin zugeben oder die Dosis primär steigern, im Prinzip geht es letztlich immer um eine Dosissteigerung. Natürlich sind bei diesen Maßnahmen die Beziehungen zwischen den Substanzen unterschiedlich. Aber vielleicht ist das gar nicht so relevant?

Dr. Jungkunz: Das glaube ich auch. Es ist vielleicht dann relevant, wenn der Dosisbereich gerade wirken könnte. Zwischen peripherer Konzentration und klinischer Wirkung muß ein Zusammenhang bestehen, auch wenn wir ihn bzw. den therapeutischen Bereich nicht kennen. Die Grenzen des therapeutischen Fensters sind sicher weiter als wir annehmen. Das große Manko ist, daß exakte Dosis-Wirkungs-Untersuchungen fehlen. Es gibt keine Studien, die an großen Patientengruppen die Wirkung unterschiedlicher Dosierungen verglichen haben. Die Konzentrationsverteilung in der Peripherie ist wahrscheinlich individuell verschieden, entsprechend der individuellen Metabolisierungsfähigkeit. Ich kann mir vorstellen, daß dosissteigernde Maßnahmen dann von Bedeutung sind, wenn man sich in einem grenzwertigen Konzentrationsbereich bewegt, der vielleicht gerade wirken könnte.

Fr. Prof. Dr. Woggon: Vielleicht wirkt sich die unterschiedliche Konzentrationsverteilung von Muttersubstanzen und Metaboliten auf die Verträglichkeit aus. Beispielsweise fällt es bei intravenöser Gabe von Antidepressiva auf, daß zwar die Wirkung dadurch nicht besser ist als bei oraler Behandlung, sehr oft aber die Verträglichkeit. Bei intravenöser Gabe ist aber bekanntlich das Verhältnis insbesondere der hydroxylierten Metaboliten zur Muttersubstanz anders als bei oraler Gabe.

Fr. Prof. Dr. Dr. Breyer-Pfaff: Haben Sie in der Prophylaxestudie fixe Dosen verwendet?

Dr. Jungkunz: Es war eine fixe Dosierung von 150 mg eines Antidepressivums vorgesehen, sie ließ sich aber nicht realisieren, weil die Patienten die Dosis häufig selbst reduziert haben. Oft konnte die Dosis auch deswegen nicht durchgehalten werden, weil im Laufe der Zeit zunehmend Nebenwirkungen auftraten.

Fr. Prof. Dr. Dr. Breyer-Pfaff: Ihre Ergebnisse sind ohne weiteres damit erklärbar, daß Haloperidol bzw. sein reduzierter Metabolit die E-10-Hydroxylierung von Amitriptylin und Nortriptylin gezielt hemmt. Dadurch kommt es, weil die Demethylierung in die noch unbekannte Form laufen kann, zu einem relativ stärkeren Anstieg von Nortriptylin.

Fr. Prof. Dr. Woggon: Die fixe Dosierung ist ein Fetisch, dem man als Kliniker immer vergeblich nachzulaufen versucht, weil es die Statistiker so haben möchten. Ich frage mich, ob das wirklich sinnvoll ist. Wenn schon eine Konstanz angestrebt werden soll, wäre es dann nicht sinnvoller, die Patienten auf gleiche Blutspiegel einzustellen?

Dr. Jungkunz: Ja, das wäre die bessere Strategie. Es gibt eine ganze Reihe von Studien, in denen die Blutspiegel titriert wurden.

Fr. Prof. Dr. Dr. Breyer-Pfaff: Es kommt auf die Fragestellung an. Wenn man eine Beziehung zwischen der Plasmakonzentration und der Wirkung feststellen will, dann muß man ein gewisses Spektrum an Plasmakonzentrationen erzeugen. Will man sich dabei nicht von der klinischen Symptomatik leiten lassen, wodurch ja ein enormer Bias hineinkäme, dann bleibt eigentlich nur die fixe Dosierung. Die bessere Planung wäre natürlich, die Patienten nach Zufallskriterien Gruppen zuzuordnen, die willkürlich auf einen niedrigeren oder einen höheren Plasmaspiegel eingestellt werden, wenn man die Fragestellung so scharf vorformuliert hat.

Prof. Dr. Pflug: Sie sagten, daß bei etwa 50% der Non-Responder auf eine Erstbehandlung die Zugabe von Haloperidol oder Nortriptylin erfolgreich ist. Nun werden ja in der klinischen Praxis sehr häufig ganz verschiedene Antidepressiva miteinander kombiniert.

Dr. Jungkunz: Auf einem Symposium in Wien 1972 wurden praktisch alle gängigen Strategien bei Therapieresistenz vorgestellt, also Absetzen, Pausieren, Umstellen, Zusatzgabe usw. Jede dieser Maßnahmen führte bei etwa der Hälfte der Patienten, die auf die primäre Behandlung nicht angesprochen hatten, zu einer Verbesserung. In unserer Untersuchung mit 71 Patienten, die nur mit Amitriptylin behandelt waren, haben wir versucht, Gruppen zu bilden, die sich psychopathologisch unterschieden. Wir haben die Patienten syndromal beschrieben und nach der Psychomotorik differenziert in gehemmt Depressive und agitiert Depressive. Ein weiteres Kriterium war das Vorliegen oder Fehlen paranoider Symptome.

Es zeigte sich mit statistischer Signifikanz, daß Patienten mit gehemmter Psychomotorik auf die Behandlung mit Amitriptylin am besten ansprachen. Diese Patienten sprechen ohnehin meist am besten auf eine Therapie an, auch mit anderen Antidepressiva. Am schlechtesten angesprochen haben dagegen agitiert depressive, ängstlich depressive, hysteroid-dysphorische und wahnhaft depressive Patienten. Wahnhaft depressive Patienten haben auf die Kombination von Antidepressiva und Neuroleptika am besten reagiert. Zumindest bei diesen Patienten scheint somit eine primäre Kombinationstherapie durchaus sinnvoll. Wahnhaft Depressive sprechen auch am besten auf eine Elektrokrampftherapie an.

Prof. Dr. Pflug: Häufig sieht man bei Therapieresistenten auch einen therapeutischen Effekt, wenn man die Medikation abrupt absetzt.

Dr. Jungkunz: Das ist richtig, bei Nonrespondern muß nicht immer nur eine Dosiserhöhung zum Erfolg führen, auch die Dosiserniedrigung bzw. das Absetzen kann durchaus erfolgreich sein.

Fr. Prof. Dr. Woggon: Absetzen ist ja auch ein wesentlicher Bestandteil der alten „Schaukeltherapie", die ich in resistenten Fällen gelegentlich immer noch durchführe: Man dosiert sehr hoch und setzt dann abrupt ab, mehrmals hintereinander. Bei einem Teil der Patienten – allerdings sicher bei weniger als 50% – sieht man damit einen Erfolg.

Dr. Jungkunz: Der Nortriptylin-Amitriptylin-Quotient verbessert sich durch das Absetzen aufgrund der längeren Halbwertszeit von Nortriptylin.

Trizyklische Antidepressiva in der Allgemeinarztpraxis

G. LAAKMANN, S. ZAUDIG und T. BAGHAI

Im Rahmen des folgenden Artikels sollen trizyklische Antidepressiva in der Allgemeinarztpraxis von 3 Gesichtspunkten her erörtert werden. Im 1. Teil wird über trizyklische Antidepressiva und deren Verschreibungshäufigkeit in der Praxis niedergelassener Ärzte berichtet, im 2. Teil wird der Wirksamkeits- und Verträglichkeitsvergleich von trizyklischen Antidepressiva zu nichttrizyklischen Antidepressiva erörtert, und im 3. Teil wird die Wirksamkeit der trizyklischen Antidepressiva bei der Behandlung depressiver Patienten im Vergleich zu Benzodiazepinderivaten zusammenfassend dargestellt.

Verordnung von trizyklischen Antidepressiva in der ärztlichen Praxis

Unter der Annahme, daß die therapeutische Verschreibungshäufigkeit eine begrenzte Information über die Wichtigkeit eines Präparates für die ambulante Therapie widerspiegelt, soll im folgenden die Verordnung von trizyklischen Antidepressiva und nichttrizyklischen Antidepressiva bei niedergelassenen Allgemeinärzten, Nervenärzten und Internisten erörtert werden.

Die Antidepressiva können in 2 Hauptgruppen, in trizyklische und nichttrizyklische Substanzen aufgeteilt werden.

Trizyklische Antidepressiva		*Nichttrizyklische Antidepressiva*	
Substanz	*Handelsname*	*Substanz*	*Handelsname*
Amitriptylin	Saroten	Fluoxetin	Fluctin
Clomipramin	Anafranil	Fluvoxamin	Fevarin
Desipramin	Pertofran	Maprotilin	Ludiomil
Dibenzepin	Noveril	Mianserin	Tolvin
Dosulepin	Idom	Trazodon	Thombran
Doxepin	Aponal	Viloxazin	Vivalan
Imipramin	Tofranil	Paroxetin	Tagonis
Lofepramin	Gamonil	Moclobemid	Aurorix
Melitracen	Trausabun		
Nortriptylin	Nortrilen		
Opipramol	Insidon		
Trimipramin	Stangyl		

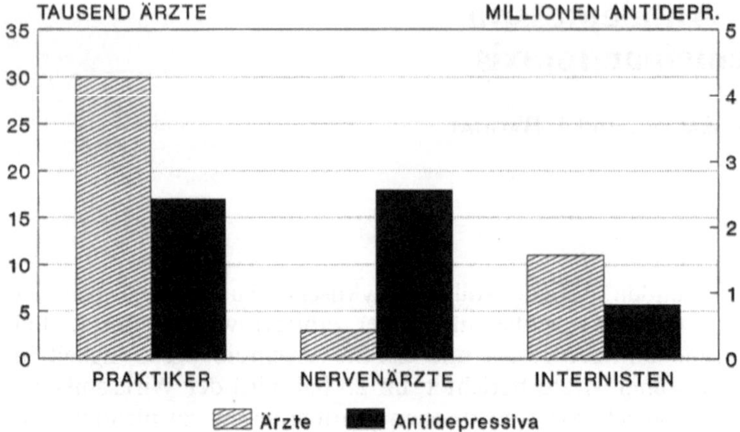

Abb. 1. Zahl der Ärzte in Deutschland und Zahl verordneter Antidepressiva im Jahr 1990

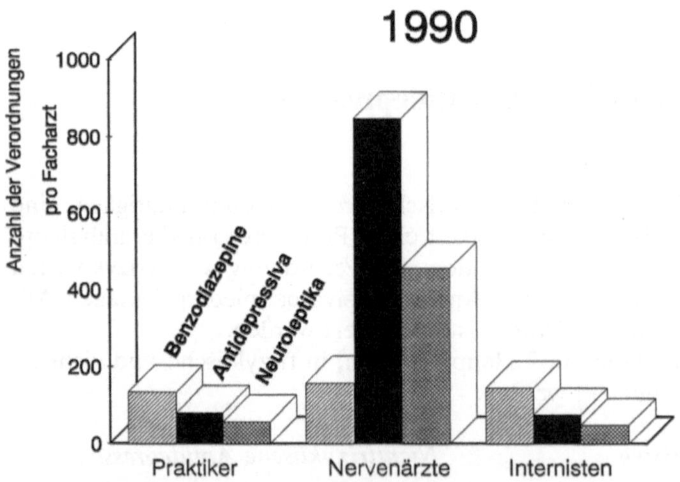

Abb. 2. Häufigkeit der Verordnungen von Antidepressiva und Benzodiazepinen bei Allgemein- und Nervenärzten und Internisten im Jahr 1990

Um den Stellenwert der trizyklischen Antidepressiva im Vergleich zu den nichttrizyklischen Antidepressiva genauer zu bestimmen, soll die Verordnungshäufigkeit der Präparate von niedergelassenen Ärzten im folgenden genauer analysiert werden.

In den Ländern der alten Bundesrepublik sind etwa 30000 niedergelassene Allgemeinärzte, 3000 Nervenärzte und 12000 Internisten tätig (alle Zahlen beruhen auf internen Mitteilungen der Firma Tropon; Abb. 1). Allgemeinärzte (Praktiker) und Nervenärzte verordnen jeweils etwa 2500000mal ein Antidepressivum pro Jahr, während Internisten lediglich etwa 800000mal im Jahr ein Antidepressivum verordnen. Berechnet man die Verschreibungshäufigkeit der Medikamente pro Arztgruppe, so ergibt sich, daß Nervenärzte etwa 10mal

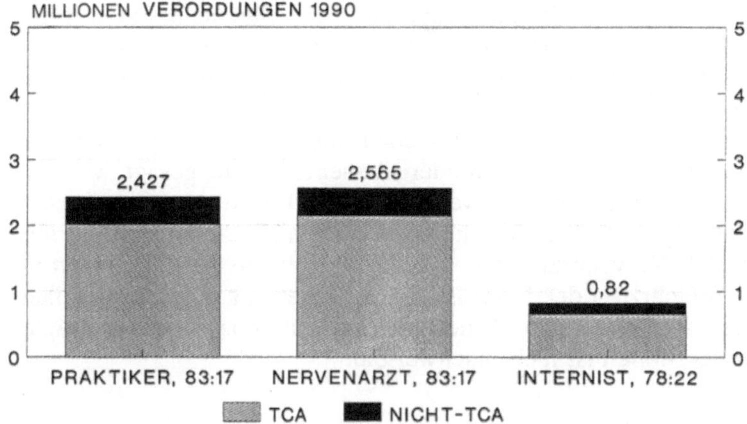

Abb. 3. Verhältnis von trizyklischen zu nichttrizyklischen Antidepressiva (in Millionen Verordnungen im Jahr 1990)

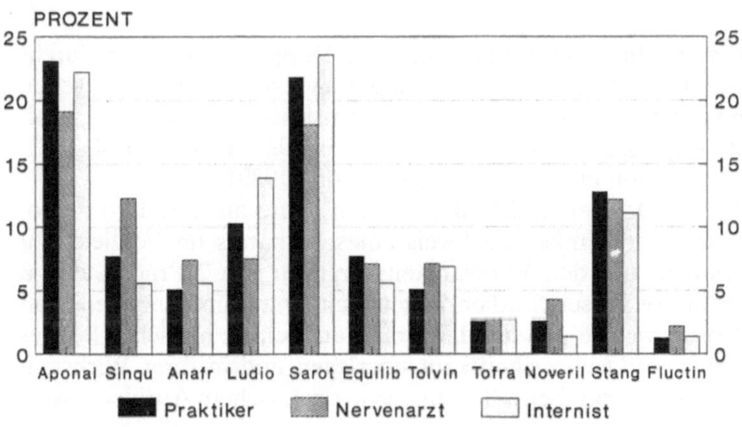

Abb. 4. Verordnungen einzelner Antidepressiva bei Allgemein-, Nervenärzten und Internisten im Jahr 1990

häufiger ein Antidepressivum oder ein Neuroleptikum verordnen als Allgemeinärzte oder Internisten (Abb. 2).

Benzodiazepinderivate hingegen werden pro Allgemeinarzt, Nervenarzt oder Internist etwa gleich häufig verordnet (Abb. 2).

Berechnet man das Verhältnis der Verordnung von trizyklischen Substanzen zu nichttrizyklischen Antidepressiva, so ist für alle 3 Facharztgruppen festzustellen, daß etwa 80% der verordneten Substanzen zu den trizyklischen Präparaten und nur etwa 20% zu den nichttrizyklischen Präparaten zu zählen sind (Abb. 3).

Der Frage nachgehend, ob einzelne Präparate von Allgemeinärzten, Nervenärzten oder Internisten unterschiedlich häufig verschrieben werden, haben wir für die Hauptpräparate die Verschreibungshäufigkeit pro Arztgruppe berechnet. Hier ist zu verzeichnen (Abb. 4), daß von kleinen Abweichungen abgesehen, die Verschreibungshäufigkeit der Präparate bei Allgemeinärzten, Nervenärzten und Internisten in engem Zusammenhang mit der Gesamtverschreibungshäufigkeit steht, was darauf hinweist, daß nicht einzelne Arztgruppen spezielle Präparate bevorzugen.

Zusammenfassend kann bezüglich der Bedeutung von Antidepressiva im Rahmen therapeutischer Maßnahmen niedergelassener Ärzte gesagt werden, daß etwa 80% der von Allgemein-, Nervenärzten und Internisten verordneten Antidepressiva zur Gruppe der trizyklischen Substanzen zu zählen sind. Ferner ist hervorzuheben, daß Nervenärzte etwa 10mal häufiger ein Antidepressivum verordnen als Allgemeinärzte oder Internisten. Ähnliches gilt für Neuroleptika, nicht aber für Benzodiazepinderivate. Eine spezielle Präferenz einzelner Präparate für einzele Ärztegruppen ist nicht nachweisbar.

Wirksamkeitsvergleich von trizyklischen Antidepressiva mit nichttrizyklischen Antidepressiva

In den letzten Jahren ist eine Vielzahl kontrollierter Doppelblindstudien durchgeführt worden, in denen trizyklische Antidepressiva mit nichttrizyklischen Antidepressiva und teilweise auch mit Placebo hinsichtlich ihrer therapeutischen Wirksamkeit verglichen wurden (Feighner et al. 1985; Levine et al. 1987; Young et al. 1987; Laakmann et al. 1988; Feighner et al. 1989).

Solche kontrollierten Doppelblindstudien werden heute als Standardmethode angesehen, um den Wirksamkeitsnachweis eines Präparats im Vergleich zu Placebo, beziehungsweise um den Wirksamkeitsvergleich von 2 Präparaten zu erbringen. Die Ergebnisse dieser Studien lassen sich so zusammenfassen, daß trizyklische Antidepressiva, die als Standardpräparate gelten, hinsichtlich ihres therapeutischen Effektes Placebo signifikant überlegen und in ihrer Wirksamkeit den heute auf dem Markt befindlichen nichttrizyklischen Antidepressiva vergleichbar sind.

Obwohl hauptsächlich aufgrund methodischer Unterschiede eine direkte Vergleichbarkeit der Studien schwierig ist, geht aus der Mehrzahl der Studien eindeutig hervor, daß die therapeutische Wirksamkeit der derzeit im Handel befindlichen Präparate im Rahmen der standardisierten Erstbehandlung eines depressiven Syndroms durch eine erfolgreiche Behandlung bei 60 bis 70% der Patienten nachgewiesen wird. Stellvertretend für viele Studien sollen nachfolgende zwei Studien unserer Forschungsgruppe (Laakmann et al. 1988, 1991a) hinsichtlich der Aspekte beschrieben werden, die für die Mehrzahl der Studien relevant sind. In diesen Studien wurde die therapeutische Wirksamkeit und Verträglichkeit eines trizyklischen Antidepressivums, dem gemischten Serotonin- und Noradrenalin-Re-uptake-Hemmer Amitriptylin im Vergleich zu einem nichttrizyklischen Antidepressivum, dem selektiven Serotonin-Re-uptake-Hemmer Fluoxetin bei 105 ambulanten und 174 stationären Patienten untersucht. Das Hauptergebnis beider Studien ist, daß Fluoxetin (40 mg/Tag) sowohl bei stationären als auch bei ambulanten Patienten jeweils eine dem Amitriptylin (100 mg/Tag) vergleichbare therapeutische Wirksamkeit zeigte.

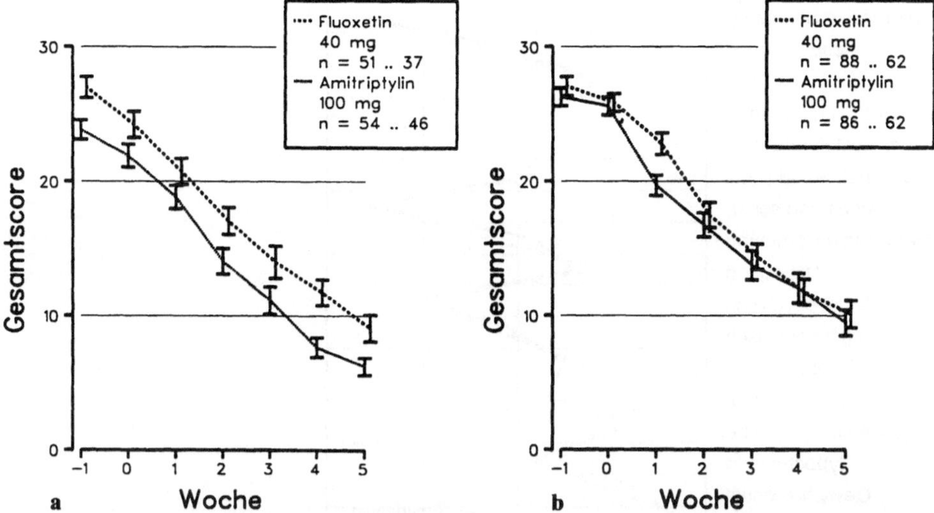

Abb. 5. Veränderungen im Gesamtscore (mittlere Rohwerte) der Hamilton-Depressions-Skala im 6wöchigen Therapieverlauf bei ambulanten **(a)** und stationären **(b)** Patienten

Lediglich in der ersten Behandlungswoche bestand bei den stationären Patienten eine signifikante Überlegenheit des trizyklischen Antidepressivums (Amitriptylin) im Vergleich zu dem nichttrizyklischen Antidepressivum (Fluoxetin). In der Hamilton-Depressions-Skala (HAMD) betrug die Punktereduktion nach 5wöchiger Behandlung in jeder Patientengruppe bei beiden Substanzen 15–16 Punkte bei Ausgangswerten von 22–24 Punkten bei Behandlungsbeginn.

Obwohl die Mittelwerte in der Hamilton-Depressions-Skala bei Behandlungsbeginn bei stationären Patienten geringfügig höher waren als bei ambulanten Patienten, unterscheiden sich die Mittelwerte der Einzelitems bei stationären und ambulanten Patienten nicht.

Allerdings ist die Beschränkung auf eine Analyse der Mittelwerte von Gesamtstichproben bei Betrachtung der Auswertung vieler Studien nicht aussagekräftig, da neurochemisch verschieden wirkende Präparate (Serotonin-Re-uptake-Hemmer, Noradrenalin-Re-uptake-Hemmer, Monoaminoxidase-Hemmer) und verschiedene Substanztypen (trizyklische vs. nichttrizyklische) bei einer Analyse der Daten keine unterschiedlichen Therapieeffekte hinsichtlich des depressiven Syndroms zeigen. Daher ist es sinnvoll und notwendig, die Befunde detailliert zu betrachten. Dies kann zum einen in Form einer Analyse der verwendeten psychopathometrischen Skalen auf Einzelitemebene, zum anderen durch Schichtungsanalysen (z.B. nach Schweregrad des depressiven Syndroms) geschehen (vgl. Laakmann et al. 1991 b). Die Analyse der Einzelitems der Hamilton-Depressions-Skala im Therapieverlauf zeigt, daß Amitriptylin Ein- und Durchschlafstörungen sowie Schlafstörungen am Morgen lassen sich unter ambulanten Therapiebedingungen mit Amitriptylin besser beeinflußt (Abb. 6).

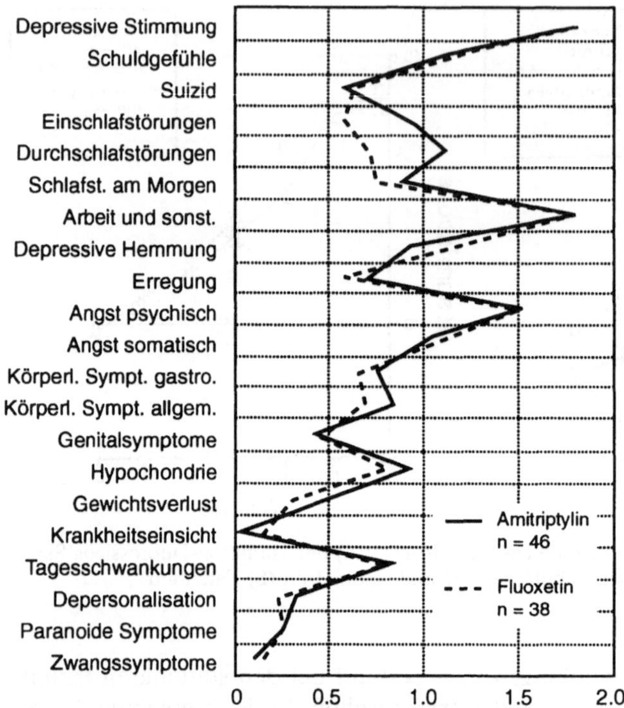

Abb. 6. Mittelwerte der Einzelitems der Hamilton-Depressions-Skala nach 5wöchiger Behandlung mit Amitriptylin bzw. Fluoxetin bei ambulanten Patienten

Nebenwirkungsprofil trizyklischer und nichttrizyklischer Substanzen

Besonders deutlich unterscheiden sich die Nebenwirkungen von trizyklischen und nichttrizyklischen Substanzen.

Eine übergreifende Analyse (Cooper 1988) aus mehreren Studien mit über 4000 Patienten von denen etwa 3000 Fluoxetin, 600 trizyklische Antidepressiva und etwa 800 Placebo erhielten, ergab ein deutlich unterschiedliches Nebenwirkungsprofil von Fluoxetin und trizyklischen Antidepressiva (Abb. 7).

In 2 unserer Studien (Laakmann et al. 1988, 1991 a) zeigten die genannten Präparate ein ähnliches Nebenwirkungsprofil. Unter Trizyklika wurden häufiger Mundtrockenheit, Schwindel, Obstipation und Sehstörungen genannt. Bei Fluoxetin wurden häufiger Übelkeit, Kopfschmerzen, Nervosität, Schlafstörungen und Angst berichtet. Die Gesamtzahl der Nebenwirkungen ist bei Fluoxetin deutlich geringer als bei trizyklischen Substanzen.

Zusammenfassend kann gesagt werden, daß der deutlichste Unterschied zwischen trizyklischen und nichttrizyklischen Substanzen in den unterschiedlichen Nebenwirkungsprofilen zu finden ist. Nichttrizyklische Substanzen, wie die selektiven Serotonin-Re-uptake-Hemmer Fluoxetin und Fluvoxamin sind

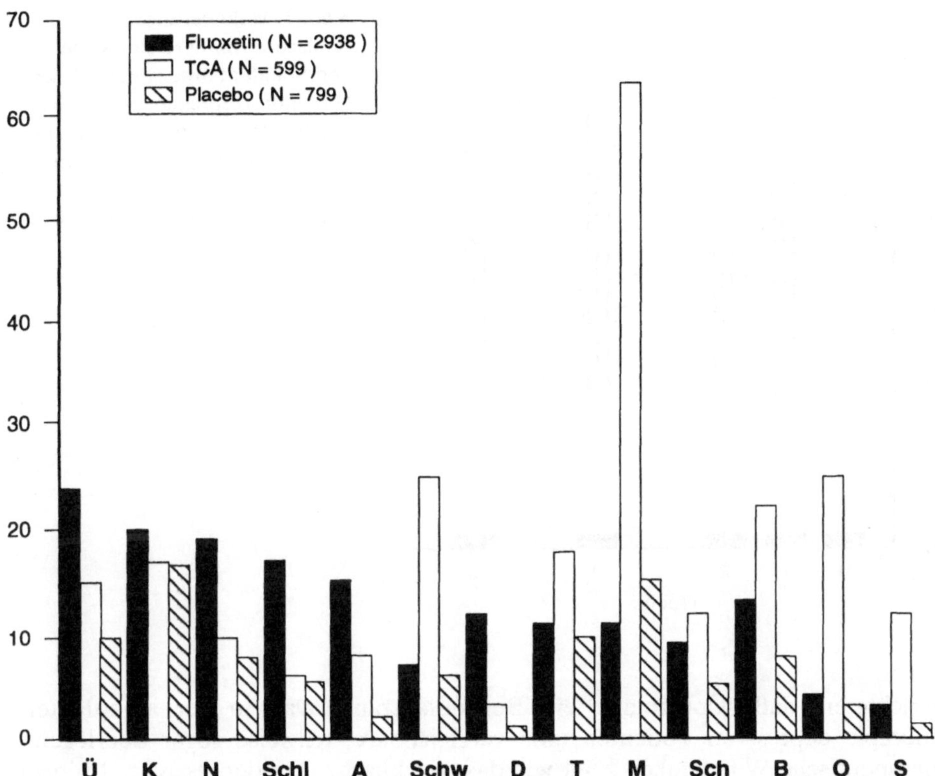

Abb. 7. Nebenwirkungen von Fluoxetin im Vergleich zu trizyklischen Antidepressiva (TCA) und Placebo (nach Cooper 1988; *Ü* Übelkeit; *K* Kopfschmerz; *N* Nervosität; *Schl* Schlafstörungen; *A* Angst; *Schw* Schwindel; *D* Diarrhöe; *T* Tremor; *M* Mundtrockenheit; *Sch* Schwitzen; *B* Benommenheit; *O* Obstipation; *S* Sehstörungen)

insgesamt betrachtet verträglicher und weisen ein Nebenwirkungsprofil auf, welches besonders durch Übelkeit, Schlafstörungen, gastrointestinale Beschwerden, Schwitzen gekennzeichnet ist.

Wirksamkeit von trizyklischen Substanzen bei depressiven Patienten im Vergleich zu Benzodiazepinderivaten

Obwohl Benzodiazepinderivate vorwiegend zur Behandlung von Angstsyndromen eingesetzt werden, wurden in den letzten 20 Jahren, besonders bei ambulant behandelten depressiven Patienten zahlreiche Studien durchgeführt, in denen die therapeutische Wirksamkeit von Antidepressiva im Vergleich zu Benzodiazepinderivaten überprüft wurde. Stellvertretend für die Vielzahl anderer Studien sei eine Untersuchung erwähnt, in der Feighner et al. (1983)

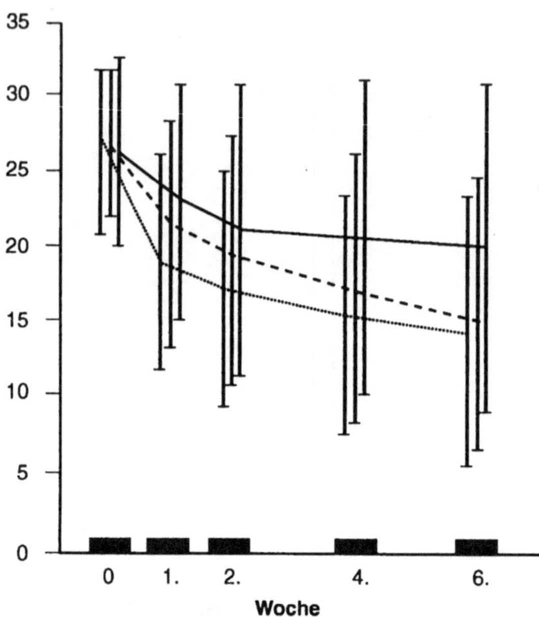

Abb. 8. Veränderungen im Gesamtscore (mittlere Rohwerte und Standardabweichungen) der Hamilton-Depressions-Skala bei ambulanten, depressiven Patienten während 6wöchiger Behandlung mit Alprazolam, Imipramin und Placebo. (Nach Feighner, 1983)

berichteten, daß Alprazolam, ein Benzodiazepinderivat, in der ambulanten Therapie depressiver Patienten eine vergleichbare, teilweise sogar überlegene therapeutische Wirksamkeit zeigt wie das trizyklische Antidepressivum Imipramin. Beide Substanzen waren Placebo signifikant überlegen.

Eine von uns durchgeführte Analyse der in den letzten Jahren publizierten Untersuchungen zum Wirksamkeitsvergleich von Benzodiazepinderivaten, Antidepressiva und Placebo bei depressiven Patienten, bezog nur solche Studien mit ein, die mit einer Stichprobengröße pro Gruppe von mindestens 35 Patienten und einer Behandlungsdauer von mindestens 5 Wochen unter kontrollierten Doppelblindbedingungen durchgeführt worden waren.

Ein Drittel der Studien konnte zeigen, daß Benzodiazepinderivate vergleichbare therapeutische Effekte bewirken wie trizyklische Antidepressiva; ein weiteres Drittel der Studien ergab eine ähnlich positive Wirkung von Benzodiazepinen und Placebo. In den restlichen Studien wurden andere Ergebnisse berichtet. Als eine mögliche Erklärung für die inkonsistenten Befunde kann angeführt werden, daß in die verschiedenen Studien Patienten mit unterschiedlichen Schweregraden eines depressiven Syndroms einbezogen wurden.

Wir haben in unserer Studiengruppe mehrere Untersuchungen durchgeführt, welchen antidepressiven Therapieeffekt Benzodiazepinderivate haben. So konnten wir in der Alprazolam-Studie (Laakmann et al. 1986) bei der Gesamtauswertung der Daten keinen signifikanten Unterschied zwischen dem Benzodiazepinderivat Alprazolam und Amitriptylin aufzeigen (Abb. 9).

In einer post hoc durchgeführten Analyse der Daten war es uns möglich nachzuweisen, daß bei leicht und mittelschwer depressiven Patienten (nach CGI), kein Unterschied im therapeutischen Effekt zwischen dem Benzodia-

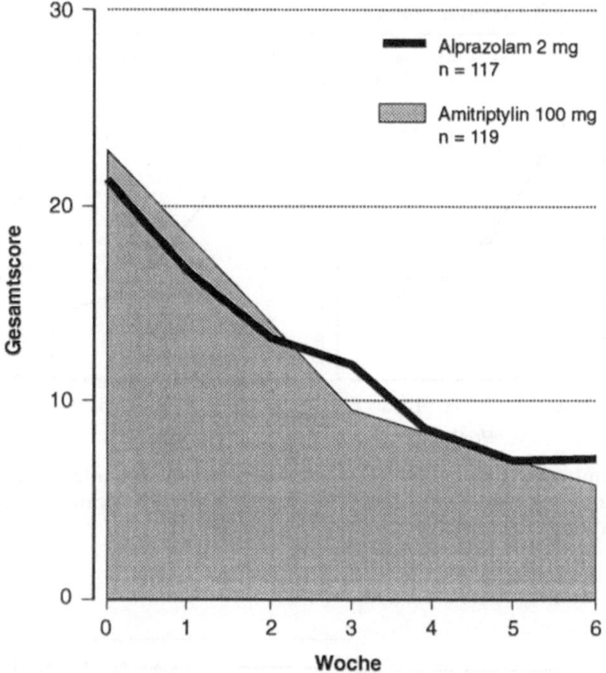

Abb. 9. Veränderungen im Gesamtscore (mittlere Rohwerte) bei depressiven Patienten während 6wöchiger ambulanter Behandlung mit Alprazolam bzw. Amitriptylin (Gesamtgruppe)

zepinderivat und dem trizyklischen Antidepressivum vorhanden war. Bei schwer depressiven Patienten ließ sich aber zeigen, daß trotz anfänglicher Überlegenheit des Benzodiazepinderivates nach einer Woche, nach mehrwöchiger Behandlungsdauer (2., 3., 4., 5. Woche) signifikante Unterschiede zu ungunsten des Benzodiazepinderivates festzustellen waren (Abb. 10).

Im Rahmen einer weiteren Studie, bei der der mittlere Ausgangswert 28 Punkte in der Hamilton-Depressions-Skala war, ergab sich, daß bei dieser Gesamtgruppe schwer depressiver Patienten, das Benzodiazepinderivat Diazepam signifikant schlechtere therapeutische Effekte bewirkte als Amitriptylin (unpublizierte Daten).

Eine weitere Studie, in der wir die therapeutische Wirksamkeit von Lorazepam, Alprazolam und Amitriptylin im Vergleich zu Placebo bei leicht und mittelschwer depressiven Patienten, mit einem Mittelwert in der Hamilton-Depressions-Skala von 20 Punkten untersucht haben, zeigte, daß bei dieser Patientengruppe die drei Veren im Vergleich zu Placebo signifikant bessere Therapieeffekte erzielen. Des weiteren ist auch in dieser Studie zu verzeichnen, daß Benzodiazepinderivate eine raschere therapeutische Wirksamkeit nach ein und zwei Wochen zeigen als Amitriptylin (Abb. 11).

Die immer wieder zu diesen Studien hervorgebrachte Kritik, daß Benzodiazepinderivate nur einzelne Symptome im Rahmen eines depressiven Syndroms, wie etwa Schlafstörungen und ängstliche Stimmung, therapeutisch günstig be-

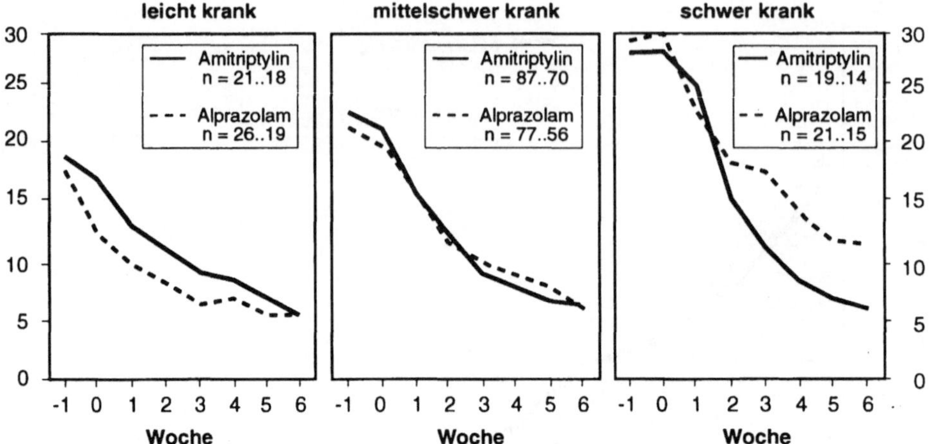

Abb. 10. Veränderungen im Gesamtscore (mittlere Rohwerte) bei depressiven Patienten während 6wöchiger ambulanter Behandlung mit Alprazolam bzw. Amitriptylin geschichtet nach leicht-, mittelschwer und schwerkranken Patienten (Schichtung nach CGI)

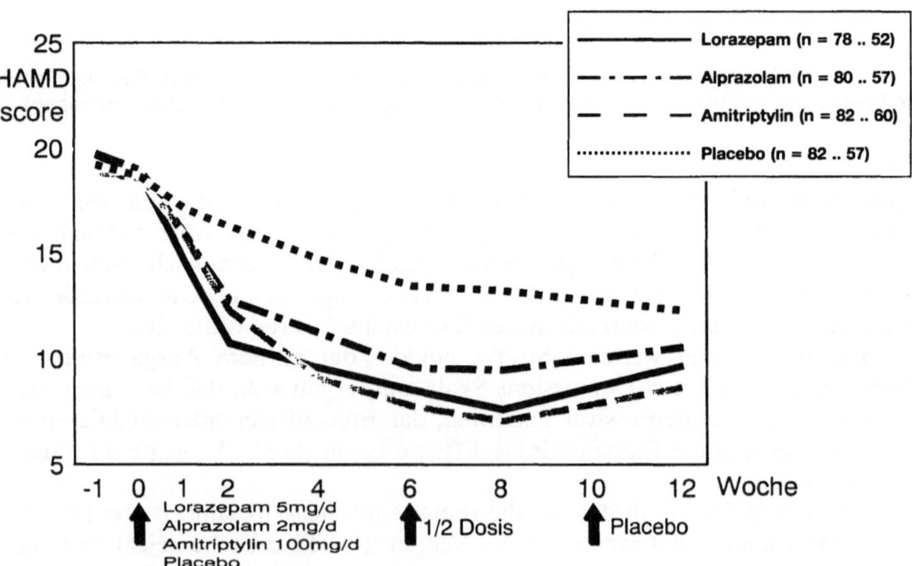

Abb. 11. Mittelwerte der Hamilton-Depressions-Skala im Behandlungsverlauf mit Lorazepam, Alprazolam, Amitriptylin und Placebo

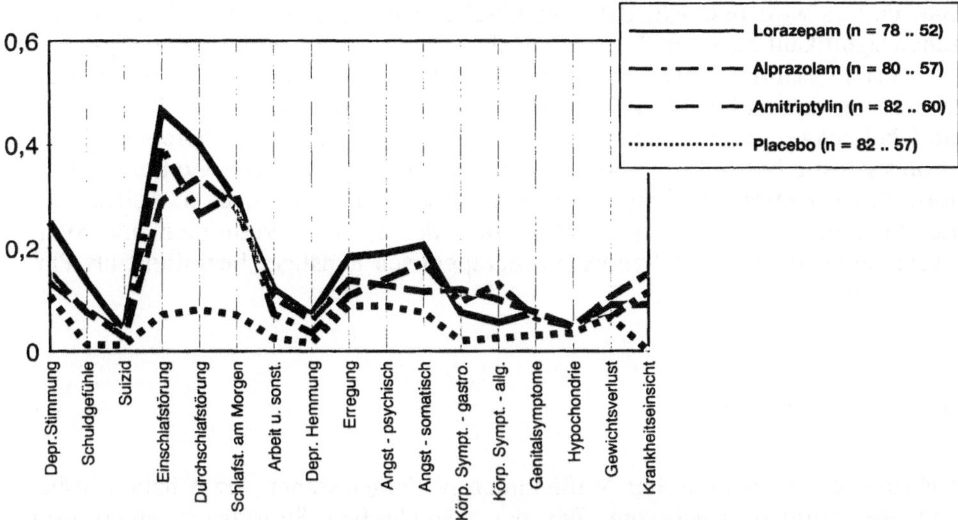

Abb. 12. Mittelwerte (Differenz Woche 2 – Woche 1) der Einzelitems der Hamilton-Depressions-Skala in der 2. Behandlungswoche mit Lorazepam, Alprazolam, Amitriptylin und Placebo

einflussen, kann anhand der Auswertung der Hamilton-Depressions-Skala auf Einzelitemebene etwas genauer überprüft werden. Aus der Analyse der Differenzen in den Scores der Einzelitems, die nach einwöchiger Behandlung unter den Präparaten zu sehen sind, wird deutlich, daß Benzodiazepinderivate die Symptome „Schlafstörungen" (Ein- und Durchschlafstörungen) besser therapeutisch beeinflussen als Amitriptylin. Auch aus den Differenzen der Scores in den Einzelitems „Angst, psychisch", bzw. „Angst somatisch" wird deutlich, daß die untersuchten Benzodiazepinderivate einen deutlicheren Effekt nach einer Woche zeigen als Amitriptylin. In diesem Zusammenhang ist jedoch hervorzuheben, daß hinsichtlich der Reduktion der Scores in dem Item „Depressive Stimmung", beide Benzodiazepinderivate dem Amitriptylin innerhalb einer Behandlungswoche überlegen sind. Die Differenzen in diesen Einzelitemscores zwischen den einzelnen Präparaten werden im Laufe der Behandlung etwas geringer, aber es war feststellbar, daß die Benzodiazepinderivate die „Depressive Stimmung" zu keinem Zeitpunkt therapeutisch geringfügiger beeinflussen als Amitriptylin. Es läßt sich somit die Kritik, daß Benzodiazepinderivate bei depressiven Patienten nur einzelne Symptome therapeutisch günstig beeinflussen nicht aufrechterhalten. Die Daten zeigen, daß alle Symptome im Rahmen eines depressiven Syndroms mit Benzodiazepinderivaten therapeutisch gut beeinflußt werden.

Zusammenfassend läßt sich besonders aufgrund unserer eigenen Daten sagen, daß bei leicht und mittelschwer depressiven Syndromen in ambulanter Behandlung Benzodiazepinderivate eine dem trizyklischen Antidepressivum vergleichbare antidepressive Wirksamkeit bei depressiven Patienten zeigen. Bei schwer depressiven Patienten ist die therapeutische Wirksamkeit nicht aufzeigbar, und es wird deutlich, daß trizyklische Antidepressiva, z.B. Amitriptylin, einen signifikant besseren Therapieerfolg erzielen als Benzodiazepinderivate.

Es stellt sich die Frage, ob von einem Antidepressivum nicht gefordert werden sollte, daß es bei allen Schweregraden depressiver Syndrome wirksam ist und bei schwer depressiven Patienten alle Symptome eines depressiven Syndroms günstig beeinflußt, oder ob man die von der Consensus-Conferenz 1988 formulierte Definition „...ein Antidepressivum ist ein Pharmakon, welches bei der Gruppe von mindestens mittelschwer depressiven Syndromen alle Symptome eines depressiven Syndroms therapeutisch günstiger beeinflußt als Placebo..." beibehält.

Zusammenfassung

Im Rahmen therapeutischer Maßnahmen niedergelassener Ärzte haben insbesondere Antidepressiva vom Typ der trizyklischen Substanzen einen sehr hohen Stellenwert. Der Vergleich einzelner Facharztgruppen bezüglich der Verordnungshäufigkeit verschiedener Psychopharmaka ergibt, daß Nervenärzte etwa 10mal häufiger ein Antidepressivum verschreiben als Allgemeinärzte (ein ähnliches Verhältnis gilt für Neuroleptika, nicht aber für Benzodiazepine).

Detaillierte Wirksamkeits- und Verträglichkeitsvergleiche trizyklischer und nichttrizyklischer Substanzen zeigen, daß sich diese beiden Antidepressiva-Typen in erster Linie in ihrem Nebenwirkungsprofil unterscheiden. Nichttrizyklische Antidepressiva, wie z.B. Fluoxetin und Fluvoxamin, sind global betrachtet, verträglicher als trizyklische Substanzen. Ihre wesentlichsten Nebenwirkungen bestehen v.a. in Übelkeit, Schlafstörungen, gastrointestinalen Beschwerden, Schwitzen und gelegentlich Tachykardien.

Der Wirksamkeitsvergleich von trizyklischen Antidepressiva und Benzodiazepinderivaten bei ambulanten leicht und mittelschwer depressiven Patienten zeigt, daß Benzodiazepinderivate eine den trizyklischen Antidepressiva vergleichbare therapeutische Wirksamkeit aufweisen. Dies gilt für alle Symptome eines leicht und mittelschwer depressiven Syndroms.

Bei schwer depressiven Patienten hingegen besteht bei allen Symptomen eine signifikante Überlegenheit der trizyklischen Antidepressiva. Die praktische therapeutische Konsequenz dieser Befunde ist, daß wegen des erhöhten Suchtpotentials auch bei leicht und mittelschwer depressiven Patienten, besonders aber bei schwer depressiven Patienten, die trizyklischen Antidepressiva den Benzodiazepinen vorzuziehen sind.

Literatur

CGI (1984) Clinical Global Impressions. In: CIPS, Collegium Internationale Psychiatriae Scalarum. Beltz, Weinheim

Cooper GL (1988) The safety of fluoxetine – an update. Br J Psychiatry 153:77–86

Feighner JP (1985) A comparative trial of fluoxetine and amitriptyline in patients with major depressive disorder. J Clin Psychiatry 46:369–372

Feighner JP, Aden GC, Fabre LF, Rickels K, Smith WT (1983) Comparison of alprazolam, imipramine, and placebo in the treatment of depression. JAMA 249:3057–3064

Feighner JP, Cohn JB (1985) Double-blind comparative trials of fluoxetine and doxepin in geriatric patients with major depressive disorder. J Clin Psychiatry 46:20–25

Feighner JP, Boyer WF, Merideth CH, Hendrickson GG (1989) A double-blind comparison of fluoxetine, imipramine and placebo in outpatients with major depression. Int Clin Psychopharmacol 4:127–134

HAMD (1981) Hamilton-Depressions-Skala. In: CIPS, Collegium Internationale Psychiatriae Scalarum. Beltz, Weinheim

Laakmann G, Blaschke D, Hippius H, Messerer D (1986) Wirksamkeits- und Verträglichkeitsvergleich von Alprazolam und Amitriptylin bei der Behandlung von depressiven Patienten in der Praxis des niedergelassenen Allgemein- und Nervenarztes. In: Hippius H (Hrsg) Benzodiazepine – Rückblick und Ausblick. Springer, Berlin Heidelberg New York Tokyo, S 139–147

Laakmann G, Blaschke D, Engel R, Schwarz A (1988) Fluoxetine vs amitriptyline in the treatment of depressed outpatients. Br J Psychiatry 153:64–68

Laakmann G, Pögelt A, Kriszio B, Breull A, Blaschke D, Eißner H-J (1991 a) Behandlungsergebnisse mit Fluoxetin im Vergleich zu Amitriptylin bei ambulanten und stationären Patienten im Rahmen von Doppelblindstudien (Gesamtanalysen). In: Laakmann G (Hrsg) Selektive Re-uptake-Hemmung und ihre Bedeutung für die Depression. Springer, Berlin Heidelberg New York Tokyo, S 23–43

Laakmann G, Breull A, Kriszio B (1991 b) Behandlungsergebnisse mit Fluoxetin im Vergleich zu Amitriptylin bei ambulanten und stationären Patienten im Rahmen von Doppelblindstudien (Einzelitem- und Schichtungsanalysen) In: Hippius H, Laakmann G (Hrsg) Selektive Re-uptake-Hemmung und ihre Bedeutung für die Depression. Springer, Berlin Heidelberg New York Tokyo, S 23–43

Levine S, Deo R, Mahadevan K (1987) A comparative trial of a new anti-depressant, fluoxetine. Br J Psychiatry 150:653–655

Young JPR, Coleman A, Lader MH (1987) A controlled comparison of fluoxetine and amitriptyline in depressed outpatients. Br J Psychiatry 151:337–340

Diskussion

Prof. Dr. Gärtner: In Ihren Studien wurden im wesentlichen nur Schlafstörungen beeinflußt sowie das Merkmal Angst, wo Lorazepam deutlicher wirkte, weil es als Benzodiazepin eben stark anxiolytisch ist. Andere Symptome der Depression wurden praktisch nicht beeinflußt.

Prof. Dr. Laakmann: Die Studie wurde von studienerfahrenen Nerven- und Allgemeinärzten durchgeführt, die nach den Einschlußkriterien Patienten mit einem pharmakotherapeutisch behandlungsbedürftigem depressiven Syndrom, das im Rahmen einer endogenen Depression auftritt, in die Studie aufgenommen haben. In die Lorazepamstudie wurden mittelschwer depressive Patienten aufgenommen, und die Analyse der Einzelwerte zeigt deutlich, daß Lorazepam nicht nur die Symptome der Angst, sondern alle Symptome eines depressiven Syndroms, einschließlich die depressive Stimmung, therapeutisch beeinflußt. Vom Gesamtscore her, der mit der Hamilton-Depressions-Skala eingeschätzt wurde, sind die Patienten auch mittelschwer depressiv bei einem Punktwert über 20.

Prof. Dr. Gärtner: Vielleich kamen diese Punkte hauptsächlich durch Schlafstörungen zustande.

Prof. Dr. Laakmann: Dieses kann ich so nicht sehen. Schaut man sich die Einzelitems an, handelt es sich bei den Patienten, die in die Studie aufgenommen wurden, um ein depressives Syndrom, das sich in verschiedenen Items dokumentiert. Auch die Veränderungen in den Einzelitems lassen den Schluß nicht zu, daß die Benzodiazepinderivate nur sedierend wirken. Es kommt zur Veränderung aller Symptome. Dieses ist, wenn man die Forderung der Consensus-Conferenz noch mal anschaut, wonach ein Antidepressivum ein Präparat ist, das mindestens bei mittelschwer depressiven Syndromen alle Symptome signifikant besser beeinflußt als Placebo, von allen 3 in der Studie verwendeten Präparaten erfüllt. Es läßt sich nicht zeigen, daß das trizyklische Antidepressivum Amitriptylin in diesen Punkten besser oder schlechter ist als die Benzodiazepinderivate.

Prof. Dr. Gärtner: Aber die Effekte sind doch minimal. Abgesehen vom anxiolytischen Effekt von Lorazepam und der Wirkung auf die Schlafstörungen sind sie vernachlässigbar. Diese Patienten haben keine Depression, sondern schlicht Schlafstörungen.

Prof. Dr. Laakmann: Diesen Schluß kann ich soweit nicht unterstützen. Ich bin der Meinung, daß es sich bei den Studienpatienten um mittelschwer depressive Patienten handelt. Wir haben keinen Anlaß, diese Patienten, auch wenn uns das Studienresultat nicht gefallen sollte, als schlafgestörte Patienten zu deklarieren. Ich meine, die Effekte, die man im Rahmen der Studie sieht, sind auch nicht minimal. Sie sind bei den 3 Pharmaka auf fast allen Items der Depressions-Skala sichtbar und das trizyklische Antidepressivum Amitriptylin ist bei dieser Gruppe der depressiven Patienten den Benzodiazepinen nicht überlegen.

Frau Prof. Dr. Woggon: Bei der Consensus-Conferenz gab es in der Diskussion um die Definition des Antidepressivums auch einen Gegenvorschlag, der sich nicht durchgesetzt hat. Deshalb möchte ich ihn hier noch einmal erwähnen: Der Vorschlag besagte, daß der Unterschied zu Placebo nicht das allein entscheidende Kriterium sein sollte, sondern daß eine Substanz, die zwar besser als Placebo, aber schlechter als ein konventionelles Antidepressivum wirkt, nicht als Antidepressivum zugelassen werden sollte. Das nur als Ergänzung.

Im übrigen lassen sich diese Dinge nicht so trennen. Das Syndrom ist beim Patienten eben nicht auf verschiedenen Faktoren geladen, sondern gehört zusammen. Mich hat das sehr beeindruckt, daß in den entscheidenden charakteristisch endogenen Symptomen, wie der psychomotorischen Hemmung, Unterschiede zu sehen sind. Ich stimme Herrn Gärtner zu, eine solche unspezifische Symptomatik kann man bei jedem finden, dem es irgendwie nicht gut geht. Aber das ergibt sich so aus der Konvention, an der wir alle mitgearbeitet haben.

Prof. Dr. Laakmann: Und ich denke, man sollte sich auch an diese Konventionen halten. Wenn ein Antidepressivum durch seine antidepressive Wirkung bei mindestens mittelschweren depressiven Syndromen charakterisiert ist, dann sind Benzodiazepine auch Antidepressiva, denn sie wirken antidepressiv nach dieser Definition, und zwar mindestens ebenso gut, möglicherweise sogar besser als Trizyklika.

Frau Prof. Dr. Woggon: Aber nicht bei schweren depressiven Syndromen.

Prof. Dr. Laakmann: Die Konsequenz dieser Überlegung wäre, daß wir leichte, mittelschwere und schwere depressive Syndrome unterschiedlich behandeln können. Trizyklische Antidepressiva kommen für alle Schweregrade in Betracht. Leichte und mittelschwer depressive Syndrome lassen sich möglicherweise gleich gut auch mit Benzodiazepinen oder mit Neuroleptika behandeln. Natürlich ist bei den Benzodiazepinen das Problem des Suchtpotentials zu bedenken.

Priv.-Doz. Dr. Kaumeier: Ich teile die Ansicht von Herrn Gärtner, daß die Hamilton-Skala zur Feststellung des Schweregrades einer Depression ein wenig geeignetes Instrument ist. Man sollte sie bei solchen Studien möglichst nicht verwenden, weil sie die Angst gegenüber der Depressivität in allen Qualitäten sehr stark betont. Wenn jemand längere Zeit an Schlafstörungen leidet, dann verschlechtert sich natürlich seine Stimmung. Kann er dann durch ein Benzodiazepin wieder schlafen, dann verbessert sich die Stimmung prompt wieder. Das ist aber keine Depression im Sinne einer endogenen Depression.

Die leichten und mittelschweren Formen der Depression sind Übergänge von normaler Traurigkeit vielleicht bis hin zur Depression. Das ist ein quantitativer, aber kein qualitativer Unterschied. Bei der endogenen Depression, das haben Sie deutlich gezeigt, nützen Benzodiazepine überhaupt nichts, allenfalls bei solchen depressiven Verstimmungen, die ich aber nicht als Depression bezeichnen möchte. Ich halte es deshalb nicht für gerechtfertigt, daraus den Schluß zu ziehen, Benzodiazepine seien bei leichter und mittelschwerer Depression antidepressiv wirksam.

Prof. Dr. Laakmann: Die Definition der Consensus-Conferenz beruhte auf allgemeiner Übereinstimmung. Und nach dieser Definition und den vorliegenden Daten muß ich Benzodiazepine als Antidepressiva bezeichnen, denn sie sind bei Patienten, die von psychiatrischen Fachärzten als depressiv diagnostiziert wurden, antidepressiv wirksam. Sie erfüllen die Kriterien der Definition. Vielleicht ist die Definition schlecht, dann sollten wir sie ändern und zwar in dem Sinne, daß wir fordern, daß ein Antidepressivum ein Pharmakon ist, das bei allen Schweregraden eines depressiven Syndroms eingesetzt werden kann. Oder wir sollten sogar die Definition dahingehend ändern, daß wir fordern, die Antidepressiva sollen bei schwer depressiven Patienten wirksam sein.

Lassen Sie mich noch zu einigen anderen Punkten Stellung nehmen. Was ist denn, wenn ich an die Bemerkungen von Herrn Professor Kaumeier denke, das Entscheidende für Endogenität? Die Items der Hamilton-Skala werden sicher nicht zu Unrecht kritisiert, aber wo sind denn die besseren Alternativen? Wir können, wie Frau Woggon schon sagte, die Symptome gar nicht voneinander trennen. Die Patienten sind depressiv.

Dr. Günther: Nochmal zu Ihrer Einzelitemanalyse: Man kann nicht davon ausgehen, daß es sich um eine erschöpfende Anzahl sich gegenseitig ausschließender Items handelt. Überdies werden die einzelnen Items wegen der Interratervariabilität nicht mit derselben Genauigkeit erfaßt, ebenso wenig die Angaben des Patienten über Schlafstörungen, so daß eine starke Varianz angenommen werden kann. Aus methodischer Sicht problematisch ist auch, daß bei Darstellung von Änderungen ohne gleichzeitige Darstellung der Ausgangswerte, die pro Item und Gruppe sehr unterschiedlich sein können, man mögliche Decken- oder Kellereffekte nicht erkennt. Die wiederum beeinflussen die Größe der möglichen Veränderung.

Prof. Dr. Laakmann: Die Ausgangswerte der Gruppen sind absolut gleich, das wurde natürlich überprüft. Natürlich, Herr Günther, haben Sie in den methodischen Aspekten weitestgehend recht, ich denke aber, man sollte auch mit methodischen Abstrichen Studienergebnisse, die bei Studien mit mehreren hundert Patienten erzielt worden sind, zur Kenntnis nehmen. Zu den Ausgangswerten kann ich nur sagen, daß wir diese anhand der Hamilton-Ausgangsprofile in den verschiedensten Studien verglichen haben und dort keine deutlichen Profilunterschiede zwischen den ambulanten und stationären Patienten gefunden haben.

Priv.-Doz. Dr. Schmauss: Ich fand sehr interessant, daß die Patienten auf Hamilton-Werte von durchschnittlich 5 oder 6 heruntergekommen sind. So niedrige Werte haben wir in stationären Untersuchungen nie erreicht.

Prof. Dr. Laakmann: Das ist für einzelne Studien richtig, gilt aber nicht für alle Studien. Besonders interessant in diesem Zusammenhang ist, meine ich, die Vergleichsstudie zwischen ambulanten und stationären Patienten mit Fluoxetin.

Hier haben die stationären Patienten am Ende der 5wöchigen Behandlung einen Wert in der Hamilton-Skala um 10, bei den ambulanten Patienten ist in der einen Gruppe ein Wert von 9 und in der anderen Gruppe von 7 erzielt worden. Ich denke, der Hauptunterschied in diesen Endwerten ist dadurch zu erklären, daß die stationär aufgenommenen Patienten oft ambulant vorbehandelt waren und das therapeutische Ansprechen im Rahmen einer Zweit- und Drittbehandlung, die hier dann stationär durchgeführt wurde, nicht mehr so gut ist wie eine wirkliche Erstbehandlung. In den Studien zeigt sich ein deutlicher therapeutischer Effekt, wie man anhand der Abbildungen zeigen kann. Er liegt in der Regel aber nicht bei 20, sondern eher um 15 Punkte in der Hamilton-Skala. Trotzdem ist dieser Effekt sehr ausgeprägt und ich glaube, wirklich am ehesten darauf zurückzuführen, daß die ambulant in Studien aufgenommenen Patienten sehr häufig erstbehandelte Patienten sind, was von den stationär aufgenommenen Patienten nicht gesagt werden kann.

Lassen Sie mich noch einen Satz zu den Schlafstörungen und zu den Einzelitems sagen. Ich denke aufgrund der Gesamtstudien und auch der Einzelitemanalyse sollten Benzodiazepinderivate nicht als Antidepressiva angesehen werden. Die Studien zeigen vielmehr die Fragwürdigkeit der Definition eines Antidepressivums. Will man dieser Definition folgen, denke ich, würde es auch noch andere Präparategruppen geben, die bei unterschiedlichen Schweregraden depressiver Syndrome therapeutisch erfolgreich eingesetzt werden könnten und heute nicht zu den Antidepressiva gezählt werden und deutlich möchte ich hinzufügen, ich möchte nicht die Konsequenz aus den Studien ziehen Benzodiazepinderivate als Antidepressiva einzusetzen, denn sie sind offensichtlich auch bei leicht und mittelschwer depressiven Syndromen nicht den Trizyklika überlegen, so daß wir die Trizyklika weiter als Präparate der ersten Wahl ansehen müssen, da sie besonders die Sucht und Abhängigkeit, die die Benzodiazepinderivate haben, nicht aufweisen.

Priv.-Doz. Dr. Schmauss: Der Schweregrad in der einen Studie mit 25 Hamilton-Punkten ist relativ hoch, besonders beeindruckend finde ich aber die Besserung von 20 Hamilton-Punkten.

Prof. Dr. Laakmann: Diese Patienten waren nicht über Monate in der Praxis vortherapiert, so daß die Therapieerfolge besser ausfallen.

Noch einen Satz zu den Schlafstörungen und zu den einzelnen Items: Ich plädiere nicht dafür, Benzodiazepine als Antidepressiva einzusetzen, das habe ich auch deutlich gesagt. Die Konsequenz ist vielmehr, daß man trizyklische Antidepressiva auch bei leichten und mittelschweren depressiven Syndromen empfehlen kann. Es gibt auch andere Präparate, die kontrollierten Daten zufolge ebenso wirksam sind wie Benzodiazepinderivate.

Priv.-Doz. Dr. Schmauss: Haben Sie auch die Kombination Benzodiazpin plus Antidepressivum mit den beiden Monotherapien mit Antidepressiva bzw. Benzodiazepinen verglichen?

Prof. Dr. Laakmann: Ja, wir haben in einer Studie vor 10 Jahren die Monotherapie Nomifensin, Clobazam mit der Kombinationstherapie Clomifensin verglichen. In dieser Studie wurde zu unserer Überraschung, wenn überhaupt ein

Unterschied zwischen den Behandlungsgruppen sichtbar war, eher deutlich, daß das Benzodiazepinderivat allein den besten therapeutischen Effekt erzielte.

Dr. Wagner: Man müßte diese Liste eigentlich noch um die Neuroleptika ergänzen. Es gibt zum Beispiel von Pöldinger eine Arbeit mit Melperon, wo er bei neurotisch depressiven Patienten eine starke anxiolytische Wirkung gefunden hat.

Prof. Dr. Laakmann: Die Neuroleptika sind die Präparategruppe, die ich soeben ohne sie zu nennen, meinte. Es würde mich aber auch nicht wundern, wenn ganz andere Substanzen im Bereich der leicht und mittelschwer depressiven Syndrome therapeutisch effizient wären. Dieses muß natürlich aufgrund von gezielten Untersuchungen überprüft werden. Bezüglich der anxiolytischen Wirkung von Neuroleptika kann ich noch hinzufügen, daß wir vor einigen Jahren eine Studie mit Oxazepam (Adumbran) und Fluspirilen (Imap) durchgeführt haben und in dieser Studie bei Angstpatienten beide Präparate eine gleiche therapeutische Wirksamkeit zeigten.

Frau Prof. Dr. Woggon: Ich glaube, Ihre Daten decken sich gut damit, daß wir auch sonst kaum Unterschiede finden. Entweder sind diese Substanzen weitgehend gleich, oder wir können die Unterschiede mit unserer Methodik nicht erfassen. Ich vermute eher letzteres. Im übrigen freue ich mich, daß mich die Ergebnisse dieser Studien in dem Kompromiß bestätigen, den ich schon seit langem mit schwerkranken Patienten sowohl ambulant als auch klinisch praktiziere, ihnen nämlich von Anfang an Benzodiazepine zum Antidepressivum dazuzugeben.

Prof. Dr. Laakmann: Dem kann ich weitgehend zustimmen, glaube aber eher, daß die Präparate in ihrer Unterschiedlichkeit, möglicherweise aufgrund methodischer Schwächen unserer Studien sich oft nicht deutlich unterscheiden. Trotzdem finde ich es ein eindrucksvolles Ergebnis, daß schwerkranke Patienten in Studienbedingungen signifikant schlechter mit einem Benzodiazepinderivat behandelt werden, als mit einem doch fast klassisch zu nennenden Präparat wie Amitriptylin. Auch die von Ihnen gezogene Konsequenz für den klinischen Alltag kann ich weitgehend teilen, was im übrigen, denke ich, von vielen Kollegen ähnlich gesehen wird. Warnend muß man aber hierbei hinzufügen, daß die Benzodiazepinderivate möglichst rasch und zwar in den ersten Wochen in der Dosis reduziert und nach 3–4 Wochen möglichst abgesetzt werden sollten. Das umgekehrte Verfahren, die Antidepressiva zu reduzieren und die Benzodiazepine weiter zu applizieren, halte ich für unvertretbar. Erlauben Sie mir zum Schluß noch einen Satz zur klinischen Konsequenz der gezeigten Untersuchungen. Ich denke, wir können, obwohl wir belegen, daß Benzodiazepinderivate bei leicht und mittelschwer depressiven Patienten gleich gut therapeutisch wirksam sind wie Antidepressiva, nicht empfehlen, diese Präparate bei derartigen Patienten einzusetzen. Wir müssen aufgrund der besonderen Abhängigkeitsproblematik mit Benzodiazepinderivaten die Empfehlung dahingehend aussprechen, daß auch bei leicht und mittelschwer depressiven Patienten Antidepressiva als Mittel der ersten Wahl anzusehen sind, da sie therapeutisch gleich gut wirken wie andere Präparate, aber mit wesentlich besserer Verträglichkeit ausgestattet sind. Bei schwer depressiven Patienten sind die trizyklischen Substanzen unabdingbar. Kurzfristig einsetzende therapeutische Effekte der Benzodiazepinderivate können bei diesen Patienten im Sinne einer kurzfristigen Zusatzbehandlung genutzt werden.

Kardiale Nebenwirkungen
trizyklischer Antidepressiva

I. Szendey und A. Günthner

Seit mehr als 30 Jahren sind trizyklische Antidepressiva (TZA) im klinischen Gebrauch und haben sich als effektive Substanzen in der Behandlung von Depression und depressiver Begleitsymptome anderer psychischer Erkrankungen erwiesen.

Schon bald kamen aber die ersten Hiobsbotschaften über teils dramatische Komplikationen, die an Patienten beobachtet wurden, die mit „therapeutischen Dosen" trizyklischer Antidepressiva behandelt worden waren. Darunter fanden sich Berichte über Synkopen, akute Myokardinfarkte, plötzliche Todesfälle und massive orthostatische Dysregulationsstörungen [39, 45, 61, 63].

Zur selben Zeit, Anfang der 60er Jahre, häuften sich auch Berichte über EKG-Veränderungen, die Sinus- und supraventrikuläre Tachykardien, Vorhofflimmern, ST-Strecken-Senkungen, Ausbildung von Schenkelblöcken und schließlich auch AV-Blockierungen 2. und 3. Grades beschrieben [2, 5, 39, 50, 56, 59]. Diese Befunde wurden durch tierexperimentelle Studien untermauert, die an verschiedenen Spezies unter intravenöser Gabe von trizyklischen Antidepressiva in steigender Dosierung durchgeführt wurden [12]. Boissier et al. [8] führten eine Untersuchungsreihe mit TZA bei Meerschweinchen durch, die dosisabhängige EKG-Veränderungen beginnend mit Repolarisationsstörungen, über Reizleitungsverzögerungen bis zu AV-Blockierungen 3. Grades verursachten und schließlich unter langsamer werdender ventrikulären Ersatzschlägen an Asystolie verstarben.

Mit zunehmender Anwendung der TZA kamen auch zunehmend Patienten mit Überdosierungserscheinungen oder Suizidversuchen mit TZA in die Notfallambulanzen und Intensivstationen. Einige dieser Patienten verstarben an akuten Herzrhythmusstörungen. Massive EKG-Veränderungen mit AV-Block 1.–3. Grades, bizarre QRS-Komplex-Verbreiterungen, ST-Strecken-Senkungen, T-Inversion und QT-Zeit-Verlängerungen wurden dokumentiert, wobei v.a. die kompletten AV-Blockierungen und maligne Arrhythmien bei den intoxikierten Patienten lebensbedrohliche kardiale Probleme darstellten [5, 49, 57, 60]. Im Zusammenhang mit Patienten, die akut an Intoxikationen mit TZA verstorben waren, wurden schließlich auch Myokardnekrosen und Myokardläsionen, ähnlich denen bei Tieren nach protrahierter Noradrenalin- und Andrenalininfusion gefunden [53, 71].

Anfang der 70er Jahre wurde in mehreren Berichten aus England eine erhöhte Mortalität für Herzkranke unter Therapie mit TZA postuliert [17, 43].

Die meisten dieser Berichte waren bis Ende der 60er Jahre Fallberichte gewesen, und es gab zum damaligen Zeitpunkt nur sehr wenige kontrollierte, systematische Studien zu diesem Thema.

Daß unter diesen Voraussetzungen viele Ärzte für den Umgang mit diesen Medikamenten verunsichert worden waren, ist mehr als verständlich. Zudem hatte sich der Begriff der Kardiotoxizität der TZA tief eingeprägt, so daß man nicht nur negative Effekte bei der Behandlung von Depressionen bei Herzkranken, sondern auch bei der Langzeittherapie von Herzgesunden fürchtete.

Anfang der 70er Jahre begann durch die großen Anstrengungen vieler kontrollierter und systematischer Studien mit teilweise hohen Patientenzahlen eine „Aufklärung", die die verschiedenen kardialen Nebenwirkungen der TZA unter verschiedenen Gesichtspunkten bis heute gut erfaßt hat.

Pharmakologische Wirkungsmechanismen trizyklischer Antidepressiva als Grundlage der kardiovaskulären Nebenwirkungen

Die kardialen und kardiovaskulären Nebenwirkungen der TZA beruhen auf folgenden pharmakologisch, zellbiologischen Vorgängen:

Tabelle 1. Pharmakologische Wirkungsmechanismen der trizyklischen Antidepressiva

---

1. Affinität zu Noradrenalin-, Serotonin-, Histamin- und Dopaminrezeptoren
   mit konkurrierender Rezeptorhemmung
2. Chinidinartige Membranwirkung an Herzmuskelzellen
3. Anticholinerge Wirkung

Affinität der TZA zu Noradrenalin-, Serotonin-, Histamin- und Dopaminrezeptoren

Die Affinität der TZA zu Noradrenalin-, Serotonin-, Histamin- und Dopaminrezeptoren führt durch die spezifische Rezeptorverteilung der betroffenen Rezeptoren in verschiedenen Organsystemen durch konkurrierende Rezeptorhemmung zu den zentralen und peripheren Wirkungen und Nebenwirkungen. Zentral kommt dies v.a. durch präsynaptische a-Rezeptoren, die eine Hemmung der Noradrenalinrückaufnahme in die präsynaptischen Nervenendigungen bewirken, zustande. Ein analoger Mechanismus besteht für Serotonin. Peripher an Gefäßen und an verschiedenen Organen finden sich sowohl prä- als auch postsynaptische a-Rezeptoren, deren Hemmung durch Blockierung jeweils organspezifische Effekte zeigt. Dieser Mechanismus an den Gefäßen erklärt vermutlich die Nebenwirkung der orthostatischen Hypotension, aber auch die Interaktion mit unterschiedlichen Substanzen prolongierte und potenzierte antihypertensive oder pressorische Effekte der TZA [12, 23, 45, 46].

Kardiozelluläre Membranwirkung der TZA

Die direkte kardiozelluläre Membranwirkung der TZA mit Hemmung der schnellen Natriumkanäle bewirkt eine chinidinartige, Klasse-1a-Antiarrhythmia-Wirkung; diese erklärt die dosisabhängigen EKG-Veränderungen und kann sowohl Reizleitungsstörungen als auch – bei Intoxikation – maligne ventrikuläre Arrhythmien hervorrufen [4, 36, 49, 51, 57, 60, 62]. Kontraktilitätsstörungen an Herzmuskelpräparaten verschiedener Spezies mit unterschiedlichen TZA finden ebenfalls in diesem direkten Wirkungsmechanismus ihre Ursache [12].

Ähnlich der negativ inotropen Wirkungen von Antiarrhythmia hat man unterschiedlichen TZA auch in klinischen Untersuchungen mittels der Bestimmung des systolischen Zeitindex Einschränkungen der kardialen Kontraktilität zugesprochen [44, 64, 65]. Eine Einschränkung der linksventrikulären Funktion konnte jedoch in neueren Studien radionuklidventrikulographisch nicht nachvollzogen werden [26, 30, 33, 54, 67].

Anticholinerge Wirkung der TZA

Die anticholinerge Wirkung der TZA kommt durch die Affinität zu Muskarinrezeptoren zustande. Da das Herz ebenfalls den regulativen Einflüssen des autonomen Nervensystems durch direkte Innervation mit N. sympathicus und N. vagus unterliegt, kann eine Beeinflussung dieser Nerven jeweils einseitige Folgen haben. Dabei hängt die Wirkung am Herzen, die mit einer solchen Beeinflussung einhergeht, zunächst von der globalen Innervationsdichte ab; diese ist im Bereich des rechten Vorhofs am dichtesten, wo beinahe auf jede zweite Muskelfaser ein Nerv kommt. Dagegen findet man in den Ventrikeln nur vereinzelt Nervenfasern zwischen ausgedehnten Muskelfasergruppen liegen und dies v.a. im Verlauf der Koronararterien, da diese ebenfalls der autonomen Regulation unterliegen [10]. Chronotropie, Dromotropie, Inotropie und Bathmotropie des Herzens werden von efferenten Fasern des vegetativen Nervensystems moduliert. Parasympathische, efferente Fasern üben über Acetylcholin einen hemmenden Effekt aus. So kommt es durch einen konkurrierenden Antagonismus mit Acetylcholin an den Acetylcholinrezeptoren dosisabhängig und abhängig von der Affinität eines jeweiligen trizyklischen Antidepressivums zur Blockerung dieser erregungsübertragenden Stellen. Dies hat ein Überwiegen des Sympathicus v.a. am rechten Vorhof zur Folge, was sich als positiv chronotrope Wirkung am Sinusknoten und AV-Knoten, als positiv dromotrope an der Vorhofmuskulatur und im His-Purkinje-System und als positiv bathmotrope Veränderung mit Senkung des Schwellenpotentials in Sinusknoten und AV-Knoten auswirkt [21]. Die positive Inotropie der Vorhöfe ist aufgrund der schwach ausgebildeten Vorhofmuskulatur zu relativieren. Die positiv dromotrope und chronotrope Wirkung aus der anticholinergen Wirkung wird teilweise durch die direkten chinidinartigen Membranwirkungen der TZA an den Zellen des AV-Leitungssystems antagonisiert.

Somit kommt es bei den TZA aufgrund des anticholinergen Effektes dosisabhängig, substanzspezifisch und abhängig von der vegetativen Ausgangslage zur Sinustachykardie und den anderen peripheren Nebenwirkungen wie Mundtrockenheit, Mydriasis und Obstipation, aber auch zu zentralen Nebenwirkungen wie Erregung und bei toxischen Plasmaspiegeln sogar zu Delirium und Koma. Diese anticholinergen Nebenwirkungen sind mit Physostigmin aufhebbar [50].

Kardiovaskuläre Nebenwirkungen trizyklischer Antidepressiva

Es hat in den letzten Jahren zum Thema kardiovaskuläre Nebenwirkungen der TZA interessante Untersuchungen gegeben, worauf hier im einzelnen eingegangen werden soll.

Orthostatische Hypotonie

Die orthostatische Hypotonie wird von vielen Autoren zu Recht als die häufigste kardiovaskuläre Nebenwirkung bezeichnet, die zudem nicht auf die leichte Schulter genommen werden kann, da bei Stürzen schon viele ernsthafte Verletzungen v.a. bei älteren Patienten aufgetreten sind [28].

Es war kein Zufall, daß bald nach Einführung der TZA in die Therapie von Depressionen Imipramin Auslöser von orthostatischen Dysregulationsstörungen war [45]. Die orthostatisch hypotensiven Effekte von Imipramin wurden wegen häufiger Fallberichte schließlich auch am intensivsten untersucht. Der prozentuale Anteil dieser Nebenwirkung liegt je nach Alter und Begleiterkrankung der untersuchten Patientengruppe zwischen 5 und 20% [14, 29, 30, 31, 34, 65]. So mußte z.B. in einer Gruppe von 150 Patienten mit einem Durch-

---

Tabelle 2. Kardiovaskuläre Nebenwirkungen trizyklischer Antidepressiva

- Orthostatische Dysregulationsstörungen
- EKG-Veränderungen
  PQ-Zeit-Verlängerung
  QRS-Komplex-Verbreiterung
  QT-Zeit-Verlängerung
- Rhythmologische Wirkungen
  Sinustachykardie
  AV-Block 1.–3. Grades
  Vorhofflimmern
  Supraventrikuläre Tachykardie
  Ventrikuläre Tachykardie
  Kammerflimmern
  Sinusbradykardie
  Asystolie
  Antiarrhythmische Wirkung

---

schnittsalter von 60 Jahren und einer deutlichen major affective disorder (DSM III), jedoch ohne andere Erkrankung, bei 10% der Patienten die Therapie wegen orthostatischer Hypotension unter Imipramin umgestellt werden. Insgesamt 4% der 150 Patienten erlitten durch Stürze Verletzungen [31].

In einer Studie von Alexander Glassman et al. 1983 [30] an 15 depressiven Patienten mit bestehender Herzinsuffizienz traten bei 7 von 15 Patienten massive orthostatische Blutdruckprobleme auf, die zur Beendigung der Therapie zwangen. Die Plasmaspiegel waren bei dieser Studie zweimal so hoch wie üblich. Man wußte jedoch aus anderen Studien, daß eine Absenkung der Plasmaspiegel sinnlos war, da bereits bei subtherapeutischen Spiegeln diese Nebenwirkung auftreten kann [16, 34, 52, 65]. Eine allmähliche Reversibilität, wie bei den EKG-Veränderungen, scheint bei dieser Nebenwirkung nicht vorzuliegen. In einer Studie von Burckhardt et al. 1978 [14] wurde diese Nebenwirkung nach 13 Monaten Therapie bei 43 Patienten unverändert beschrieben. Untersuchungen aus den 70er Jahren postulierten eine geringere orthostatische hypotensive Wirkung bei den sekundären Aminen Nortriptylin, Protriptylin und Desipramin gegenüber den tertiären Aminen Amitriptylin, Imipramin und Doxepin [16].

Wie bereits oben beschrieben, kristallisierte sich immer mehr heraus, daß Patienten mit kardialer Erkrankung und herz-kreislaufwirksamen Medikamenten von der orthostatischen Hypotension unter TZA besonders betroffen waren. Bezüglich des Alters der Patienten fanden sich für diese Nebenwirkungen keine Unterschiede in der Häufigkeit, die älteren Patienten waren aber jeweils stärker betroffen [26, 30, 31]. Patienten mit orthostatischer Hypotension vor Behandlung haben je nach Ausmaß des Blutdruckabfalls ein erhöhtes Risiko eine schwere medikamenteninduzierte orthostatische Hypotonie unter TZA zu erleiden [35]. Neuere Untersuchungen konnten das Ausmaß der vor Behandlung bestehenden orthostatischen Hypotension direkt mit dem Erfolg einer antidepressiven Behandlung korrelieren und zwar gleichermaßen bei medikamentöser oder psychotherapeutischer Behandlung. Patienten mit einem Blutdruckabfall unter Orthostase von mehr als 10 mm Hg vor der Behandlung hatten unter Nortriptylin deutlich bessere Behandlungserfolge erzielt, gemessen nach Beck-Depression-Inventory und Hamilton-rating-scale, als Patienten mit einem Blutdruckabfall von weniger als 10 mm Hg vor Behandlung [58].

Seit 1970 wurde bei Patienten, die mit Nortriptylin behandelt worden waren, nur in seltenen Fällen eine ausgeprägte orthostatische Blutdruckreaktion gesehen [23]. Dies bestätigte sich auch bei direkten Vergleichsstudien mit Imipramin, wobei sich der Vorteil von Nortriptylin gegenüber Imipramin besser herauskristallisierte, als man die beiden Substanzen bei Patienten mit eingeschränkter linksventrikulärer Funktion verwendete [26, 30, 54, 65]. Nortriptylin hat bei den bislang vorliegenden Studien selbst bei Patienten mit eingeschränkter Ventrikelfunktion in nur bis zu 5% aller behandelten Patienten klinisch relevante orthostatische Dysregulationsstörungen verursacht. Diesen Wirkungsvorteil hat Nortriptylin wahrscheinlich durch seine nur sehr diskreten Wirkungen auf den diastolischen Blutdruck bei Orthostase zu verzeichnen.

Darüber hinaus darf man nicht vergessen, daß Patienten mit Depression häufig eine Neigung zu Episoden orthostatischer Hypotonie haben. Um so wichtiger erscheint daher die Schulung der Patienten im Umgang mit dieser Nebenwirkung. Erkennung von Frühsymptomen, langsames Aufstehen, Vermeidung von langer Bettlägerigkeit und eine ausreichende Flüssigkeitszufuhr können bereits eine deutliche Erleichterung bringen [36]. Die frühzeitige Gabe von Dihydroergotamin bei Risikopatienten kann zusätzlich dem Dysorthostase-Syndrom entgegenwirken. Eine Dosierung von 2mal 2,5 mg bis 2mal 10 mg täglich wird empfohlen [9].

Orthostatische Phänomene können jedoch auch bei primär nicht prädisponierten Patienten, nämlich bei Hypertonikern auftreten. Dies kann der Fall sein, wenn ein TZA in Interaktion mit einer antihypertensiv wirksamen Substanz tritt und deren Wirkung potenziert und prolongiert. Dies trifft v.a. auf die heute nur noch wenig verwendete Substanz Guanethidin zu [12].

Negativ inotrope Wirkung

Man lastete den TZA über lange Jahre erhebliche negativ inotrope Wirkungen am Herzen an. Dies ist anhand der bekannten pharmakologischen Untersuchungen an Organpräparaten verschiedener Spezies verständlich. Mit den verwendeten Substanzkonzentrationen kam es zur Verminderung der Amplitude und Kraft bis zu 65%. Nur bei neueren nicht trizyklischen Substanzen wie dem Mianserin und Bupropion waren diese Wirkungen nur sehr schwach oder gar nicht ausgeprägt. Der MAO-Hemmer Tranylcypromin zeigte in diesen Untersuchungsanordnungen sogar positiv inotrope Effekte bis zu 100%. Am Ganztier waren diese Befunde ebenfalls nachvollziehbar, wobei in niedrigen Dosierungen bei einigen TZA beim Hund sogar Kontraktilitätssteigerungen bis zu 30% erzielt werden konnten, was am ehesten auf einen Noradrenalin-potenzierenden Effekt zurückzuführen sein dürfte [12]. Die Wechselwirkung mit den Katecholaminen erklärt auch die dosisabhängigen unterschiedlichen Blutdruckwirkungen verschiedener TZA, wie sie an verschiedenen narkotisierten Versuchstieren gezeigt worden sind [12].

Mit der von Weissler et al. [70] erarbeiteten nichtinvasiven Methode der Messung des systolischen Zeitintervalles versuchten einige Arbeitsgruppen negativ inotrope Wirkungen der TZA auch klinisch nachzuweisen. Dabei wurden simultan ein EKG, ein Phonokardiogramm und die Carotispulskurve mit hoher Geschwindigkeit aufgezeichnet. Man konnte dadurch die linksventrikuläre Anspannungszeit und die linksventrikuläre Auswurfzeit berechnen [44, 64, 65]. Leider hatte man dabei nicht berücksichtigt, daß durch die chinidinartige Wirkung der TZA deutliche Reizleitungsverzögerungen und Verzögerungen der myokardialen Erregungsgeschwindigkeit zustande kommen, die diese Berechnungen problematisch werden lassen.

1982 von Veith et al. [67] durchgeführte Untersuchungen mit Radionuklidventrikulographie ergaben unter der Einwirkung von Doxepin und Imipramin versus Plazebo im Doppelblindversuch vor und unter Therapie keine Einschränkungen der linksventrikulären Ejektionsfraktion.

Radionuklidventrikulographische Untersuchungen aus der Columbia Universität zeigten in den Jahren 1983–1987, daß bei Patienten unter Therapie mit

TZA selbst bei eingeschränkter linksventrikulärer Funktion keine negativ inotropen Effekte auftraten, wobei teilweise sehr hohe Plasmaspiegel erreicht wurden [26, 30, 54].

EKG-Veränderungen

Über die bekannten EKG-Veränderungen, die durch TZA hervorgerufen werden, sind seit den frühen 60er Jahren Berichte bekannt.

So berichteten verschiedene Arbeitsgruppen über eine Verlängerung der PQ-Zeit, QRS-Dauer und QT-Zeit, sowie über Endstreckenveränderungen mit T-Wellen-Abflachung oder T-Inversion und gestörte ST-Strecken-Verläufe [2, 5, 8, 39, 50, 59].

PQ-Zeit-Verlängerung. Etwas später konnte man das Ausmaß der EKG-Veränderungen mit der Höhe des Plasmaspiegels bei verschiedenen TZA korrelieren, was sich besonders drastisch bei Überdosierung und Intoxikationen zeigte [66]. Während sich unter Langzeittherapie diese EKG-Veränderungen bei therapeutischem Spiegel meist als reversibel erwiesen [42], war die anticholinerg verursachte Sinustachykardie in der Studie von Burckhard et al. [13] 1976 nach mehr als einem Jahr noch nachweisbar.

PQ-Zeit-Verlängerung bis zu AV-Blockierungen 1. Grades und schließlich bis zur kompletten AV-Blockierung konnten dosisabhängig im Tierversuch nachgewiesen werden [8]; die PQ-Zeit-Verlängerung konnte dabei durch His-Bündel-EKG als ausschließliche Verlängerung des H-V-Intervalles identifiziert werden, was durch Leitungsverzögerungen im His-Purkinje-System hervorgerufen wird [69].

QRS-Komplex. Die Verbreiterung des QRS-Komplexes ist ebenfalls abhängig vom Plasmaspiegel der gegebenen TZA. Diese wird durch die Verlängerung der Aktionspotentialdauer bei Abflachung der Phase-1-Depolarisation und damit durch eine verlangsamte Erregungsübertragung von Zelle zu Zelle im Herzen aufgrund der chinidinartigen Membranwirkung hervorgerufen [4].

QT-Zeit. Die Verlängerung der QT-Zeit als Zeichen der Repolarisationsverlängerung ist ebenfalls durch die chinidinartige Membranwirkung erklärt [4].

Rhythmologische Wirkungen

Elektrophysiologische kardiozelluläre Mechanismen

Die kardiozelluläre Membranwirkung der TZA wurde erstmals 1969 von Auclair et al. [4] beschrieben. Sie untersuchten den Einfluß von Imipramin auf elektrophysiologische Meßgrößen an Herzmuskelfasern von Ratten und Meerschweinchen. Dabei fanden sie eine Minderung der Ruhe- und Aktionspotentiale, eine Verlangsamung der Depolarisation und Leitung sowie eine Erhöhung der Depolarisationsschwelle. Man verglich diese Wirkung mit der bereits bekannten Wirkung des Klasse-1a-Antiarrhythmikums Chinidin. Deshalb wollte man wissen, ob diese Substanzen auch eine antiarrhythmische Potenz aufwiesen wie die bekannten Antiarrhythmika.

Antiarrhythmische Wirkung

Zbinden et al. [73] führten 1980 Versuche mit Ratten durch, denen über mehrere Monate hinweg in steigenden Dosierungen Amitritpylin, Imipramin, Protriptylin und Maprotilin gegeben wurden. Dies führte bei den Tieren zu einer Verlängerung der PQ-Zeit, zur Verbreiterung der QRS-Komplexe und zur Verlängerung der QT-Zeit, ohne daß Arrhythmien auftraten. Da unter Überdosierung bei toxischen Plasmaspiegeln über Arrhythmien berichtet wurde, glaubte man lange Zeit an eine potentielle Arrhythmogenität der TZA auch bei Herzgesunden, so daß zumindest die Kontraindikation bestand, diese Substanzen bei Patienten mit vorbestehenden Rhythmusstörungen anzuwenden [72]. Nachdem man jedoch aus Fallberichten über deutliche antiarrhythmische Effekte der TZA wußte [6, 40, 68] und diese Effekte dann auch durch erste Studien zunächst mit Imipramin bestätigt wurden [25], begann man systematischer mit der Aufklärung dieser Befunde.

Giardina et al. [26] untersuchten 1985 20 Patienten mit bestehenden ventrikulären Extrasystolen (VES). Unter Imipramin und Nortriptylin konnte man bei 14 Patienten (= 70%) eine mehr als 80%ige Unterdrückung der VES und bei 5 Patienten (= 25%) eine 25–77%ige Unterdrückung der VES erreichen. Ein Patient hatte eine Zunahme der VES um 6%.

Es folgten Untersuchungen mit anderen Substanzen, die jeweils eine sehr potente antiarrhythmische Wirksamkeit zeigten [24]. Als man 1988 daranging, Imipramin mit anderen Antiarrhythmika zu vergleichen, zeigte sich, daß Imipramin wegen seiner hohen Nebenwirkungsrate (18%) und einer relativ schwächeren antiarrhythmischen Wirksamkeit dem Vergleich zu Flecainid und Encainid nicht standhielt [15].

Sinustachykardie

Nicht zuletzt wegen der anticholinergen Wirkung mit Induktion einer beständigen Frequenzerhöhung eignen sich die TZA nicht zur Behandlung von ventrikulären Rhythmusstörungen. Zudem konnte man aufgrund der Sinustachykardie gerade bei Patienten mit koronarer Herzkrankheit eine Aggravation von pektanginösen Beschwerden finden, was in einigen Fällen sogar bis zum Herzinfarkt geführt hat [45, 61].

Während 1978 Burckhard et al. [14] bei der Langzeittherapie mit Imipramin die Herzfrequenzsteigerung nach einem Jahr unverändert sahen, beschrieben 1979 Giardini et al. [25] einen Rückgang der Herzfrequenzzunahme nach 4 Wochen von 8 auf 4 Schläge pro min. Diese Diskrepanz konnte teilweise mit der unteschiedlichen Ausgangssituation der Herzfrequenz in den beiden Patientenkollektiven erklärt werden, da bei niedriger Ausgangsfrequenz durch die anticholinerge Wirkung der TZA höhere Frequenzsteigerungen aufgetreten waren. Eine weniger starke Frequenzzunahme aufgrund einer nur mäßiggradigen anticholinergen Wirkung wird den sekundären Aminen zugeschrieben [12, 16].

AV-Block 1. bis 3. Grades und Behandlung von Patienten mit trizyklischen Antidepressiva bei vorbestehenden Reizleitungsstörungen

Selten wurde über Patienten berichtet, die bei normalem Ausgangs-EKG unter therapeutischen Plasmaspiegeln unter TZA höhergradige AV-Blockierungen entwickelten. Bei solchen Patienten fanden sich jedoch immer pathologische Leitungsverhältnisse im His-Purkinje-System bei der elektrophysiologischen Untersuchung [55].

In den letzten Jahren sammelten sich schließlich noch die Erfahrungen mit der Behandlung von Patienten mit vorbestehenden Reizleitungsstörungen. Roose et al. [55] fanden 1987 in einer Studie im Vergleich von 155 Patienten mit normalem EKG zu 41 Patienten mit vorbestehenden Leitungsstörungen (AV-Block 1. Grades und Schenkelblock) doch erhebliche Unterschiede bezüglich der Prävalenz eines 2:1-AV-Blocks nach Gabe von TZA. 9% der Patienten mit Schenkelblock gegenüber 0,7% der Patienten mit normalem EKG hatten einen 2:1-AV-Block entwickelt.

Daraus ergab sich, wie auch in der Arbeitsgruppe von Dietch et al. [20] 1988 gesehen wurde, die Konsequenz, daß man Patienten mit AV-Block 1. Grades unter initialer Überwachung mit TZA behandeln kann, dies aber bei Patienten mit Schenkelblock sicherlich kontraindiziert ist. Alternativ bieten sich bei diesen Patienten Antidepressiva der 3. Generation an, wobei die kardiale Sicherheit der selektiven Serotonin-Aufnahmehemmer noch nicht ausreichend klinisch belegt ist; bei Patienten mit schwerer Depression ist die elektrokonvulsive Therapie als weitere Alternative zu erwägen.

Weitere Rhythmusstörungen

Seltener als über die vorangegangenen Rhythmusstörungen wurde über aufgetretenes Vorhofflimmern oder supraventrikuläre Tachykardien unter TZA berichtet [22, 49, 56]. Vor allem die anticholinerge Wirkung der TZA scheint das Auftreten von Vorhofflimmern und ektopischer Erregungsbildung in Vorhof und His-Purkinje-System durch die Verminderung des parasympatischen Einflusses zu begünstigen [7, 51].

Über maligne Rhythmusstörungen unter Therapie mit TZA wie ventrikuläre Tachykardie und Kammerflimmern wurde überwiegend im Zusammenhang mit Intoxikationen berichtet; ebenso sind Bradykardien und die Asystolie jeweils als Folge schwerer Intoxikationen dokumentiert worden [32, 57]. Vereinzelt finden sich Fallberichte von Patienten mit Kammertachykardien vom Typ der Torsade de pointes unter Therapie mit TZA [18, 19, 38].

Bei vorbestehenden Rhythmusstörungen, die eine antiarrhythmische Therapie notwendig machen, sollten TZA um Interaktionen mit dem Antiarrhythmikum zu vermeiden, nach Möglichkeit nicht angewendet werden. Bei Patienten mit vorbestehenden ventrikulären Tachykardien sind sogar proarrhythmische Effekt möglich.

Intoxikation mit trizyklischen Antidepressiva

EKG-Veränderungen und prädiktive EKG-Kriterien bei Intoxikation mit TZA

Bekanntlich treten bei Intoxikationen mit TZA massive EKG-Veränderungen auf (vergl. auch 2.3).

1986 veröffentlichten Niemann et al. [48] einen Artikel über EKG-Kriterien, die mit hoher Wahrscheinlichkeit eine Intoxikation mit TZA voraussagen können. Sie fanden heraus, daß nur bei wirklich mit TZA intoxikierten Patienten neben der häufig erhöhten Herzfrequenz, der signifikanten QRS-Verbreiterung und der Verlängerung der QT-Zeit zusätzlich eine Drehung der elektrischen Herzachse des QRS-Komplexes im Uhrzeigersinn zum Rechtstyp und zum überdrehten Rechtstyp stattgefunden hatte. Diese QRS-Achsendrehung kehrte dann mit Rückgang der Plasmaspiegel wieder gegen den Uhrzeigersinn zum normalen Indifferenztyp oder Linkstyp zurück.

Rhythmusstörungen

Mit wirklichen Intoxikationserscheinungen zumindest bei ansonsten gesunden Patienten ist erst ab Plasmaspiegeln von 1000 ng/ml zu rechnen. Schwere Probleme stellen sich bei diesen Patienten dann meist innerhalb der ersten 24 h ein. In einer Untersuchung an 75 Patienten, die mit TZA-Intoxikation überwacht wurden, fanden Goldberg et al. [32] 1985 bei 23 Patienten Plasmaspiegel über 1000 ng/ml. Bei knapp 70% aller Patienten war zumindest vorübergehend eine Sinustachykardie über 110/min innerhalb der ersten 24 h dokumentiert worden. 3 Patienten mit schweren Intoxikationen entwickelten auch eine Sinusbradykardie. 2 Patienten zeigten erst nach 3 Tagen vorübergehend einen AV-Block 1. Grades. 3 der 23 Patienten mit schweren Intoxikationen hatten Kammerflimmern, wobei sich dies bei 2 Patienten aus einer Kammertachykardie heraus entwickelte; bei einem Patienten war eine Bradykardie vorangegangen, die nach Gabe von Atropin in eine Kammertachykardie und schließlich in Kammerflimmern überging.

Behandlung

Von den 75 Patienten aus der Studie von Goldberg et al. [32] wurden insgesamt 30 Patienten kurzfristig beatmet. Durchschnittlich wurden die Patienten 61 h überwacht. Goldberg berichtet, daß erfahrungsgemäß nach Normalisierung des EKG und des Bewußtseinszustandes 24 h Überwachung ausreichend sind. An akuten Maßnahmen wurden Magenspülungen mit Aktivkohle und die Gabe von Magnesiumzitrat durchgeführt. Andere Autoren berichten über günstige Ergebnisse nach Gabe von Natriumlaktat und Natriumbikarbonat, sowie über gute Erfolge bei der Unterdrückung von ventrikulären Rhythmusstörungen durch temporäre Schrittmachertherapie.

Langsame Metabolisierung als Ursache für Überdosierung

In einigen pharmakokinetischen Studien fand man immer wieder Patienten, die unter Gabe von normalen Tagesdosen verschiedener TZA extrem hohe Plasmaspiegel aufwiesen [3, 37]. Solche Patienten metabolisieren die verabreichten Substanzen wesentlich langsamer als gewohnt. Eine Dosisanpassung an die Metabolisierungsrate ist bei ihnen notwendig. Zudem besteht gerade bei diesen Patienten die deutlich erhöhte Gefahr, durch kardiale oder andere Nebenwirkungen zu Schaden zu kommen [27].

Sind trizyklische Antidepressiva kardiotoxisch?

Seit den frühen 60er Jahren wurden TZA wegen ihrer kardialen Nebenwirkungen, insbesondere aber auch wegen der rhythmusbedingten Todesfälle bei Intoxikationen mit TZA , als kardiotoxisch bezeichnet. Dennoch gibt es bis heute weltweit in der gesamten Literatur keine Veröffentlichung über irreversible kardiozelluläre Veränderungen, die ausschließlich und überprüfbar TZA zur Last gelegt werden könnten.

Berichte über negativ inotrope Wirkungen wurden in neuerer Zeit anhand klinischer Untersuchungen sogar bei Patienten mit schwerer linksventrikulärer Funktionseinschränkung widerlegt [26, 30, 54, 67]. Höhergradige AV-Blockierungen treten unter Therapie mit TZA bei therapeutischen Plasmaspiegeln nachweislich nur bei Patienten mit pathologischem His-Purkinje-System auf [20, 55].

In allen Veröffentlichungen, die die Kardiotoxizität der TZA proklamieren und die plötzliche Todesfälle beschreiben, sind überwiegend Phenothiazinderivate maßgeblich zur Anwendung gekommen und TZA wurden in etwa 30–40% der Fälle als zweites Medikament neben einem Phenothiazin eingesetzt. Kardiozelluläre Veränderungen wurden aber jeweils gerade bei alleiniger Gabe der Phenothiazine gesehen [2].

Über plötzliche Todesfälle unter Langzeittherapie mit TZA sind nur vereinzelt Berichte bekannt. Meist fehlt den Fallberichten jedoch dann die Beschreibung pathologischer und pathohistologischer Befunde des Herzens [22]. Im Gegensatz hierzu sind Berichte über den akuten Herztod bei massiven Intoxikationen mit TZA häufig [32, 41, 57, 72]. Hierbei fanden sich dann meist makroskopische Herzveränderungen mit myokardialen, epikardialen und endokardialen Hämorrhagien. Solche Befunde wurden teilweise genauer mikroskopisch untersucht und entsprachen dann Einblutungen entlang des Stichkanals durch intrakardiale Injektionen während der Reanimation [72]. In solchen Fallbeschreibungen tritt der akute Herztod durch therapierefraktäres Kammerflimmern oder Asystolie nach malignen ventrikulären Rhythmusstörungen auf und geht dann jeweils mit toxischen Plasmaspiegeln über 1000 ng/ml einher [32]. Daß dies bei so hohen Plasmaspiegeln, bedingt durch die chinidinartige Membranwirkung der TZA, zur Rhythmuskatastrophe führen kann, ist leicht verständlich. Bei gegen die Depression therapeutischen Plasmaspiegeln wurden in einigen Studien sogar antiarrhythmische Effekt der TZA nachgewiesen [24, 26], so daß sich a priori zunächst keine Kontraindikation für die Behandlung einer Depression mit gleichzeitigem Vorliegen einer benignen Extrasystolie ergibt.

Ebenso sind die häufig auch bei therapeutischen Plasmaspiegeln beschriebenen EKG-Veränderungen durch die chinidinartige Membranwirkung der TZA erklärt, was jedoch nicht mit einem kardiotoxischen Effekt gleichzusetzen ist.

Vernünftigerweise sollte man den TZA daher nicht mehr das Attribut „kardiotoxisch" sondern „kardiotrop" zuerkennen, zumal eine Langzeittherapie im therapeutischen Bereich sogar bei Herzkranken kein erhöhtes Mortalitätsrisiko birgt [11] und bislang kein Nachweis von myokardialen Zellschädigungen durch TZA bei Langzeittherapie und therapeutischem Plasmaspiegel vorliegt.

Zusammenfassung

Insgesamt kann man die TZA mit dem heutigen Wissen bezüglich der kardialen Nebenwirkungen als Medikamente mit großer therapeutischer Sicherheit bezeichnen, denen nicht das Attribut „kardiotoxisch", sondern „kardiotrop" zukommen sollte, da hervorgerufene Veränderungen reversibel sind und bislang unter Langzeittherapie keine myokardialen Schäden nachgewiesen wurden.

Die Anwendung von TZA selbst bei herzkranken Patienten hat kein erhöhtes Mortalitätsrisiko [11].

In den meisten Fällen sind Probleme, die sich aufgrund der kardialen Nebenwirkungen der TZA ergeben könnten, bereits durch die Ableitung eines Standard-EKG und die Durchführung eines Orthostaseversuches (kurzer Schellong-Test) vorhersehbar. Während bei Patienten mit schweren Reizleitungsstörungen die Gabe von TZA vermieden werden sollte, kann man bei Patienten mit schweren orthostatischen Dysregulationsstörungen ggf. bereits durch die Wahl eines TZA mit nur geringer blutdrucksenkender Wirkung kardiovaskuläre Nebenwirkungen vermeiden. Die Behandlung einer Depression mit TZA bei Patienten mit benignen Herzrhythmusstörungen ist nicht kontraindiziert. Hingegen sollte eine Behandlung mit TZA vermieden werden bei Patienten mit lebensbedrohlichen Arrhythmien.

Bei aufgetretenen kardiovaskulären Komplikationen ist dem Patienten meist schon durch den Wechsel auf andere Präparate innerhalb der Medikamentengruppe oder durch alternative Möglichkeiten unter Anwendung der elektrokonvulsiven Therapie oder von Antidepressiva der 3. Generation, denen unter Vorbehalt ein deutlich weniger kardiotropes Wirkungsprofil zugesprochen werden kann, eine adäquate Therapie geboten.

Literatur

1. Alexander CS (1968) Cardiotoxic effects of phenothiazine and related drugs. Circulation 38:1014–1015
2. Alexander CS, Nino A (1969) Cardiovascular complications in young patients taking psychotropic drugs. Am Heart J 78:757–769
3. Asberg M, Cronholm B, Sjöquist F (1979) Relationship between plasmalevel and therapeutic effect of nortriptyline. Br Med J 3:331–334
4. Auclair MC, Gulda P, Lechant P (1969) Analyse der elektrophysiologischen Wirkung von Imipramin auf eine Herzmukselfaser. Arch Inter Pharmacodyn Ther 181:218–231
5. Barnes RJ, Kong SM, Wu RWY (1968) Electrocardiographic changes in amitriptyline poisoning. Br Med J 3:222–223
6. Bigger TJ Jr, Giardina EGV, Perel JM (1977) Cardiac antiarrhythmic effect of imipramine-hydrochlorid. N Engl J Med 296:206–208
7. Boehnert MT, Lovejoy FH Jr (1985) Value von QRS duration versus the serum drug level in predicting seizures and ventricular arrhythmias after an acute overdose of tricyclic antidepressants. N Engl J Med 313:474–479
8. Boissier JR, Simon P, Witchitz S (1965) Kardiotoxische Effekte von Imipramin und Amitritylin und deren Monodesmethyl-Metaboliten auf das Meerschweinchen. Therapie 20:67–75
9. Bojanowsky J, Tölle R (1974) Dihydroergotamin gegen die Kreislaufwirkung der Thymoleptika. Dtsch Med Wochenschr 99:1064–1069
10. Borchard F (1987) Autonomie und Histochemie der autonomen Herznerven. In: Brisse B, Bender F (Hrsg) Autonome Innervation des Herzens. Steinkopf, Darmstadt, S 1–16
11. Boston Collaborative Drug Surveillance Program (1971) Adverse reactions to the tricyclic antidepressant drugs. Lancet 2:529–531
12. Breyer-Pfaff U (1987) Pharmakologische Wirkung synthetischer Antidepressiva beim Tier. In: Breyer-Pfaff U, Gärtner HJ (Hrsg) Antidepressiva. Wissenschaftliche Verlagsgesellschaft, Stuttgart, S 81–130
13. Burckhardt D, Fleischhauer HJ, Müller V, Neubauer HW (1976) Beitrag zur Wirkung tri- und tetrazyklischer Antidepressiva auf Herz und Kreislauf. Schweiz Med Wochenschr 106:1896–1903
14. Burckhardt D, Raeder E, Müller V, Imhof P, Neubauer H (1978) Cardiovascular effects of tricyclic and tetracyclic antidepressants. JAMA 239:213–216
15. CAPS (1988) Effects of encainid, flecainid, imipramine and moricizine on ventricular arrhythmia during the year after acute myocardial infarction: The CAPS. Am J Cardiol 61:501–509
16. Cassen N (1982) Cardiovascular effects of antidepressants. J Clin Psychiatry 43:22–28
17. Coull DC, Crooks J, Dingwall-Fordyce I, Scott AM, Weir RD (1970) Amitriptyline and cardiac disease – risk of sudden death identified by monitoring system. Lancet 2:590–591
18. Coumel P, Leclercq JF, Dessertenne F (1984) Torsades de pointes. In: Josephson ME, Wellens HJJ (eds) Tachycardias: mechanism, diagnosis, treatment. Lea & Febiger, Philadelphia, pp 325–351
19. Davisen ET (1985) Amitriptyline-induced Torsade de pointes. Successfully therapy with atrial pacing. J Electrocardiol 18/3:299–301
20. Dietch JT, Fine M (1980) The effect of nortriptyline in elderly patients with cardiac conduction disease. J Clin Psychiatry 51:65–67
21. Dominiak P, Türck D, Fuchs G (1987) Sympathische Regulationsmechanismen ausschließlich adrenerger Rezeptoren. In: Brisse B, Bender F (Hrsg) Autonome Innervation des Herzens. Steinkopf, Darmstadt, S 17–36
22. Freeman JW, Mundy GR, Beattie RR, Ryan C (1969) Cardiac abnormalities in poisoning with tricyclic antidepressants. Br Med J 2:610–611
23. Freyschuss U, Sjöquist F, Tuck D, Asberg M (1970) Circulatory effects in man of nortriptyline, a tricyclic antidepressant drug. Pharmacol Clin 2:68–71
24. Giardina EGV, Barnard T, Johnsen LL, Saroff AL, Bigger JT Jr, Louie M (1986) the antiarrhythmic effect of nortriptyline in cardiac patients with ventricular premature depolarisations. J Am Coll Cardiol 7:1363–1369

25. Giardina EGV, Bigger JT Jr, Glassman AH (1979) The electrocardiographic and antiarrhythmic effects of imipramine hydrochlorid at therapeutic plasma concentrations. Circulation 60:1045–1052
26. Giardina EGV, Johnsen LL, Vita J, Bigger TJ Jr, Brem RF (1985) Effect of imipramine and nortriptyline on left ventricular function and blood pressure in patients treated for arrhythmias. Am Heart J 109:992
27. Glassman AH (1981) Herzfunktions- und Blutdruckmessungen bei Patienten vor und nach Verabreichung von Antidepressiva. In: Müller-Oerlinghaus B (Hrsg) Klinische Relevanz der Kardiotoxizität von Psychopharmaka. Pmipharm & Medical Inform, Frankfurt/M, S 7–17
28. Glassman AH (1984) The newer antidepressant drugs and their cardiovascular effects. Psychopharmacol Bull 20/2:272
29. Glassman AH, Bigger TJ Jr, Giardini EGV (1979) Clinical characteristics of imipramine-induced orthostatic hypotension. Lancet 1:468–472
30. Glassman AH, Johnson LL, Giardina EGV, Walsh BT, Roose SP, Cooper TB, Bigger TJ Jr (1983) The use of imipramine in depressed patients with congestive heart failure. JAMA 250:1997–2001
31. Glassman AH, Walsh BT, Roose SP, Rosenfeld R, Bruno RL, Bigger TJ Jr, Giardina EGV (1982) Factors related to orthostatic hypotension associated with tricyclic antidepressants. J Clin Psychiatry 43/5:35
32. Goldberg RJ, Capone RJ, Hunt JD (1985) Cardiac complications following tricyclic antidepressant overdose. JAMA 254:1772–1775
33. Hartling OJ, Marning J, Kindsen P, Dahl A, Hoilud-Carlsen PF, Hartling L (1987) The effect of the tricyclic antidepressant drug nortriptyline on left ventricular ejection fraction and left ventricular volumes. Psychopharmacology 91:381–383
34. Hayes JR, Born GF, Rosenbaum AM (1977) Incidence of orthostatic hypotension in primary affective disorder treated with tricyclic antidepressants. Mayo Clin Proc 52:509
35. Jefferson JW (1989) Cardiovascular effects and toxicity of anxiolytics and antidepressants. J Clin Psychiatry 50:368–378
36. Kantor SJ, Bigger JT Jr, Glassman AH (1975) Imipramine induced heartblock. A longitudinal case study. JAMA 231:1364–1366
37. Kantor SJ, Glassman AH, Bigger JT Jr (1978) The cardiac effects of therapeutic plasma concentrations of imipramine. Am J Psychiatry 135:534–538
38. Krikler DM, Curry PVL (1976) Torsade de pointes, an atypical ventricular tachycardia. Br Heart J 38:117–120
39. Kristiansen ES (1961) Cardiac complications during treatment with imipramine (Tofranil). Acta Pschiatr Neurol Scand 36:427–442
40. Madahasira S (1986) Cardiac antiarrhythmic effect of nortriptyline. Gen Hosp Psychiatry 8:123–125
41. Masters AB (1967) Delayed death in imipramine poisoning. Br Med J 3:866–867
42. Moccetti T, Lichtlen P (1971) Herzveränderungen nach Phenothiazinen und Imipramin-abkömmlingen. Dtsch Med Wochenschr 96:1089–1091
43. Moir DC, Crooks J, Cornwall WB, O'Malley K, Dingwall-Fordyce I, Turnbull MJ, Weir RD (1972) Cardiotoxicity of amitriptyline. Lancet 2:561–564
44. Müller V, Burckhardt D (1974) Die Wirkung tri- und tetrazyklischer Antidepressiva auf Herz und Kreislauf. Schweiz Med Wochenschr 104:1911–1913
45. Mueller OE, Goodman N, Bellett S (1961) The hypotensive effect of imipramine hydrochlorid in patients with cardiovascular disease. Clin Pharmacol Ther 2:300–307
46. Mutschler E (1981) Pharmakon Rezeptor Wechselwirkungen. In: Mutschler E (Hrsg) Arzneimittelwirkungen, 4. Aufl. Wissenschaftliche Verlagsgesellschaft, Stuttgart, S 46–54
47. Mutschler E (1981) Am Sympathicus angreifende Substanzen. In: Mutschler E (Hrsg) Arzneimittelwirkungen, 4. Aufl. Wissenschaftliche Verlagsgesellschaft, Stuttgart, S 242–265
48. Nieman JT, Bessen HA, Rosenstein RJ, Laks MM (1986) Electrocardiographic criteria for tricyclic antidepressant cardiotoxicity. Am J Cardiol 57:1154–1159
49. Nobel J, Matthew H (1969) Acute poisoning by tricyclic antidepressants: clinical features and management of 100 patients. Clin Toxicol 2:403

50. Rasmussen EB, Kristiansen P (1963) ECG changes during amitriptyline treatment. Am J Psychiatry 119:781–782
51. Rawling DA, Fozzard HA (1979) Effecs of imipramine on cellular electrophysiological properties of cardiac purkinje fibers. J Pharmacol Exp Ther 209:371–375
52. Reed K, Smith MC, Scholar JC (1980) Cardiovascular effects of nortriptyline in geriatric patients. Am J Psychiatry 137:986–988
53. Richardsen HL, Graupner KE, Richardsen ME (1966) Intramyocardial lesions in patients dying suddenly and unexpectedly. JAMA 195:254–260
54. Roose SP, Glassman AH, Giardina EGV, Johnsen LL, Walsh BT, Woodring S, Bigger TJ Jr (1986) Nortriptyline in depressed patients with left ventricular impairment. JAMA 256:3253–3257
55. Roose SP, Glassman AH, Giardina EGV, Walsh BT, Woodring S, Bigger JT Jr (1987) Tricyclic antidepressive drugs in depressed patients with cardiac conduction disease. Arch Gen Psychiatry 44:273–275
56. Rosen PB (1960) Case report of auricular fibrillation following the use of imipramine (Tofranil). J Mount Sinai Hosp 27:609–611
57. Sacks MH, Bonforte J, Lasser RR, Dimich I (1968) Cardiovascular complications of imipramine intoxication. JAMA 205:588–590
58. Schneider LS, Sloane RB, Staples FR, Bender M (1986) Pretreatment orthostatic hypotension as a predictor of response to nortriptyline in geriatric depression. J Clin Psychopharmacol Vol 6/3:172–176
59. Schou M (1962) Electrocardiographic changes during treatment with lithium and with drugs of the imipramine type. Acta Psychiatr Scand Suppl 38:331–336
60. Sedal L, Korman MG, Williams PO, Mushin G (1972) Overdosage of tricyclic antidepressants: a report of two deaths and a prospective study of 24 patients. Med J Aust 2:74–79
61. Sloman C (1960) Myocardial infarction during imipramine treatment of depression. Can Med Assoc J 82:20–22
62. Smith RB, Rusbatch BJ (1967) Amitriptyline and heartblock. Br J Med 3:311
63. Stannard M, Caplan HL (1967) Cardiac arrest due to imipramine hydrochlorid. Med J Aust 84:22–24
64. Taylor DJE, Braithwaite RA (1978) Cardiac effects of tricyclic antidepressants medication. A preliminary study of nortriptyline. Br Heart J 40:1005–1009
65. Thayssen P, Bjerre M, Kragh-Sorensen P, Petersen OL, Kristiansen CD, Gram LF (1981) Cardiovascular effects of imipramine and nortriptyline in elderly patients. Psychopharmacology 74:360–364
66. Thorstrand C (1974) Cardiovascular effects of poisoning with tricyclic antidepressants. Acta Med Scand 195:505–514
67. Veith RC, Ruskind MA, Caldwell JH, Barnes RF, Gumbrecht G, Ritchie JL (1982) Cardiovascular effects of tricyclic antidepressants in depressed patients with chronic heart disease. N Engl J Med 306:954–959
68. Vieweg WVR, Yazel JJ, Ballenger JC (1984) Tricyclic antidepressant use in a patient with bundle branch block and ventricular ectopy. J Clin Psychiatry 45:353
69. Vohra J, Burrows G, Hunt D (1975) The effect of toxic and therapeutic doses of tricyclic antidepressant drugs on cardiac conduction. Eur J Cardiol 3:219–227
70. Weissler AM, Harris WS, Schomfeld CD (1968) Systolic time intervals in heart failure in man. Circulation 37:149–159
71. Wexler BC, Kittinger GW, Judd JT (1967) Response to drug induced myocardial necrosis in rats with various degrees of arterosclerosis. Circ Res 20:78–87
72. Williams RB, Sherter C (1971) Cardiac complications of tricyclic antidepressant therapy. Am Intern Med 74:395–398
73. Zbinden G, Ettlin R, Bachmann E (1980) Electrocardiographic changes in rats during chronic treatment with antidepressant and neuroleptic drugs. Arzneimittelforschung 30:1709–1715

Diskussion

Dr. Wagner: Sie empfehlen Dihydroergotamin zur Therapie der orthostatischen Dysregulation bei Patienten, die mit Antidepressiva bzw. Neuroleptika behandelt werden. Sehen Sie hier eine Kontraindikation für ältere Patienten, beispielsweise hinsichtlich eines Ergotismus? Und eine zweite Frage: Sie plädieren dafür, trizyklische Antidepressiva nicht als kardiotoxisch, sondern als kardiotrop zu bezeichnen. Gibt es eigentlich Patienten, die herzkrank sind und von der Einnahme von Trizyklika sogar profitieren? Immerhin sind es ja potente Antiarrhythmika.

Dr. Szendey: Selbstverständlich muß man bei der Gabe von Dihydroergotamin die allgemeinen Kontraindikationen beachten. Das ist natürlich auch eine Frage der Dosierung. Mit niedrigen Dosen eines retardierten Präparats lassen sich orthostatische Dysregulationen i.a. sehr gut und relativ risikoarm beherrschen. Allerdings habe ich auch schon Patienten erlebt, die auf Dihydroergotaminpräparate nicht besonders gut angesprochen haben und bei denen es immer wieder zu Stürzen kam. Das war aber ohne Gabe von trizyklischen Antidepressiva.

Zur zweiten Frage: Ich würde mich nicht scheuen, einen depressiven Patienten, bei dem zugleich eine Arrhythmie niedrigen Grades besteht, also z.B. Lown I oder II, mit Nortriptylin oder Imipramin zu behandeln. Wobei man aber auch sagen muß, daß man viele Arrhythmien, die man früher mit Antiarrhythmika behandelte, heute nicht mehr behandelt. Patienten mit einer benignen Extrasystolie sollte man nicht mit Antiarrhythmika behandeln, weil die Rhythmuskosmetik, die man damit betreibt, keine statistisch gesicherte Verbesserung der Mortalität mit sich bringt. Wegen der aber zweifellos bestehenden Nebenwirkungsrisiken der Antiarrhythmika verzichtet man daher heute bei diesen Patienten eher auf eine Therapie, wenn sie nicht symptomatisch sind. Wenn der Patient allerdings jede Extrasystole sehr stark spürt, dann würde ich ihn schon mit einem Antiarrhythmikum behandeln. Und wenn er gleichzeitig depressiv ist, warum sollte man dann den antiarrhythmischen Effekt eines Antidepressivums nicht ausnützen?

Prof. Dr. Pflug: Wie ist die Verträglichkeit von Trizyklika bei nicht depressiven Patienten mit Rhythmusstörungen? Wie sollte man dosieren?

Dr. Szendey: Patienten, bei denen nur eine Rhythmusstörung und keine Depression besteht, würde ich nicht mit Trizyklika behandeln, da sie im Vergleich zu herkömmlichen Antiarrhythmika doch mehr Nebenwirkungen zeigen. Vor allem die anticholinergen Effekte limitieren eine solche Therapie. Die Patienten werden oft tachykard, und man muß davon ausgehen, daß die Mortalität nicht sinkt, wenn die ventrikulären Extrasystolen zwar abnehmen, die Sinusfrequenz aber gleichzeitig steigt. Das hat auch die CAPS-Studie deutlich gezeigt, in der Flecainid, Encainid und Imipramin verglichen wurden.

Dr. Günthner: Erfahrungsgemäß habituiert eine ventrikuläre Arrhythmie häufig; die Extrasystolie wird im Verlauf weniger stark empfunden. Man sollte also auch mal abwarten, bis eine gewisse Habituation eingetreten ist, und dann prüfen, ob die subjektive Belastung immer noch so hoch ist. Während der Therapie mit einem Antiarrhythmikum empfiehlt es sich übrigens nicht, noch ein trizyklisches Antidepressivum dazuzugeben, weil es zu erheblichen Wechselwirkungen kommen kann. Das ist ein wichtiger Punkt. Die Gabe eines Trizyklikums kommt meiner Meinung nach nur dann in Betracht, wenn Arrhythmie und Depression gleichzeitig bestehen. Die Differentialdiagnose bei komorbiden Patienten ist aber ein Problem sui generis und gestaltet sich äußerst schwierig. Darüber hinaus sollte man bei Arrhythmie gegebenenfalls auch neue Therapiemöglichkeiten ausschöpfen, wie etwa Tachyarrhythmie- oder Kardioversionsschrittmacher.

Priv.-Doz. Dr. Kaumeier: Sie sagten, daß unter trizyklischen Antidepressiva bisher keine irreversiblen Organschäden beobachtet wurden, wohl aber bei Phenothiazinen. Bei welchen?

Dr. Szendey: Es gibt einige Studien, die das für Phenothiazine belegen, auch wenn ich Ihnen im Moment keines namentlich nennen kann. Bei trizyklischen Antidepressiva hat man diesen Effekt jedenfalls nicht gefunden. Die früher beschriebenen Myokardläsionen nach Intoxikation mit trizyklischen Antidepressiva waren Einzelfälle, die sich möglicherweise auch auf andere Ursachen zurückführen lassen. Disseminierte Myokardnekrosen finden sich beispielsweise auch bei Rauchern.

Prof. Dr. Pflug: Gibt es innerhalb der trizyklischen Antidepressiva solche, die man bei Patienten mit einer kardialen Vorschädigung bevorzugt einsetzen sollte? Der Literatur ist zu entnehmen, daß Nortriptylin sich hier ganz gut eignet.

Dr. Szendey: Nortritpylin ist in dieser Hinsicht unter den sekundären Aminen am besten untersucht. Die orthostatische Hypotension, die häufigste Nebenwirkung der trizyklischen Antidepressiva, kommt bei Patienten mit kardialen Problemen, wie zum Beispiel einer Herzinsuffizienz, besonders stark zum Vorschein. Bei diesen Patienten hat man mit Nortriptylin relativ wenige Probleme gehabt, so daß man es bei Patienten mit kardialer Anamnese durchaus empfehlen könnte.

Fr. Prof. Dr. Woggon: Von Kollegen, die sich mit Intoxikationsfällen befassen, wie Herrn Henry in England, hört man immer wieder, daß Lofepramin diesbezüglich recht günstig zu beurteilen ist. Auch nach hohen Dosen zeigt sich kardial offenbar nur sehr wenig. Es soll sich in dieser Hinsicht sogar noch besser als Desimipramin verhalten, das der Hauptmetabolit von Lofepramin ist.

Dr. Szendey: Bekanntlich können einige kardiale Medikamente auch psychotrope Effekte auslösen. Darüber hinaus wissen wir nicht, welche zentralen antiarrhythmischen Wirkungen Trizyklika möglicherweise zeigen. Diesen Effekt darf man sicher nicht unterschätzen.

Die Pharmakotherapie der Altersdepression

H. J. GAERTNER und I. STEVENS

Die hohe Inzidenz psychiatrischer Erkrankungen bei Älteren spiegelt sich in der steigenden Zahl der Erstaufnahmen für diese Altersgruppe in psychiatrischen Krankenhäusern wider. Zusätzlich konnte gezeigt werden, daß in den frühen 60er Jahren 12% der Bevölkerung in den USA, die nicht in einer Institution waren und über 65 Jahre alt waren, an einer psychiatrischen Erkrankung litten. Nach anderen Schätzungen waren es 15 bzw. 20 bis 45% (Ban 1980). Diese Zahlen beziehen sich insgesamt auf psychiatrische Erkrankungen einschließlich dementieller Prozesse (z.B. Alzheimer-Erkrankung). Der Anteil neurotischer Reaktionen wird mit bis zu 30% und der Anteil der funktionellen Psychosen mit bis zu 14% der psychiatrischen Erkrankungen im Alter geschätzt.

Affektive Störungen sollen nach Ban (1980) bei mehr als 50% der hospitalisierten psychogeriatrischen Patienten im Alter zwischen 60 und 70 zur Beobachtung kommen. In der Altersgruppe über 80 soll die Häufigkeit depressiver Symptomatik stark zurückgehen. Bei Alterspatienten mit internistischen Erkrankungen soll die Inzidenz für depressive Syndrome ebenfalls bei 50% liegen. Dies erklärt z.T. die hohe Suizidrate im Alter, die z.B. dadurch zum Ausdruck kommt, daß die erfolgreichen Suizide zu 25% bei Personen über 65 beobachtet werden, während diese Gruppe nur 11% der Gesamtbevölkerung stellt.

Auch Gertz u. Kanowski (1989) schließen aus neueren, z.T. jedoch widersprüchlichen epidemiologischen Untersuchungen, daß insgesamt ein Anstieg der Prävalenz affektiver Psychosen im Alter plausibel erscheint. Auch sie finden einen Abfall der Inzidenz zum 80. Lebensjahr hin bestätigt. Wahrscheinlich ist die depressive Symptomatik auch verantwortlich für die hohe Prävalenzrate von Alkoholismus bei psychogeriatrischen Patienten.

Daß auch bei den späten Manifestationsformen psychiatrischer Erkrankungen ein genetischer Faktor wichtig ist, zeigen Familienuntersuchungen: für die Patienten mit *spätem Beginn* der Erkrankung beträgt das Erkrankungsrisiko für Verwandte 1. Grades 8,3% gegenüber 20,1% für die Erkrankungen mit *frühem Beginn*. Mendlevicz (1976) hat deshalb postuliert, daß die depressiven Erkrankungen im Alter genetisch unterschieden werden müssen von den depressiven Erkrankungen, die früher im Leben zur Beobachtung kommen.

Es wurden Beziehungen zwischen zerebrovaskulärer Insuffizienz und depressiver Symptomatik angenommen. Hingegen konnten keine Beziehungen zwischen seniler Demenz und affektiver Störung gesichert werden.

Bei der Depression im höheren Lebensalter ist im Hinblick auf die bekannte Symptomatik bezüglich der Denkstörungen und der verzerrten Wahrnehmung der eigenen Leistungsfähigkeit die *Differentialdiagnose zu hirnorganisch bedingten Ausfallerscheinungen* wichtig. Hierbei sind objektivierende testpsychologische Verfahren hilfreich. Häufig bestehen im Alter hirnorganische Auffälligkeiten (degenerative, vaskuläre und hämodynamische Ursachen) *und* ein depressives Syndrom. Es ist wichtig, hierbei z.B. neben der Behandlung einer Herzinsuffizienz auch das depressive Syndrom aktiv mitzubehandeln, weil hierdurch die Lebensqualität besonders beeinflußt werden kann (z.B. Depression bei Parkinson, Depression bei Mikroangiopathie).

Für die *Auslösung* und *Unterhaltung* depressiver Symptomatik im Alter sind in besonderer Weise *Trennungs- und Verlusterlebnisse* zu nennen, die im Alter gehäuft auftreten. Zu nennen sind: Verlust der beruflichen Kompetenz, Pensionierung und Berentung, Verlust von Angehörigen, Lebenspartnern, Verlust der sozialen und familiären Umgebung, Verluste durch Einschränkung der körperlichen und geistigen Leistungsfähigkeit.

Therapeutische Ansatzpunkte stellen stützende Gespräche in einer vertrauten Arzt-Patient-Beziehung dar, die die Bearbeitung der Verlust- und Trennungstraumata möglich machen. Von großer Bedeutung sind die direkten sozialen Interventionen über sozialpsychiatrische und psychogeriatrische Dienste, die einer gegenseitigen Verstärkung von depressivem Rückzug und zunehmender sozialer und persönlicher Vereinsamung entgegenwirken (s. auch Gilbert 1984).

Der Rückzug im Rahmen depressiver Syndrome kann auch zu ganz praktischen Problemen führen: Fehlernährung, Vernachlässigung der Körperhygiene, Entgleisung internistischer Grunderkrankungen. Dieser Aspekt muß besonders bei der Verordnung von antidepressiv wirksamen Substanzen beachtet werden (s. Nebenwirkungen).

Wie bei anderen Formen der Depression hat die medikamentöse Behandlung innerhalb eines Gesamtbehandlungskonzepts dann einen besonderen Stellenwert, wenn nichtmedikamentöse Intervention (Gesprächs- oder Verhaltenstherapie) vom Patienten aufgrund der Schwere des Krankheitsbildes nicht in nutzbringender Weise angenommen werden können. (Beispiele: Konfliktzentrierte Interventionen werden vom depressiven Patienten im Rahmen seiner kognitiven Störungen immer wieder nur schuldhaft verarbeitet, oder es wird wegen schwerer Antriebsstörung bei verhaltenstherapeutischen Interventionen nicht mitgearbeitet, was dann ebenfalls als schuldhaftes Versagen erlebt wird.)

Medikamentöse Behandlung

Schon Untersuchungen von Angst (1974) zeigten, daß sich aus dem psychopathologischen Symptomprofil nicht vorhersagen läßt, ob z.B. ein Ansprechen auf Imipramin erwartet werden kann oder nicht.

Sehr verbreitet ist die Einteilung der Antidepressiva nach Kielholz (s. Tabelle 1) in stimmungsaufhellende, antriebssteigernde und sedierende Substanzen. Entsprechend könnten Indikationen für gehemmte und agitiert depressive Syndrome abgeleitet werden. In der klinischen Praxis wird, mindestens einmal

Tabelle 1. Kielholz-Schema. (Mod. nach Breyer-Pfaff u. Gaertner 1987)

Führende Symptome	Antriebsschwäche, Hemmung, Apathie	Traurige Verstimmung, Bedrücktheit, Niedergeschlagenheit	Angst, ängstliche Unruhe, Agitiertheit
	Desipramintyp	Imipramintyp	Amitriptylintyp
Empfohlene Antidepressiva:	Nortriptylin Desipramin Fluoxetin Paroxetin Moclobemid	Clomipramin Melitracen Lofepramin Maprotilin Dibenzepin Imipramin Viloxazin Fluvoxamin	Doxepin Amitriptylin Trimipramin Trazodon Mianserin

beim ersten medikamentösen Versuch, auch so vorgegangen. Kontrollierte Studien mit doppelblindem Design sprechen jedoch gegen eine allgemeine Gültigkeit dieses Auswahlprinzips. Unruhige, ängstliche und vor allen Dingen suizidgefährdete Patienten sollen initial immer mit einem sedierenden Antidepressivum behandelt werden. Zeigt dieses nicht die erwünschte Wirkung, oder ist z.B. bekannt, daß dieser Patient auf ein mehr antriebsteigerndes Medikament (z.B. auch spez. Serotoninrückaufnahmehemmer oder Monoaminoxidasehemmer) anspricht, so kann mit einem Benzodiazepin etc. kombiniert werden. Patienten mit Eßstörungen oder Zwängen sprechen günstig auf Präparate an, die auf den Serotoninstoffwechsel wirken.

Die medikamentöse Behandlung der Depression im höheren Lebensalter muß sich in besonderer Weise nach dem *Nebenwirkungs-Spektrum* der zur Verfügung stehenden Präparate richten.

Nebenwirkungen (in Anlehnung an Tornatore et al. 1991):

Trizyklische bzw. klassische Antidepressiva

(z.B. Imipramin = Tofranil, Desipramin = Pertofran, Lofepramin = Gamonil, Clomipramin = Anafranil, Trimipramin = Stangyl, Amitriptylin = Saroten, Amitriptylin-Oxid = Equilibrin, Doxepin = Aponal, Sinquam, Dibenzepin = Noveril, Maprotilin = Ludiomil):

Anticholinerge Wirkungen. Delir, Mundtrockenheit, Verschwommensehen, Erhöhung des Augeninnendrucks, Blasenentleerungsstörungen, Obstipation, evtl. paralyt. Ileus

Hämatologische Komplikationen. Agranulozytosen, thrombozytopenische Purpura.

Kardiovaskuläre Wirkungen. Verlängerung der Depolarisations- und Leitungsgeschwindigkeit im Reizleitungssystem. EKG-Veränderungen in Form von verlängerter PQ-Zeiten, verbreiterter QRS-Komplexe, verlängerter QT-Intervalle, abgeflachter oder inverser T-Wellen. Negativ inotrope Wirkung, Tachykardie, Arrhythmien, Blockbildungen, ventrikuläre Extrasystolen, plötzliche Todesfälle, Hypotonie, orthostatische Dysregulation.

Dermatologische Komplikationen. Urtikarielle Reaktionen, Photosensibilität, kutane Arteriitiden.

Stoffwechsel und Endokrinium. Veränderung der Glucosetoleranz; Galaktorrhö, Amenorrhö; erektive Impotenz, Anorgasmie, Ejakulationsstörungen, Priapismus, verminderte vaginale Lubrikation; Gewichtszunahme.

Wirkung auf die Leber. Vorübergehende Anstiege der Leberenzyme, Cholestase, Hepatitis, Leberzellnekrosen.

ZNS-Wirkungen. Agitation, Insomnie, Auslösung hypomanischer oder manischer Phasen, EEG Veränderungen, Senkung der Krampfschwelle; Sedierung, mnestische Störungen, Dysphorie; Absetz- und Reboundsyndrome; Provokation schizophrener Symptome.

Motorik. Feiner Tremor, myoklonische Symptome, dyskinetische Störungen, Dysarthrie, EPMS, Dyskinesien, paradoxe Akinesen.

Irreversible Monoaminooxidasehemmer: Blutdruckanstiege, orthostatische Hypotonie, Libidoverminderung und Erektionsstörungen, Gewichtszunahme, hepatozellulärer Ikterus, Unruhe, Angst, Gereiztheit, Schlafstörungen, Auslösung hypomanischer und manischer Zustände, Parästhesien, Entzugssymptome.

Atypische Antidepressiva bzw. Antidepressiva der 2. Generation [Mianserin = Tolvin, Viloxazin = Vivalan, Trazodon = Thombran, Fluvoxamin = Fevarin, Fluoxetin = Fluctin, Alprazolam = Tafil (Benzodiazepin)]:

Diese Substanzen unterscheiden sich grundsätzlich von den Trizyklika durch geringere anticholinerge und kardiovaskuläre Begleitwirkungen. Sie haben je nach Wirkmechanismus eigene Nebenwirkungsprofile. Die Nebenwirkungen, insbesondere die *seltenen,* sind bei den noch nicht länger eingeführten Präparaten schlechter untersucht als bei den klassischen Antidepressiva. Substanzen, die wegen seltener Nebenwirkungen aus dem Handel genommen werden mußten sind z.B.: Nomifensin = Alival und Zimelidin = Normud.

Das Nebenwirkungsprofil der spezifischen Serotoninrückaufnahmehemmer kann abgegrenzt werden. Im Vordergrund stehen hier Übelkeit, Durchfall, Schlafstörungen, Unruhe und Angst.

Wie die Auflistung der unerwünschten Arzneimittelwirkungen zeigt, ist die Verordnung von Trizyklika bei älteren Patienten aus verschiedenen Gründen problematisch.

1. Anticholinerge Begleitwirkungen: Patienten im höheren Lebensalter haben häufiger bereits Sehstörungen; Blasenstörungen (insbesondere bei Männern durch Prostatahypertrophie) sind häufiger; Obstipation wird ebenfalls mit zunehmendem Alter häufiger geklagt. Bei hirnorganischer Vorschädigung, z.B. auch auf dem Boden einer vaskulären Insuffizienz, ist die Gefahr eines pharmakogenen anticholinergen Delirs im Alter größer.

2. Kardiovaskuläre Nebenwirkungen: Entscheidend ist das Auftreten einer orthostatischen Hypotonie, die besonders bei Alterspatienten mit Linksherzinsuffizienz bei vorbestehender Hypertonie (Erfordernishochdruck) desolate Folgen für die zerebrale Blutversorgung haben kann. Es gibt Untersuchungen, die darauf hinweisen, daß kein Parameter so gut mit der Frequenz von Frakturen (insbesondere Schenkelhalsfrakturen) korreliert wie die Höhe der Verordnung von Psychopharmaka. Hier sind neben den Benzodiazepinen und sedierenden Neuroleptika auch die Antidepressiva angeschuldigt worden. Weitere, durch

den Blutdruckabfall bedingte Komplikationen können sein: transitorische, ischämische Attacken bis hin zum apoplektischen Insult, Schädel-Hirn-Verletzungen nach Hinstürzen mit entsprechenden Komplikationen. Die durch Trizyklika bedingten Störungen der Reizleitung betreffen weniger das gesunde Herz, sondern eher das vorgeschädigte Herz. Die entsprechenden Risikogruppen finden sich insbesondere bei Alterspatienten, d.h. bei Patienten mit bereits bestehenden Rhythmusstörungen, Überleitungsstörungen oder Schenkelblockbildungen. Auch die negativ inotrope Wirkung der Trizyklika, die an und für sich nicht sehr stark ausgeprägt ist, kann bei bereits bestehender Insuffizienz erhebliche Probleme bereiten.

3. Als weiteres Problem bei der Verordnung von Trizyklika bei alten Menschen ist die Fülle von *pharmakologischen Interaktionen* zu nennen, die im Hinblick auf die bei Alterspatienten häufig erforderliche zusätzliche internistische oder andere Medikation unüberschaubar werden kann. Beispielhaft wäre zu nennen die Interaktion zwischen Antihypertensiva und Trizyklika und die Interaktion zwischen Antiarrhythmika und Trizyklika (eigene chinidinähnliche Wirkung mit zusätzlicher Beeinflussung der ventrikulären Überleitung).

Trizyklika sollte man wegen der Addition anticholinerger Effekte nicht mit trizyklischen Neuroleptika kombinieren. Die Gefahr eines anticholinergen Delirs besteht besonders bei Kombination mit Anticholinergika, die zur Parkinson-Behandlung verabreicht werden.

4. Besonders bei Vorschädigungen des vegetatitven Nervensystems (z.B. bei der diabetischen Polyneuropathie) sind die Nebenwirkungen sowohl bezüglich ihrer Intensität als auch bezüglich der Richtung der Ausprägung unvorhersehbar; z.B. Blutdruckanstieg oder -abfall, Mundtrockenheit oder Hypersalivation, Obstipation oder Diarrhö etc.

Wie gesagt haben die Substanzen der 2. Generation durchweg weniger Kontraindikationen. Hier dürften unzureichende Wirksamkeit oder die Gefahr seltener, bis dato unbekannter Begleitwirkungen das im Vordergrund stehende Problem sein.

Wenngleich sich *MAO-Hemmer* auch bei Altersdepressionen als sehr wirksam erwiesen haben, so werden sie doch in der Praxis hier seltener eingesetzt. Das gleiche gilt für die *Elektrokrampfbehandlung,* die zwar wirksam ist, aber wegen der um ein Vielfaches längeren Erholungszeiten nach Konvulsion und Narkose seltener eingesetzt wird. *Lithium* wird sehr häufig auch bei Alterspatienten verwendet, v.a. bei manisch-depressiven Erkrankungen. Die Risiken von Lithium sind im Alter deutlich größer, in dieser Altersgruppe werden niedrigere Spiegel als ausreichend für die Prophylaxe erachtet. Nebenwirkungen bezüglich des neuromuskulären (z.B. Tremor), kardialen (Repolarisationsstörungen, Arrhythmien) und zentralnervösen Systems (Allgemeinveränderungen im EEG, Senkung der Krampfschwelle, Dyskinesien) sind im Alter häufiger. Interaktionen zwischen Lithium und Diuretika können zur Intoxikation führen. Die Lithiumausscheidung wird außerdem durch gleichzeitige Gabe von nichtsteroidalen Antiphlogistika (z.B. Indometacin, Diclofenac) gestört.

Die lithiumbedingte Polyurie führt zur vermehrten Flüssigkeitszufuhr. Nykturie, Tendenz zur Hypertonie und Linksherzinsuffizienz können beim

Alterspatienten zu stärkeren Beeinträchtigungen führen. Viel größere Probleme ergeben sich allerdings, wenn trotz Polyurie zu wenig getrunken wird.

Im Alter sind Störungen des Wasser- und Elektrolythaushaltes und Störungen der Nierenfunktion insgesamt häufiger, und somit ist die therapeutische Breite von Lithium geringer.

Bei *Kombination von Antidepressiva mit Neuroleptika* werden wegen der geringeren extrapyramidal-motorischen Nebenwirkungen und wegen der auch nur mäßig ausgeprägten anticholinergen bzw. kardiovaskulären Nebenwirkungen Substanzen wie Melperon (hier kommt es auch wohl nicht zu einer Senkung der Krampfschwelle) und Dipiperon gegenüber trizyklischen Neuroleptika wie Levomepromazin, anderen Phenothiazinen, Thioxanthenen und Clozapin bevorzugt. Die Effekte niedriger Dosen von Haloperidol und anderer Butyrophenone (zumindest bei Probanden, die in diesem Dosisbereich nicht zu motorischen Nebenwirkungen neigen) sind wegen der geringen anticholinergen und kardiovaskulären Nebenwirkungen als günstig zu betrachten.

Wenngleich es unumstritten erscheint, daß *Nootropika* bei verschiedenen Symptomen der Altersdemenz therapeutisch wirksam sind, so ist die Diskussion über das Ausmaß und die Relevanz dieser Wirksamkeit noch nicht abgeschlossen. Den Substanzen wird z.T. auch eine antidepressive, zumindest jedoch antriebssteigernde Wirkung zugeschrieben. Am besten belegt erscheint bis dato die Wirksamkeit von Pirazetam, so daß die Gabe dieser Substanz bei gleichzeitigem Vorliegen von depressiver und dementieller Symptomatik vorgeschlagen werden kann.

Die Gabe von *Stimulantien* wird derzeit als obsolet betrachtet, da die Effekte zu vorübergehend sind. Am ehesten kommt noch Koffein in Frage (Verbesserung der zerebralen Durchblutung und paradoxe schlafanstoßende Wirkung).

Die Wirkung von ACTH-Bruchstücken, Vasopressin, anderen Peptiden, Östrogenen, Androgenen, Deanol; die Wirkung serotonerger Substanzen wie Tryptophan, gabaerger Substanzen, systematischer Gabe von Vitaminen, ohne daß ein Mangel vorliegt, von Zink und Aluminium ist weder bei Demenz noch Depression ausreichend gesichert.

Pharmakokinetik

Wie Abb. 1 (aus Breyer-Pfaff 1984) zeigt, steigen die Plasmakonzentrationen von Amitriptylin und Nortriptylin nach Gabe einer konstanten Dosis von 150 mg Amitriptylin pro Tag bei steigendem Alter des Patienten (Abszisse) kaum an. Was eher zunimmt ist die Streubreite der Plasmaspiegel bei gleicher Dosierung, so daß extrem hohe und extrem niedrige Spiegel vermehrt zur Beobachtung kommen. Es läßt sich daraus ableiten, daß beim Alterspatienten die *Dosierung* zwar grundsätzlich niedriger sein sollte und daß wegen der vor allen Dingen zu Beginn der Therapie oft ausgeprägten unerwünschten Arzneimittelwirkungen die Dosierung in *jedem Fall einschleichend* erfolgen sollte. Es läßt sich aber ebenfalls ableiten, daß bei einigen Alterspatienten auch höhere Dosen zur Erreichung eines therapeutischen Effektes gegeben werden müssen.

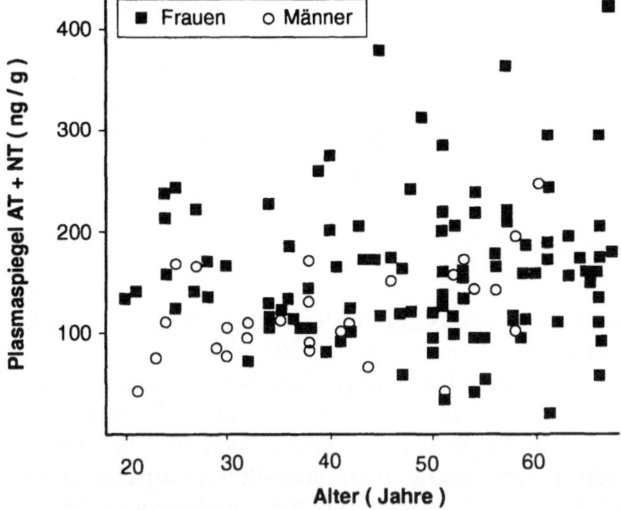

Abb. 1. Plasmaspiegel an Amitriptylin (AT) + Nortriptylin (NT) in Abhängigkeit vom Alter bei 127 Patienten während einer Behandlung mit Amitriptylin (150 mg/Tag). (Nach Breyer-Pfaff 1984)

Man sollte sich also nicht scheuen, bei guter Verträglichkeit und nicht zureichender Wirkung auch beim Alterspatienten höhere Dosen zu geben.

Die *Ausscheidung über die Niere* spielt für die Elimination der Trizyklika eine untergeordnete Rolle, so daß Störungen in diesem Bereich bei der Verordnung weniger berücksichtigt werden müssen. Die verringerte Metabolisierungsleistung im Alter ist durch ein *Enzymmangel in der Leber* bedingt, ggf. auch durch verminderte Leberdurchblutung.

Anwendungshinweise

Wie bei der Behandlung allgemein, so wird auch bei Alterspatienten die abendliche Gabe des größeren Teils der täglichen Dosis empfohlen, weil die häufig vorhandenen Ein- und Durchschlafstörungen hierdurch günstig beeinflußt werden können. Die durch einige Substanzen bedingte starke Tagesmüdigkeit (s. andere Beiträge) ist hierdurch jedoch nicht zu beheben, da wegen der langen Halbwertszeit oder aufgrund einer noch längeren pharmakodynamischen Wirkung starke Sedierung am Tage auch bei abendlicher Gabe zur Beobachtung kommt.

Kombinationsbehandlungen mit einem mehr antriebssteigerndem Antidepressivum vormittags und mittags und sedierendem Antidepressivum am Abend sind versucht worden und nach allgemein klinischer Erfahrung gelegentlich günstig. Systematische kontrollierte Studien liegen u.W. hierzu nicht vor.

Bei hartnäckigen Schlafstörungen, die bei Alterspatienten häufig sind, kann mindestens zu Beginn der Depressionsbehandlung die Kombination mit Benzodiazepinen notwendig werden. Die möglicherweise additiven Wirkungen bezüglich unerwünschter Arzneimittelwirkungen auf das ZNS bzw. den Kreislauf sind hierbei zu berücksichtigen. Es dürfte dennoch insgesamt günstiger sein, bei schweren Schlafstörungen initial mit Benzodiazepinen zu kombinieren, als die Dosis des Antidepressivums zu stark zu erhöhen, um einen schlafanstoßenden Effekt hiermit zu erreichen.

Therapieresistenz

Wie bei Depressionen in anderen Lebensabschnitten führt eine *neurotische Persönlichkeitsstruktur* und/oder das *Persistieren von Beziehungsstörungen* im familiären und sozialen Bereich zu einer *Chronifizierung der Erkrankung*. Neben den möglichen Veränderungen im medikamentösen Bereich (die Schemata zur Behandlung therapieresistenter Depressionen gelten auch für die Altersdepression) sind hier familientherapeutische oder soziotherapeutische Interventionen angezeigt. Wesentlichster Punkt ist häufig, der zunehmenden Isolierung des Alternden entgegenzuarbeiten bzw. ihn selbst anzuleiten, dies zu tun.

Das *Risiko des vollendeten Suizides* nimmt mit steigendem Alter zu. In diesem Zusammenhang muß bei der Verordnung auch die Toxizität der Substanzen berücksichtigt werden. Substanzen der 2. Generation sind generell weniger toxisch.

Literatur

Angst J, Baumann M, Hippius H, Rothweiler R (1974) Clinical aspects of resistance to imipramine therapy. Pharmacopsychiatry 7:211–216
Ban TA (1980) Psychopharmacology for the aged. Karger, Basel München Paris, pp 3–6
Breyer-Pfaff U (1984) Klinische Pharmakokinetik von Amitriptylin und Nortriptylin. In: Beckmann H, Sieberns S (Hrsg) Wie aktuell ist Amitriptylin für die Therapie der Depression? Tropon, Köln
Breyer-Pfaff U, Gaertner HJ (1987) Antidepressiva. Pharmakologie, therapeutischer Einsatz und Klinik der Depression. Wissenschaftliche Verlagsgesellschaft, Stuttgart
Mendlewicz J (1976) The age factor in genetic illness. Some genetic considerations. J Gerontol 31:300–303
Gertz H-J, Kanowski S (1989) Epidemiologie. In: Bergener M (Hrsg) Depressive Syndrome im Alter, Theorie–Klinik–Praxis. Thieme, Stuttgart New York, S 60–68
Tornatore FL, Sramek JJ, Okeya BL, Pi EH (1991) Unerwünschte Wirkungen von Psychopharmaka. Deutsche Übersetzung und Bearbeitung von Joachim Demling. Thieme, Stuttgart New York

Diskussion

Fr. Prof. Dr. Woggon: Ist Schlafentzug bei Alterspatienten kardial gut verträglich?

Prof. Dr. Gaertner: Ja.

Prof. Dr. Laakmann: Herr Gaertner, müssen wir angesichts all dieser Nebenwirkungsrisiken wirklich jede Depression mit Antidepressiva behandeln? Bei welchen Patienten ist das zu vertreten? Gibt es vielleicht auch leicht und mittelschwer depressive Syndrome, die sich mit anderen Präparaten behandeln ließen?

Prof. Dr. Gaertner: Auch wenn es manchmal schwerfällt, sollte man zunächst immer eine nosologische Zuordnung versuchen. Je mehr sich typische Depressionszeichen finden wie Phasenhaftigkeit, Tagesschwankungen, schwere Antriebsstörung oder vitale Verstimmung, und je weniger neurotische und andere Züge erkennbar sind, um so eher ist eine Pharmakotherapie indiziert, unter Abschätzung der Risiken.

Prof. Dr. Laakmann: Die Pharmakotherapie der letzten 20 Jahre hat immer die syndromorientierte Therapie favorisiert. Bei typisch endogen depressiven Patienten stellt sich diese Frage nicht. Aber ein Großteil der Patienten, die im Alter depressiv werden, erkranken daran das erste Mal. Sollte man sich bei diesen Patienten nicht auch andere therapeutische Varianten überlegen? Ich favorisiere keineswegs Benzodiazepine für ältere Patienten, aber die Praxis zeigt, daß nicht wenige Kollegen das tun.

Prof. Dr. Gaertner: Ich kann diese Frage im Grunde nicht beantworten. Die Risikoabschätzung ist bei den Antidepressiva recht gut möglich. Für die Benzodiazepine diskutiert man ja, daß sie möglicherweise bei Alterspatienten den Demenzprozeß begünstigen.

Dr. Wagner: Benzodiazepine zusätzlich sind sicher vertretbar, nicht aber Benzodiazepine als Ersatz für Antidepressiva.

Dr. Günthner: Herr Laakmann, Sie haben völlig zu Recht betont, daß man immer abwägen muß, ob die Risiken einer Behandlung mit Antidepressiva hingenommen werden sollten. Wir müssen aber auch die Risiken ins Kalkül ziehen, die sich aus einer Nichtbehandlung ergeben, vor allem bei komorbiden Patienten.

Hamouz: Noch einen Hinweis zu der immer wieder angeführten relativ guten kardialen Verträglichkeit von Doxepin: Eine aktuelle Arbeit von Glasman et al. diskutiert die Frage, ob Doxepin ein „besseres Trizyklikum für das Herz" ist, recht kritisch. Die Autoren bezeichnen diese Annahme klar als eine der Mythen der Psychiatrie, auch aufgrund eigener Untersuchungen.

Prof. Dr. Gaertner: Ich kenne zwar diese Arbeit nicht, aber mir ist bekannt, daß Glasman das bestritten hat.

Dr. Szendey: Kann Selenmangel psychiatrische Störungen verursachen?

Prof. Dr. Gaertner: Das weiß ich nicht.

Dr. Wagner: Folgt man den Werbeaussagen, dann soll Selensubstitution zumindest die Kognition verbessern.

Depression im Senium – die Notwendigkeit umfassender Therapiekonzepte*

H. Wagner

Die Bevölkerungsgruppe der Alten nimmt stetig zu. So sollen im Jahre 2030 voraussichtlich 17 Mio. Bürger über 60 Jahre im westlichen Teil der Bundesrepublik Deutschland leben. Ihr Anteil an der Gesamtbevölkerung wird von gegenwärtig rund 20% kontinuierlich bis auf 36% ansteigen, wobei die Zahl der hochbetagten Menschen über 80 Jahre bereits 1990 rund 2,2 Mio. betrug. Dazu kommt, daß von den über 60jährigen schon heute rund 35% in sog. Einpersonenhaushalten leben, d.h. sie sind alleinstehend (Ärzteblatt Baden-Württemberg 1989).

Das Nachrichtenmagazin *Der Spiegel* zeichnete 1987 das Bild einer vergreisten Gesellschaft, in der nahezu die Hälfte der Bevölkerung über 60 Jahre alt ist und Kinder und Jugendliche unter 20 Jahren nur noch eine Minderheit von ca. 6% bilden. Gewaltige ökonomische Probleme werden auf diese Gesellschaft zukommen, wobei auch die Tatsache, daß immer mehr alte Menschen die medizinische Versorgung beanspruchen werden, eine Rolle spielt (Der Spiegel 1987). Bei diesen Überlegungen wurde aber nicht berücksichtigt, daß wir de facto seit einiger Zeit in einem Einwanderungsland leben; möglicherweise werden dadurch die hochgerechneten Zahlen etwas relativiert, wobei die grundsätzliche Brisanz dieses Phänomens aber nicht völlig entschärft werden dürfte.

Vor einigen Jahren wies der Schweizer Psychiater Heim darauf hin, daß wir es im letzten Lebensabschnitt des Menschen mit einer Kumulation von Gesetzmäßigkeiten des individuellen Lebens mit gesellschaftlichen Bedingungen in besonderer Weise zu tun haben. So ist der alte Mensch sowohl von körperlichen, seelischen und sozialen Leiden befallen, wobei das seelische Leid medizinisch meist ignoriert oder einfach vorausgesetzt werde (Heim 1986).

Daß die Morbidität sowohl des Individuums als auch der gesamten Gesellschaft mit dem Alter wächst, ist ein mittlerweile unbestrittenes Faktum. Dabei ist das Problem der Multimorbidität von ganz besonderer Bedeutung. Erhebungen über die Anzahl der Diagnosen bei stationär behandelten Patienten verschiedener Altersgruppen zeigten, daß mit zunehmendem Lebensalter bei dem selben Individuum mehrere (chronische) Krankheiten zugleich bestehen können: Während 25- bis 34jährige durchschnittlich 2 Diagnosen aufweisen, werden 55- bis 64jährigen durchschnittlich 3 und über 85jährigen sogar fast 4 Diagnosen zugeordnet (Brenner 1991). Eigene Untersuchungen ergaben, daß

---

* Herrn Med.-Direktor Dr. W. Andreas zum 65. Geburtstag gewidmet.

vor allem Herz-Kreislauf-Erkrankungen besonders bei hirnorganisch veränderten älteren Menschen, die sich in psychiatrischer Behandlung befinden, gehäuft auftreten (Wagner 1988).

Epidemiologische Studien wiesen ferner darauf hin, daß die Prävalenz psychischer Erkrankungen in der Altenbevölkerung hoch ist. So berechneten diese Cooper u. Sosna (1983) bei den über 65jährigen mit 24,4% (Gemeindestichprobe 23,3%, Heimbewohner sogar 41,8%), wobei dominierend die organischen Psychosyndrome waren. Eindeutige Aussagen zur Häufigkeit des depressiven Syndroms im Senium fanden sich in dieser Mannheimer Feldstudie jedoch nicht.

Aufgrund einer ganzen Reihe von wissenschaftlichen Erhebungen kann heute aber davon ausgegangen werden, daß ca. 5% der über 65jährigen an einem depressiven Syndrom leiden. In unserer Klinik wurde 1985 die Diagnose einer solchen Erkrankung bei 14,4% der gerontopsychiatrischen Patienten gestellt (Posininsky 1985); im Zeitraum September 1990 bis September 1991 war dies in über 20% der Fall. Dabei muß berücksichtigt werden, daß nur ein kleiner Teil der depressiven Älteren überhaupt in stationäre psychiatrische Behandlung gelangt. Vielfach existiert bezüglich dieses Krankheitsbildes immer noch ein therapeutischer Nihilismus, der davon ausgeht, daß Depressivität eine Alterserscheinung sei. Viele dieser Patienten werden auch eher in Allgemeinkrankenhäusern aufgenommen. Bei denjenigen, die dann doch zu uns kommen, ist überwiegend die Indikation zur Einweisung in die Psychiatrie gegeben, was z.B. bei dementen Alterspatienten häufig nicht der Fall ist (Wagner 1991).

Untersucht man nun das Kollektiv der depressiven Patienten, die sich während der letzten 12 Monate in der gerontopsychiatrischen Akutstation unserer Klinik befanden (n = 45), so läßt sich feststellen, daß ganz überwiegend Frauen behandelt wurden (n = 32 = 78%). Der Einfachheit halber wird im folgenden dennoch nur von „Patienten" gesprochen. Deren Durchschnittsalter betrug 72,8 ± SD 8,0 Jahre.

Diagnostisch wurden folgende Zuordnungen getroffen: Am häufigsten war die endogene oder Involutionsdepression (ICD 9 Nr. 296.1), die bei 18 Patienten (40%) diagnostiziert wurde. Diese Form der Depression ist im Alter häufiger durch depressive Wahnsymptome und psychomotorische Hemmung gekennzeichnet; Angst und Störung der Vitalgefühle nehmen einen wichtigen Stellenwert ein (Bron 1990).

Die zweitgrößte Gruppe der Patienten litt an einer neurotisch-reaktiven Depression im Senium (ICD 9 Nr. 300.4, 309.0, 309.1; 15 Patienten bzw. 33%). Bei diesen Kranken sollen vegetative Störungen und körperliche Beschwerden etwas häufiger auftreten; depressive, hypochondrische und ängstliche Mischsymptome nehmen hier im Alter zu (Bron 1990).

Sonstige depressive Syndrome (ICD 9 Nr. 296.9, 311) wurden bei 7 Patienten (16%) diagnostiziert. Eine kleine Gruppe bildeten auch die Patienten mit hirnorganischen Störungen und depressivem Erscheinungsbild (ICD 9 Nr. 290.2). Die Diagnose einer solchen Erkrankung wurde in 5 Fällen (11%) gestellt. Relativ uncharakteristische Symptome, die eher an eine Dysphorie erinnern, sind hier öfters festzustellen, desweiteren reaktive Züge wegen der Grunderkrankung bzw. der ungünstigen Lebenssituation (Tölle 1990).

Neben der Multimorbidität spielen bei depressiven Erkrankungen im Alter auch soziale und Umgebungsfaktoren eine bedeutsame Rolle. So berichtete eine finnische Untersuchung, daß hohes Alter, Witwenstand und Geschiedensein, häufiges Alleinsein, wenige Hobbys, geringes soziales Teilnehmen und psychosoziale Streßfaktoren im Zusammenhang mit schweren Depressionen festzustellen waren (Pahkala et al. 1991). Nicht unerwähnt soll bleiben, daß auch die finanzielle Einschränkung, der alte Menschen in unserem wohlhabenden Land häufiger unterworfen sind, für eine depressive Entwicklung disponieren können. Dazu kommt noch, daß das Bild des Alters in unserer jugendgeprägten Zeit sehr ungünstig ist.

In diesem Zusammenhang muß das Problem des Alterssuizids angesprochen werden, der wie bei jüngeren Menschen das größte Risiko einer depressiven Erkrankung darstellt. Rechtsmedizinische Untersuchungen ergaben, daß Suizide über 60jähriger überproportional vertreten sind. Lag die Suizidrate bei den 25- bis 30jährigen 1988 in der BRD bei 15/100000 Einwohner, so verdreifachte sie sich bei den 85-bis 90jährigen auf 45/100000 Einwohner. Dabei war der Anteil der weiblichen Suizidenten vergleichsweise hoch (Dankwarth u. Püschel 1991). Außerdem ist eine besonders hohe Dunkelzimmer anzunehmen, da indirekte Selbsttötungen, wie Nichtbefolgen ärztlicher Anweisungen bei bestimmten Erkrankungen, schwierig zu klassifizieren sind (Schmidtke u. Weinacker 1991).

Psychodynamisch gesehen gibt es beim Alterssuizid 3 Hauptaspekte, nämlich die Leistungsminderung, wobei die persönliche Wertung des Leistungsabfalls wichtig ist, die Selbstbehauptung des alten Menschen in der Auseinandersetzung mit seiner Umwelt, wobei oft Gefühle der Beeinträchtigung oder des Zurückgesetztwerdens entstehen und die Bilanzierung des Lebens, wobei die noch vorhanden erscheinenden Möglichkeiten ein bedeutsamer Aspekt sind (Stumpfe 1988). Im Extremfall haben wir es dann mit Patienten zu tun, die 85 Jahre alt nach ihrem 7. Suizidversuch zum wiederholten Male in unserer Klinik stationär aufgenommen werden.

Faßt man das bisher Gesagte zusammen, so ergibt sich bezüglich der Depression im Senium folgendes Bild: Eine zunehmend größer werdende Bevölkerungsgruppe weist eine hohe Prävalenz psychischer Erkrankungen auf, wobei depressive Syndrome relativ häufig sind. Körperliche und soziale Faktoren spielen eine erhebliche Rolle bei deren Genese, wobei die in unserer Klinik am häufigsten diagnostizierten Formen die endogene und die neurotisch-reaktive Depression sind. Darüber hinaus ist der Alterssuizid als größtes Risiko dieses Syndroms überproportional häufig.

Aus diesem Mixtum compositum ergibt sich die Notwendigkeit möglichst umfassender Therapiekonzepte. Man kann von 4 Säulen der Depressionsbehandlung im Alter sprechen: Dem „nil nocere", der antidepressiven medikamentösen Therapie, der nichtmedikamentösen Therapie und der Nachbetreuung und Wegbegleitung.

Bezüglich des „nil nocere" sei darauf hingewiesen, daß eine ganze Reihe von Arzneimitteln depressive Verstimmungen hervorrufen können. So kann das Antihypertensivum Reserpin ein depressives Syndrom auslösen, das meist schleichend beginnt und daher oft von der Umgebung des Patienten nicht erkannt wird. Dies gilt in geringerem Maße auch für die Alpha-2-Rezeptoren-stimulierenden Antihypertensiva, wie z.B. Clonidin. Bekannt sind auch die psychotropen Effekt der Glukokortikoide und das Auftreten von depressiven Syndromen im Rahmen langfristiger neuroleptischer Therapie, was bislang umstritten war (Weber 1988). Diese beispielsweise Aufzählung soll darauf hinweisen, daß der Arzt vor Beginn einer antidepressiven Therapie eine Erhebung des Status quo der bereits bestehenden Medikation durchführen muß, um eine pharmakogene Depression auszuschließen.

Bei der antidepressiven medikamentösen Therapie im Senium gilt es vielfältige Nebenwirkungen zu beachten. Neben morphologischen und biochemischen Veränderungen des Gehirns spielen Veränderungen pharmakokinetischer und pharmakodynamischer Parameter eine Rolle. So ist die Resorption von oral verabreichten Stoffen im Alter meist verzögert und verringert, es kommt zu einem verzögerten Wirkungseintritt in Folge längerer Anflutungszeit der Medikamente und einer Reduktion von Metabolisierung und Ausscheidung. Fettlösliche Substanzen können kumulieren und damit zu einer Wirkungsverlängerung führen. Die veränderte Aktivität der Rezeptoren im Sinne verminderter Empfindlichkeit sowie die Abnahme der Rezeptorenzahl ist von Bedeutung. Gleichwohl sollen depressive Syndrome des höheren Lebensalters meist günstig auf die medikamentöse Behandlung ansprechen. Bei der Gabe von trizyklischen Antidepressiva muß aber auf deren z.T. sehr ausgeprägte anticholinerge Nebenwirkungen geachtet werden; ein Umstand, der die Anwendung dieser Präparate unter anderen bei fortgeschrittener hirnorganischer Beeinträchtigung, z.B. wegen einer Delirprovokation, limitiert (Langer u. Heimann 1983).

Zu berücksichtigen sind auch potentielle Medikamentenwechselwirkungen, da die Multimorbidität im Alter in der Regel zu einer hohen Anzahl von Mehrfachverordnungen führt. Eine Reduktion der Medikamentenverordnungen kann dieses Risiko mindern (Kruse et al. 1988). Bedacht werden sollte dabei gleichfalls, daß die Medikamentenabhängigkeit im Alter nicht ungebräuchlich ist, wobei es sich meist um eine stille, angepaßte oder unauffällige Sucht handelt, die durch eine hohe Dunkelziffer gekennzeichnet ist (Grond 1985).

Wir bemühen uns, diese Gesichtspunkte bei der antidepressiven medikamentösen Therapie zu berücksichtigen. So wurden zwar von den 45 depressiven Patienten, die sich während der letzten 12 Monate bei uns befanden, insgesamt nur 26 (58%) mit Antidepressiva aus unserer stationären Behandlung entlassen, andererseits war der Anteil bei den endogen Depressiven mit 78% relativ hoch, wohingegen bei den neurotisch-reaktiv Depressiven nur bei 25% ein Antidepressivum von uns für die Weiterbehandlung empfohlen wurde. Vor allem bei dieser Gruppe von Patienten scheinen andere antidepressiv wirksame Therapieformen hilfreich zu sein.

Trizyklische Antidepressiva haben zumindest in unserer gerontopsychiatrischen Abteilung weiterhin eine besondere Bedeutung: 77% der mit einem Antidepressivum entlassenen Patienten erhielten Medikamente dieser Substanzklasse, nur bei 23% wurde ein nichttrizyklisches Antidepressivum verordnet. Dabei war festzustellen, daß die relativ große Gruppe der endogen-depressiven Patienten nur mit Trizyklika behandelt wurde, die etwas kleine Gruppe der neurotisch-reaktiv Depressiven überwiegend.

Diese Zahlen, die natürlich nicht für die Gesamtsituation in der BRD repräsentativ sind, lassen aber doch erahnen, daß trizyklische Antidepressiva zumindest aus klinischer Sicht ihren Stellenwert bei der Behandlung der Altersdepression haben.

Die antidepressive medikamentöse Therapie stellt jedoch immer nur einen Teil der Behandlung dar, ja sie ist – wie bereits erwähnt – bei einer nicht geringen Anzahl von Patienten offenbar von eher sekundärer Bedeutung, sofern nichtmedikamentöse Verfahren zum Einsatz kommen. Dies gilt in besonderem Maße für die neurotisch-reaktiven depressiven Syndrome im Alter.

An dieser Stelle kann nur über unsere klinischen Erfahrungen berichtet werden. Elemente dieser sozio- und psychotherapeutischen Maßnahmen, die bei uns im Rahmen eines Stationstherapieprogrammes festgelegt sind, sind aber sowohl bei der ambulanten als auch bei der teilstationären Behandlung und Betreuung durchaus verwendbar.

Die differenzierte stationäre Therapie hat sich in den gerontopsychiatrischen Klinikabteilungen in den letzten Jahren zunehmend durchgesetzt (Diekmann 1988). Wir versuchen dem gerecht zu werden, indem wir den Patienten während ihres 5- bis 10wöchigen Aufenthalts neben der allgemeinen und speziellen Krankenpflege sowie der medikamentösen Behandlung folgende Therapiebausteine anbieten: Gesprächstherapie, Ergotherapie, Bewegungstherapie und Krankengymnastik, Reittherapie, Musiktherapie, Entspannungstraining, katathymes Bilderleben und Realitätsorientierungstraining. Daneben werden Außenaktivitäten durchgeführt; Angehörigenarbeit, sozialtherapeutische und -pädagogische Aktivitäten sowie die seelsorgerische Betreuung sind von großer Wichtigkeit.

Ferner wird in besonderer Weise der Notwendigkeit der Rehabilitation psychisch kranker älterer Menschen in Form lebenspraktischen Trainings Rechnung getragen. Wir haben dafür in der gerontopsychiatrischen Akutstation eine lebenspraktische Trainingseinheit für 6 Patienten als letztes Glied der stationsinternen Behandlungskette geschaffen, in der durch enge Zusammenarbeit mehrerer Berufsgruppen im Rahmen einer klientenzentrierten, stützenden Haltung Wachstumsprozesse beim Patienten stimuliert werden sollen, um ihm auf diese Weise eine Bewältigung psychischer Belastungen, die in Zusammenhang mit der Erkrankung stehen, zu ermöglichen. Die Hälfte dieser Patienten, die vor ihrer Entlassung in der Trainingseinheit behandelt werden, leidet an einem teilweise chronifizierten depressiven Syndrom im Senium; über 90% kehren nach ihrer Entlassung nach Hause zurück, obwohl viele einweisende Ärzte zunächst der Ansicht sind, daß von uns aus eine Verlegung in ein Pflegeheim erfolgen müßte (Butscher et al. 1991).

Der Nachweis der Effektivität ganzheitlicher Therapieverfahren läßt sich somit führen, wobei der Eindruck besteht, daß die Förderung der Alltagskompetenz depressiv erkrankter alter Menschen von zentraler Wichtigkeit ist. Gerade die bereits erwähnten häufiger bei der Altersdepression auftretenden Symptome wie Störungen der Vitalgefühle, körperliche Beschwerden, Angst und psychomotorische Hemmung sind dadurch günstig beeinflußbar (Ambros 1991).

Nach Entlassung aus der stationären Behandlung ist die adäquate Nachbetreuung und Wegbegleitung des älteren Patienten von elementarer Bedeutung. Vielfach läßt sich durch letztere ein Klinikaufenthalt überhaupt vermeiden. Dabei ist in besonderer Weise der Hausarzt und der mitbetreuende Nervenarzt gefordert, wobei der Eindruck besteht, daß trotz hoher Nervenarztdichte nicht immer eine suffiziente psychiatrische Versorgung Älterer gewährleistet ist (Lehmkuhl et al. 1985).

Auch bei der ambulanten Betreuung älterer Depressiver muß häufiger in Kauf genommen werden, daß der grundlegende Therapieerfolg, den wir Ärzte ja immer erwarten, ausbleibt. Oft bessern sich die Symptome nur teilweise, manchmal bleibt der Patient trotz aller Bemühungen mehr oder weniger chronisch depressiv verstimmt.

Auch dann gilt es, bei der medikamentösen Behandlung Kontinuität zu wahren. Vielfach wird der Fehler begangen, Antidepressiva z.B. nur bei „Bedarf" einzusetzen. Da bei älteren Menschen nicht zuletzt aufgrund der Mehrfachmedikation die Compliance oft schlecht ist, kann es durchaus indiziert sein – soweit technisch möglich – Serumspiegeluntersuchungen durchzuführen, um festzustellen, ob das verordnete Medikament überhaupt eingenommen wird.

Was die nichtmedikamentöse Behandlung angeht, kommt gerade im ambulanten Bereich der regelmäßigen psychagogischen Führung ein großer Stellenwert zu. Dabei kann die verletzte Psyche des Patienten schon durch einfache, zuwendungsbetonte Kontakte in einem gewissen Zustand der Kompensation gehalten werden. Auch hier darf der Arzt vom Patienten nicht zuviel erwarten und muß manches über die Zeit hinweg hinnehmen, ohne andererseits dem therapeutischen Nihilismus zu verfallen. Dies ist allerdings mitunter eine fast nicht zu bewältigende Aufgabe.

Ferner sollte es heute selbstverständlich sein, daß von ärztlicher Seite die Bereitschaft zur Zusammenarbeit mit nichtärztlichen Berufsgruppen, v.a. im sozialen Bereich, besteht. In diesem Zusammenhang muß auf die Einhaltung der allgemein gültigen Regeln der Betreuung Älterer geachtet werden, d.h. von der ausreichenden Trinkmenge bis zur aktivierenden Tagesstruktur. Dabei sind teilstationäre Betreuungsangebote (z.B. Tagespflege) sehr hilfreich. Diese werden bei uns aber immer noch in zu geringer Zahl vorgehalten – ein Umstand, der zur politischen Einflußnahme der Ärzteschaft aufruft.

Ist auch das Verbleiben in der häuslichen Umgebung besonders für depressive ältere Menschen oft der größte Wunsch, kann es trotzdem dazu kommen, daß eine Weiterbetreuung z.B. in einem Altenpflegeheim erforderlich wird. Gerade dann ist es wichtig, daß in diesen stationären Einrichtungen der Altenhilfe ein therapeutisches Klima existiert, wie es zuvor skizziert wurde.

Abschließend kann also festgehalten werden, daß umfassende Therapiekonzepte bei der Behandlung der Depression im Senium notwendig sind. Dazu gehören die Überprüfung der bereits verordneten Arzneimittel auf depressionsfördernde (Neben)wirkungen, die Durchführung einer adäquaten antidepressiven medikamentösen Behandlung, die wohl bei den endogenen Altersdepressionen in besonderer Weise indiziert ist, sozio-und psychotherapeutische Maßnahmen im Sinne einer ganzheitlichen Therapie und eine zuwendungsbetonte psychagogische Führung des Patienten in Zusammenarbeit mit nichtärztlichen Therapeuten und Betreuern.

Trotz aller Bemühungen wird aber bei der Behandlung depressiver älterer Menschen häufiger der Punkt erreicht werden, von dem der Schweizer Psychiater Klaesi sagte: „Das höchste ärztliche Wirken und Können setzt erst da ein, wo die Heilbarkeit einer Krankheit aufhört."

Literatur

Ärzteblatt Baden-Württemberg (1989) 811–814

Ambros C (1991) Die lebenspraktische Trainingseinheit – Evaluation einer gerontopsychiatrischen Wiedereingliederungshilfe. Diplomarbeit Univ. Tübingen

Brenner G (1991) Konfliktpotential im Jahr 2000. Dtsch Ärztebl 88:A-171–A-173

Bron B (1990) Alterstypische psychopathologische Besonderheiten bei endogenen und neurotisch-reaktiven Depressionen im höheren Lebensalter. Nervenarzt 61:170–175

Butscher G, Mauch A, Wagner H (1991) Rehabilitation psychisch kranker älterer Menschen im Landeskrankenhaus – Die lebenspraktische Trainingseinheit, Zwiefalten. In: Betreuung verwirrter und psychisch kranker alter Menschen. Dokumentation des Ministeriums für Arbeit, Gesundheit, Familie und Frauen Baden-Württemberg, 168–172

Cooper B, Sosna U (1983) Psychische Erkrankungen in der Altenbevölkerung. Nervenarzt 54:239–249

Dankwarth G, Püschel K (1991) Suizide im Senium. Z Gerontol 24:12–16

Der Spiegel (1987) 9:53–60

Diekmann U (1988) Gerontopsychiatrie im Landeskrankenhaus – derzeitiger Stand. Sozialpsychiatr Inform 4:27–29

Grond E (1985) Rahmenbedingungen des Alters für Alkoholismus und Medikamentenmißbrauch. In: Sucht und Alter. Hoheneck, Hamm, S 7–10

Heim E (1986) Leiden des Alters. Psychother Med Psychol 36:321–322

Kruse W, Köhler J, Oster P, Schllerf G (1988) Potentielle Medikamentenwechselwirkungen in der Behandlung multimorbider Hochbetagter. Z Gerontol 21:164–168

Langer G, Heimann H (1983) (Hrsg) Psychopharmaka. Springer, Wien New York

Lehmkuhl D, Bosch G, Steinhart I (1985) Psychisch Kranke in Altenheimen – Fehlplazierung, Bedarf und Versorgungsstruktur. Öff Gesundheitswes 47:320–325

Pahkala K Kivelä S-L, Laippala P (1991) Social and environmental factors and major depression in old age. Z Gerontol 24:17–23

Posininsky H (1985) Der gerontopsychiatrische Patient im Psychiatrischen Landeskrankenhaus Zwiefalten. Soziales Umfeld, Therapie und weitere Versorgung. Inaugural-Diss. Univ. Tübingen

Schmidtke A, Weinacker B (1991) Suizidraten, Suizidmethoden und unklare Todesursachen alter Menschen. Z Gerontol 24:3–11

Stumpfe KD (1988) Psychodynamik des Selbstmordes im Alter. Z Gerontol 21:45–51

Tölle R (1990) Organisch bedingte Depressionen. Nervenarzt 61:176–182

Wagner H (1988) Multimorbidität dementer Patienten. Psycho 14:334–335

Wagner H (1991) Einweisungen alter Menschen in die Psychiatrie: Eine Untersuchung zur Frage des „Misplacement". Psychiatr Prax 18:129–132

Weber E (1988) (Hrsg) Taschenbuch der unerwünschten Arzneiwirkungen, 2. Aufl. Fischer, Stuttgart

Diskussion

Priv.-Doz. Dr. Kaumeier: Herr Wagner, Sie haben von einer deutlichen Zunahme der Depression im Alter gesprochen. Ist damit eine absolute Zunahme erstdiagnostizierter Depressionen gemeint?

Dr. Wagner: Bei den genannten Zahlen – Anteil der Aufnahmen bei uns ungefähr 14% Depressive vor 5 Jahren gegenüber 20% heute – muß man berücksichtigen, daß sich die Patientenklientel etwas gewandelt hat. Wir haben heute viel mehr Nichtdemente als früher. Ich denke, eine Depression im Senium rechtfertigt eher eine stationäre psychiatrische Behandlung als eine Demenz. Darauf achten wir schon bei der Aufnahme, was sicher auch ein Grund für diese Entwicklung sein dürfte. Wir sehen 2 Gruppen von Patienten: solche, die schon früher depressive Phasen hatten und solche, die im Senium erstmals erkranken, meist reaktiv.

Priv.-Doz. Dr. Kaumeier: Die von Ihnen genannten Prädiktoren wie Einsamkeit, Rückzug oder Armut sind also möglicherweise zumindest bei einem Großteil dieser Patienten Folgen früherer Erkrankungen und nicht Ursachen einer neuerlichen Erkrankung?

Dr. Wagner: Bei schon früher erkrankten Patienten ist das möglich, ja.

Prof. Dr. Laakmann: Endogen depressive Patienten, die nosologisch einmal zuzuordnen waren und phasenhaft während des Lebens mehrmals krank geworden sind, stellen wohl die Mehrheit der Patienten bei uns an der Universitätsklinik, aber wahrscheinlich doch die Minderheit aller depressiven Syndrome. Wie groß mag denn die Gruppe der erstmals erkrankten depressiven Alterspatienten wohl sein, bezogen auf die Gesamtheit aller depressiven Patienten? Ich vermute, sie ist relativ groß. Wie sollen diese Patienten behandelt werden? Die Maßnahmen, die Sie aufgezählt haben, gelten ja wohl für alle Patienten und sind nicht spezifisch für erstmals im Alter auftretende depressive Syndrome.

Dr. Wagner: Wir diagnostizieren nach der ICD-9, und danach lag bei ungefähr einem Drittel unserer älteren Patienten keine endogene Depression vor, sondern etwas, das reaktiv über die Jahre gewachsen war und dann zur Depression geführt hatte. Diese Patienten behandeln wir zwar auch mit Antidepressiva, etwa ein Viertel wird damit entlassen, aber nicht hauptsächlich. Ich glaube, gerade bei diesen Patienten ist es sehr wichtig, Maßnahmen zu ergreifen und Voraussetzungen zu schaffen, um die Ursachen zu bekämpfen. Und die liegen bei alten Leuten oft zu einem wesentlichen Teil im sozialen Bereich, in ihrer Einsamkeit. Genaue Zahlen über den Anteil der Altersdepression außerhalb der Klinik sind mir nicht bekannt. Angaben für Altersheimbewohner schwanken zwischen 8 und 80%.

Prof. Dr. Pflug: Man sollte noch ergänzen, daß es gerade bei Alterspatienten wichtig ist, regelmäßig zu prüfen, ob eine medikamentöse Behandlung weiterhin nötig ist. Bei Patienten in Altersheimen, aber auch bei langfristig in der Klinik behandelten Patienten, besteht immer die Gefahr, daß die Behandlung routinemäßig fortgesetzt wird, obwohl sie vielleicht gar nicht mehr notwendig wäre. Man muß also die Medikation ggf. auch zum richtigen Zeitpunkt absetzen können.

Ob die sog. Spätdepressionen endogen sind oder nicht, läßt sich meist gar nicht mehr sagen. In 60–70% der Fälle besteht ja ein einschneidendes äußeres Ereignis oder ein Anlaß, der dieses Beschwerdebild in Gang setzt, das dann so aussieht und verläuft wie eine chronische endogene Depression. Das ist sehr schwierig zu differenzieren.

Prof. Dr. Laakmann: Bei den alten endogenen Depressionen, die ich in der Klinik sehe, habe ich zunehmend das Gefühl, das sie auch im Alter sehr oft reaktiv ausgelöst sind. Diese Patienten haben im Laufe ihres Lebens z.T. 10, 12 Phasen durchgemacht, und dann löst der Tod eines nahen Verwandten oder eine andere tiefgreifende soziale Veränderung natürlich prompt eine neue Phase aus. Handelt es sich dann wirklich um eine biologisch bedingte Erkrankung, um eine endogene Depression, oder ist sie nicht vielleicht doch reaktiv? Bei Alterspatienten habe ich in diesem Punkt mittlerweile große Zweifel.

Fr. Prof. Dr. Woggon: Man sollte nicht vergessen, daß nicht alle alten Menschen depressiv sind. Der normale alte Mensch ist nicht depressiv, davon gehe ich aus. Alte Patienten profitieren von der Anhebung ihrer Lebensqualität durch die Therapie sicherlich ebenso wie junge.

Ich sehe immer wieder Patienten, die zerebral sehr gut funktionieren, solange sie nicht depressiv sind. Sobald jedoch die Depression ausbricht, dekompensieren sie zerebral, wobei sie sich nicht mehr vom Bild eines hirnorganischen Psychosyndroms unterscheiden lassen. Bildet sich die Depression zurück, verschwindet auch die zerebrale Symptomatik wieder. Wie oft machen Sie diese Beobachtung bei ihren geriatrischen Patienten?

Dr. Wagner: Relativ selten, aber doch hin und wieder. Es fragt sich natürlich immer, ob der Patient vielleicht deswegen depressiv wird, weil sich seine zerebrale Funktion vorübergehend verschlechtert, etwa durch eine Infektion oder durch einen übersehenen kleineren Myokardinfarkt, oder ob seine zerebrale Leistungsfähigkeit abnimmt, weil er depressiv ist? Das ist oft sehr schwierig zu differenzieren. Sicher spielt die prämorbide Persönlichkeit eine große Rolle. Aber auch die Tatsache, daß fast alle unserer geriatrischen Patienten gewisse Einschränkungen zeigen. Fast keiner unserer Patienten kommt im MMS-Test, den wir routinemäßig durchführen, auf eine Punktzahl von 30.

Prof. Dr. Pflug: Sie sprechen damit die Kompensationsfähigkeit bei Erkennen der Einbußen des Alters an. Viele Patienten bemerken ja die Defizite, die sich im Laufe des Alters einstellen. Auch das kann eine depressive Verstimmung auslösen, die sich u.U. bis hin zur Suizidalität steigern kann.

Dr. Günthner: Wir schließen gerade eine Studie ab, in der wir untersucht haben, wieviele der bei uns in den letzten 8 Jahren wegen einer Herzinsuffizienz behandelten depressiven Patienten im Verlauf EKG-Veränderungen zeigen. Es handelte sich um eine retrospektive Studie an über 40 Patienten. Nebenbefundlich zeigte sich dabei, daß das Erstmanifestationsalter der Depression bei diesen Patienten bei durchschnittlich 56 Jahren lag. Das war für uns ein interessanter Hinweis darauf, daß wir es hier wohl mit Phänomenen zu tun haben, die wir uns oft nicht klarmachen.

Prof. Dr. Laakmann: Sie erwähnten die relativ hohe Suizidrate altersdepressiver Patienten. Welche Suizidart steht dabei im Vordergrund?

Dr. Wagner: Nach meiner Erfahrung sind es vielfach harte Methoden, wie Ertränken, Kehle durchschneiden, vereinzelt auch Tabletten. Depression hat immer auch etwas mit Aggressivität zu tun, das ist eine Binsenweisheit, und das spiegelt sich z.T. auch in der Suizidmethode wider.

Prof. Dr. Pflug: Diese Patienten intendieren also i.allg. den Tod und riskieren ihn nicht nur.

Priv.-Doz. Dr. Kaumeier: Es gibt Untersuchungen von Suizidologen wie Wells oder Schmittke, die bestätigen, daß ältere Menschen beim Suizid überwiegend harte Methoden wählen.

Prof. Dr. Pflug: Hatten Sie unter Ihren Patienten auch Suizide oder Suizidversuche mit Antidepressiva?

Dr. Wagner: Mir ist aus den 5 Jahren, in der ich jetzt an unserer Klinik tätig bin, aus der Altersabteilung kein einziger Suizid oder Suizidversuch mit Antidepressiva bekannt. Bei jüngeren Patienten kommen Suizidversuche mit Tabletten anscheinend häufiger vor. Ich glaube aber eher, daß diese Patienten ihre Antidepressiva weglassen. Wir hatten vor kurzem eine Patientin, die einen Suizidversuch mit Benzodiazepinen unternommen hatte.

Wir hatten in der inneren Abteilung ein paar glimpflich verlaufene Intoxikationsfälle mit Amitriptylin, mit z.T. exorbitanten Dosen im Grammbereich. Ich habe mich schon damals gefragt, wie weit es mit der Kardiotoxizität von Amitriptylin eigentlich her sein kann. Allerdings waren das herzgesunde, junge Menschen.

Therapie von Schlafstörungen mit Antidepressiva

J. Rimpel und M. Gastpar

Einleitung

Schlafstörungen gehören mit zu den häufigsten Beschwerden, über die Patienten bei ihrem Hausarzt klagen. In besonderem Maße sind Menschen mittleren und höheren Lebensalters hiervon betroffen, so daß mit einer weiter zunehmenden Häufigkeit dieser Beschwerden in Zukunft zu rechnen ist. Definiert man die Insomnie ausgehend von dem DSM-III-R als Störung, die über mehr als 4 Wochen besteht, 3mal pro Woche zu einer Einschlaflatenz von mehr als 0,5 h oder zu einer Gesamtschlafdauer unter 6 h führt und eine erhebliche Beeinträchtigung der Tagesbefindlichkeit bedingt, so kann man in der allgemeinärztlichen Praxis mehr als 20% der Patienten diesem Symptom zuordnen.

Das Symptom Schlafstörung kann auf verschiedenste Ursachen zurückzuführen sein. Es kann im Rahmen körperlicher Erkrankungen oder als Folge der somatisch indizierten Medikation, bei psychischen Streßsituationen bis hin zu endogenen psychischen Erkrankungen, als Folge störender Umweltfaktoren und schließlich auch im Rahmen eigenständiger Erkrankungen der Schlafregulation auftreten.

In vielen Fällen wird der Hausarzt – auch ohne spezifische Untersuchungen des Schlafs – anhand einer eingehenderen Anamnese und unter Berücksichtigung sonstiger körperlicher und psychischer Befunde auf die möglichen Ursachen der Schlafstörung rückschließen können und dem Patienten eine therapeutische Hilfe anbieten. Diese wird in manchen Fällen in Ratschlägen zur Lebensführung und zur Schlafhygiene oder Entspannungsmethoden bestehen. In anderen Fällen wird sich eine organische Störung finden, deren Behandlung dann im Vordergrund steht, oder es führen psychische Symptome oder Zeichen einer neurologischen Störung zu einer Überweisung zum Nervenarzt. In einem großen Teil der Fälle wird jedoch auch frühzeitig eine Schlafmedikation verordnet werden. Hier liegt das Schwergewicht der Verordnungen neben biologischen Präparaten [z.B. Baldrian (Lindahl u. Lindwall 1989)] zunächst bei Hypnotika und Tranquilizern aus der Reihe der Benzodiazepine (BZD). Daneben nimmt sicher auch eine große Zahl schlafgestörter Menschen Medikamente ohne ärztliche Verordnung ein, indem sie auf freiverkäufliche Schlafmittel oder z.B. die Hausapotheke von Verwandten zurückgreifen.

Wenn diese Möglichkeiten ausreichen, um eine aufgetretene Schlafstörung innerhalb eines kurzen Zeitraums von wenigen Wochen zufriedenstellend zu beheben, es sich also nicht um eine chronische schwere Schlafstörung handelt, so wird der Arzt in der Regel nicht veranlaßt sein, differentialtherapeutische

Tabelle 1. Antidepressive Substanzen, die zur Behandlung von Schlafstörungen geeignet erscheinen (Indikation bei Ein- und Durchschlafstörungen, sofern nicht eigens aufgeführt). Die Dosierungsempfehlungen beziehen sich speziell nur auf diese Indikaton. L-Tryptophan-Präparate z.Z. nicht im Handel

Medikament	Spezieller Dosierungsbereich
Amitriptylin	50–75 mg
Amitriptylinoxid	100–150 mg
Clomipramin (Narkolepsie)	25–75 mg
Doxepin	50–100 mg
Lithium (bei zusätzlicher Prophylaxeindikation)	nach Spiegel
[L-Tryptophan	500–1500–3000 mg]
5-Hydroxytryptophan	100–300 mg
Maprotilin	50–75 mg
Protripytlin (Schlafapnoe)	2,5–25 mg
Trazodon	75–150 mg
Trimipramin	50–150 mg

Gesichtspunkte unter Einbeziehung anderer Substanzgruppen eingehender zu erwägen.

In einer großen Zahl von Fällen erscheint jedoch die Einleitung oder Fortsetzung einer Therapie mit BZD nicht indiziert. Hierzu gehören primär erkennbare Tendenzen zur Suchtentwicklung wie auch in der Regel der weitere Einnahmewunsch des Patienten über einen Zeitraum von 4–6 Wochen hinaus, Unwirksamkeit, Unverträglichkeit – wie z.B. auch die paradoxe Wirkung, die häufiger bei älteren Menschen beobachtet wird – und spezifische psychische Grunderkrankungen, bei denen sich primär andere Medikationen anbieten. In derartigen Fällen kommen bevorzugt Antidepressiva (AD) und Neuroleptika in Betracht (Tabelle 1).

Eine Neueinschätzung der Indikationen bei anderer Lage von Vor- und Nachteilen könnte sich im Hinblick auf die jüngeren Substanzen aus der Gruppe der Nichtbenzodiazepine mit gabaerger Wirkung ergeben. Die Cyclopyrrolone (z.Z. ist hier das Zopiclone verfügbar) greifen am GABA-Rezeptor an einer anderen Stelle als die BZD an, die mit dem Benzodiazepinrezeptor allosterisch verbunden ist (Trifiletti u. Snyder 1984), aber nur im Kortex, Zerebellum und Hippocampus (Blanchard et al. 1983), was ihre andersartige Wirkung erklärt.

Nach vorliegenden Studien (Monographie) ist Zopiclone im Vergleich zu BZD in einigen wichtigen Charakteristiken überlegen. Hierzu sind wohl noch breitere praktische Erfahrungen wünschenswert.

Einflüsse von Antidepressiva auf den Schlaf

Bei der Behandlung von Patienten mit Insomnie ist es sinnvoll, sedative Nebenwirkungen von Antidepressiva auszunutzen, wie insbesondere bei Doxepin, Amitriptylin, Trazodon (Hollister 1983) oder auch Amitriptylinoxid und Trimipramin.

An der Regulation des Schlafs sind Serotonin, Noradrenalin und Acetylcholin beteiligt. Hier sind Interaktionen von Antidepressiva mit der Schlafregulation fast unvermeidlich. So sind die Serotoninvorstufen L-Tryptophan und L-5-Hydroxytryptophan sowohl zur Behandlung von Schlafstörungen als auch von depressiven Krankheitsbildern eingesetzt worden. Allerdings können insbesondere die selektiven Serotoninaufnahmehemmer, wie Sertralin, Citalopram, Indalpin, Paroxetin, Fluoxetin und Fluvoxamin als Nebenwirkung eine Insomnie hervorrufen (Aberg Wistedt 1989; Burrows et al. 1988).

Polysomnographische Untersuchungen haben gezeigt, daß fast ausnahmslos alle Antidepressiva (tri- und tetrazyklische und MAO-Hemmer) zu einer massiven und anhaltenden Suppression des REM-Schlafs führen (Übersicht bei Chen 1979; Scherschlicht et al. 1982).

Hieran knüpften auch Theorien an, die die Parallelen zwischen der REM-Suppression durch Antidepressiva und der antidepressiven Wirkung von Schlafentzug aufgriffen und in Anbetracht einer vermehrten REM-„pressure" bei endogener Depression (Kupfer et al. 1978, 1980; Rush et al. 1982; Feinberg u. Carroll 1984) die REM-Suppression als einen spezifischen Wirkmechanismus der Antidepressiva postulierten (Berger et al. 1985). Experimentell wurde nachgewiesen, daß eine REM-Latenzverkürzung sowohl durch eine zentralnervöse Unterfunktion des noradrenergen als auch eine Überfunktion des cholinergen Transmittersystems hervorgerufen werden kann (Übersicht bei Gillin et al. 1982). Der initiale REM-unterdrückende Effekt einer Amitriptylinmedikation korreliert gut mit dem antidepressiven Effekt nach einer 4wöchigen Medikamentengabe (Gillin et al. 1978; Kupfer 1981). Dunleavy u. Oswald (1973) beschrieben für MAO-Hemmer, daß der zeitliche Verlauf der REM-Unterdrückung gut mit dem Einsetzen der Antidepressivawirkung übereinstimmt. Der systematische Entzug von REM-Schlaf durch Weckung über einen 3wöchigen Zeitraum bei endogen Depressiven bewirkt eine ausgeprägte, der Amitriptylinbehandlung entsprechende antidepressive Wirkung, während der Entzug von Tiefschlaf keinen positiven Einfluß auf den Grad der Depressivität bedingt (Vogel et al. 1975, 1983). Das Ausmaß der antidepressiven Wirksamkeit der Antidepressiva korreliert nach anderen Arbeiten aber offensichtlich nicht mit dem Ausmaß der REM-Suppression (Chen 1979) ebenso wie auch das Vorliegen einer Depression nicht sehr eng an eine verkürzte REM-Latenz gebunden zu sein scheint. Berger et al. (1985) fanden eine verkürzte REM-Latenz bei endogener und neurotischer Depression, und eine verkürzte REM-Latenz ließ in ihrer Untersuchung kein besseres Ansprechen auf Fluvoxamin oder Oxaprotilin erwarten. Unter einer Trimipraminmedikation (Ware et al. 1989), unter Trazodon (Ware u. Pittard 1990; Scharf u. Sachais 1990) und evtl. auch bei anderen Antidepressiva findet sich keine relevante REM-Suppression.

Besondere Aspekte bei Langzeitanwendung

Dunleavy et al. (1972) verglichen in einer doppelblinden placebokontrollierten Studie die Wirkung von jeweils 75 mg Imipramin, Desimipramin, Clomipramin, Doxepin, Iprindol oder Trimipramin zur Nacht über einen Zeitraum von 4

Wochen bei jungen gesunden Probanden. Imipramin, Desimipramin, Clomipramin und Doxepin reduzierten den REM-Schlaf und die Gesamtschlafdauer. Dieser Effekt nahm über einen Monat ab. Nach Absetzen zeigten sich Reboundeffekte über einen ganzen Monat. Während Doxepin zu verringerter Unruhe im Schlaf führte und Trimipramin (75 bzw. 150 mg) die Unruhe nicht beeinflußte, bewirkten die übrigen Substanzen eine vermehrte Unruhe (ohne Abnahme oder Rebound).

In einer doppelblinden placebokontrollierten Studie bei jungen gesunden Probanden verglich Hartmann (1976) die Wirkungen von 50 mg Amitriptylin, 500 mg Chloralhydrat und 50 mg Chlordiazepoxid über einen Zeitraum von 4 Wochen. Chloralhydrat und Chlordiazepoxid waren durchweg effektiver in der Reduktion der Einschlaflatenz als Amitriptylin, jedoch nur in der ersten Woche signifikant gegenüber Placebo. Chlordiazepoxid reduzierte ausgeprägt und allmählich zunehmend Delta- und REM-Schlaf, Amitriptylin reduzierte den REM-Schlaf, Chloralhydrat veränderte das Schlafmuster nicht. Die Gesamtschlafdauer wurde jeweils nur unwesentlich verändert. Amitriptylin erzeugte bei einzelnen Probanden morgendliches Trunkenheitsgefühl und war bei diesen unbeliebt. Bei mehreren Probanden entstand ein Mißbefinden in der ersten Woche nach Absetzen. Chloralhydrat erzeugte kaum subjektive Nebenwirkungen. Nur Chlordiazepoxid wurde subjektiv besser als Placebo eingeschätzt.

Generelle Aspekte beim Einsatz von Antidepressiva als Schlafmedikation

Der schlafanstoßende Effekt entsprechender Antidepressiva tritt sofort ohne eine Wirklatenz – wie dies für den antidepressiven Effekt diskutiert wird – ein. Vielfach läßt das Ausmaß der erzeugten Müdigkeit durch eine Medikation innerhalb von Tagen nach. Dies zeigt sich durchweg aber auch bei BZD. Man wird dann in der Regel die Dosis entsprechend nachführen.

Ein Nachteil der Antidepressiva sind einige im Vergleich zu BZD erhebliche Nebenwirkungen und Risiken. Die anticholinerg bedingten Nebenwirkungen (trockener Mund, Obstipation, Harnverhalt und Akkomodationsstörungen; Hollister 1983) werden gelegentlich von Patienten als recht beeinträchtigend wahrgenommen und sie können unter bestimmten Bedingungen (Prostatahypertrophie, Glaukom, Reizleitungsstörungen des Herzens) zur Kontraindikation einer solchen Medikation führen. Es ist jedoch die Möglichkeit der Auswahl eines AD mit geringen anticholinergen Wirkungen gegeben (z.B. tetrazyklische Substanz, Trazodon). Als selten, aber gravierend gegenüber den BZD muß man die Risiken einer Leukopenie neben den kardialen Risiken ansehen. Die regelmäßigen Kontrollen von Blutbild und EKG können dem Patienten lästig werden. Seltenere Nebenwirkungen sind Gewichtszunahme, Tremor, Parästhesien und Verwirrtheitszustände (Hollister 1983).

Neben dem schlafanstoßenden Effekt versucht man oft auch, die antidepressive Wirkung des Medikaments zu nutzen – bei recht häufig anzutreffenden depressiven Stimmungsbildern bei chronisch Schlafgestörten (zur Häufigkeit: Charon et al. 1989). Dazu wird die Medikation ggf. weiter erhöht und über den Tag verteilt.

Überhangeffekte bei der Gabe von BZD sind in großem Umfang in der Literatur diskutiert worden. Besonders gefährlich im Hinblick auf ein morgendliches Unfallrisiko (Binnie 1983) sind dabei insbesondere Beeinträchtigungen der kognitiven Leistungsfähigkeit (Mendelson 1980; Johnson u. Chernik 1982), die subjektiv nicht wahrgenommen werden, wodurch Konstellationen einer Selbstüberschätzung zustande kommen können. Vergleichende Untersuchungen zu Antidepressiva sind uns nicht bekannt. Wohl werden aber unter Antidepressiva subjektive morgendliche Überhangseffekte (Benommensein, Dösigkeit, fehlende Frische) häufiger berichtet. Diese bilden sich in der Regel im Verlauf der Therapie zurück. Ihnen kann auch durch eine Anpassung der Dosis und durch eine Gabe am frühen Abend (evtl. auch verteilt am frühen Abend und vor dem Schlafengehen) begegnet werden.

Der gravierendste Nachteil der niederpotenten Neuroleptika ist das Risiko des Auftretens von tardiven Dyskinesien, weshalb sie zur Schlaftherapie von vielen Autoren nach den BZD und AD erst als Mittel der dritten Wahl eingeschätzt werden. Eine andere Wertung ergibt sich allerdings insbesondere für Fälle, in denen eine Schlafstörung bei hirnorganischer Erkrankung vorliegt – evtl. mit nächtlichen Verwirrtheitszuständen. Hier zeigt die praktische Erfahrung, daß niederpotente Neuroleptika (wie z.B. Pipamperon oder Melperon) oft am besten vertragen werden, eine gute Schlafregulation bewirken und wirksam gegen nächtliche Verwirrtheitszustände sind.

Aspekte längerfristiger Anwendung von AD

Von Vorteil ist bei den Antidepressiva, daß keine Suchtgefahr besteht. Man darf wohl auch dem Eindruck glauben, daß in geringerem Maße eine langfristige Gewöhnung mit Nachlassen des schlafanstoßenden Effektes eintritt. Antidepressiva eignen sich deshalb gerade für Fälle, in denen eine längerfristige medikamentöse Therapie über Monate hinweg erforderlich wird.

Absetzeffekte bei schnellem Absetzen von trizyklischen Antidepressiva können in Form von gastrointestinalen oder allgemeinen körperlichen Beschwerden, von Ängstlichkeit, Agitation oder sogar Panik, Schlafstörungen u.a. auftreten (Dilsaver u. Greden 1984). Aber auch beim Absetzen nebenwirkungsärmerer AD wie z.B. Trazodon wurden Nebenwirkungen beschrieben, die als cholinerger Reboundeffekt imponierten (Montalbetti u. Zis 1988).

Spezielle Indikationen

Endogene (und neurotische) Depression

Besondere Aspekte ergeben sich, wenn bei einer depressiven Erkrankung mit relevanten Schlafstörungen eine medikamentöse antidepressive Therapie beabsichtigt wird. Bei der Auswahl eines geeigneten Antidepressivums wird zunächst der Aspekt der Schlafstörungen nicht unbedingt ausschlaggebend sein. So können durchaus psychopathologische Gesichtspunkte (z.B. Antriebshemmung) oder z.B. früheres gutes Ansprechen und andere Erwägungen zur Auswahl eines AD mit bevorzugt antriebssteigernder Wirkung führen, das evtl. sogar eher zu Einschlafstörungen beitragen kann. Bei nicht so gravierenden Schlafstörungen oder insbesondere, wenn es sich um ein typisches Früherwachen im Rahmen der Depression handelt, kann man evtl. die Wirkung des AD zunächst abwarten. In vielen Fällen wird aber anfänglich zusätzlich eine Schlafmedikation benötigt. Hier bietet sich dann als Abend- oder Nachtmedikation auch die Gabe eines zweiten AD mit schlaffördernder Wirkung an (z.B. MAO-Hemmer plus Trazodon (Jacobsen 1990; Nierenberg u. Keck 1989) oder Clomipramin plus Trimipramin, wie von uns häufiger verwendet). Man sollte allerdings eine gewisse Vorsicht bezüglich der Verträglichkeiten der beiden Medikamente walten lassen (z.B. exzessive Sedierung bei Kombination von Fluoxetin mit niedrig dosiertem Trazodon, die ein Absetzen der Therapie erforderlich machte (Metz u. Shader 1990)). Hat man aus anderen Gründen sowieso schon ein eher sedierend wirkendes AD primär gewählt, kann sich eine Verlagerung der Tagesdosis zu einem Schwerpunkt am Abend sehr günstig auf den Schlaf auswirken. So hatten in einer Studie von Moon u. Davey (1988) bei Patienten aus der allgemeinärztlichen Praxis mit Major Depressive Disorder (und einem initialen Hamilton Score $\geq$17) Trazodon (150 mg einmal täglich zur Nacht) und Mianserin (30 mg in den ersten 7 Tagen und dann 60 mg einmal täglich zur Nacht) über 6 Wochen sowohl die depressive Verstimmung als auch die Schlafstörungen deutlich gebessert. Besonders unter Trazodon setzte eine deutliche Besserung der Schlafqualität schon innerhalb der ersten Woche ein. Wiegand u. Berger (1987) fanden unter 100–200 mg (25–25–150 mg/die) Trimipramin bei schwer schlafgestörten Patienten mit Major Depression eine erhöhte Gesamtschlafdauer und Schlafeffizienz schon in der 2. Nacht bei ebenfalls deutlicher Zunahme des Anteils an REM-Schlaf. Auch die subjektive Schlafbeurteilung zeigte eine deutliche Besserung (alle Befunde in der 11. Nacht signifikant).

Die Gesamtdosis bei Kombination zweier verschiedener Antidepressiva wird dann eher im oberen Dosierungsbereich liegen, womit wir, was Nebenwirkungen anbetrifft, keine schlechten Erfahrungen gemacht haben. Eventuell ist es sinnvoll, nicht 2 Antidepressiva mit ausgeprägtem anticholinergem Nebenwirkungsspektrum zu kombinieren. Die Gabe eines AD als Schlafmedikation bei Depressiven wird von uns als Mittel der ersten Wahl gehandhabt. Bei einer Reihe von Patienten ist diese Medikation aber nicht ausreichend, um einen befriedigenden Schlaf zu erreichen. Dies sind meist sehr angespannte Patienten mit ausgeprägter Neigung zum Grübeln und evtl. ausgeprägter Ängstlichkeit.

In diesen Fällen kombinieren wir dann das erstgewählte Antidepressivum mit einem Benzodiazepin-Hypnotikum. Oft benötigt man bei diesen Patienten auch am Tage ein Benzodiazepin-Anxiolytikum. Wichtig erscheint uns, daß die BZD bald (allerdings in jeweils kleinen Schritten) reduziert und evtl. dann doch noch gegen ein schlafanstoßendes AD ausgetauscht werden. Bei ausgeprägt agitierter Depression oder im Vordergrund stehendem depressivem Wahn ziehen wir primär die Kombination eines AD mit einem nieder- bis mittelpotenten Neuroleptikum in Betracht, das dann auch als Schlafmedikation genutzt werden kann. Wir geben dann z.B. höherdosiert Chlorprothixen (300–400 mg/ die) mit entsprechend hohem Anteil zu Nacht.

Bei fortbestehenden ausgeprägten Schlafstörungen nach Abklingen der depressiven Verstimmung kann man das als Schlafmedikation angesetzte AD über einen längeren Zeitraum auch gleichzeitig als antidepressive Erhaltungsmedikation nutzen und das ursprünglich als erstes eingesetzte Antidepressivum absetzen. Dieses Vorgehen ist wohl nocht nicht eingehender kontrolliert untersucht worden. Erfahrungen mit dem Wechsel von AD lassen aber bei diesem Vorgehen nicht annehmen, daß ein höheres Wiedererkrankungsrisiko bestünde.

Auch Lithium in üblicher Dosierung zeigt mit vermehrtem Delta-Schlaf, verlängerter REM-Latenz und Reduktion von REM-Schlaf und REM-Dichte charakteristische Effekte bei depressiven Patienten (Chernik u. Mendels 1974).

Psychophysiologische oder längerdauernde neurotisch bedingte Schlafstörungen

Bei Patienten mit chronischer Insomnie spielen psychische Faktoren eine vorherrschende Rolle (Kales et al. 1976, 1983). Bei diesen Patienten finden sich auffällig ähnliche Persönlichkeitsmuster, die v.a. durch eine Internalisierung von Emotionen gekennzeichnet sind. Sie leiden mehr unter emotionalen, interpersonellen und gesundheitlichen Schwierigkeiten, und sie haben ein negativeres Selbstbild als nicht schlafgestörte Kontrollkollektive (Healey et al. 1981). Oft findet sich eine Zuspitzung von einschneidenden Lebensereignissen in dem letzten Jahr vor Beginn der Insomnie, was nahelegt, daß sich eine chronische Insomnie entwickelt, wenn belastende Lebenssituationen Menschen treffen, die zu einer adäquaten Verarbeitung nicht fähig sind (Healey et al. 1981). Bei 70–80% der Patienten mit chronischer Insomnie finden sich ein oder mehrere erhöhte Skalenwerte im MMPI (Kales et al. 1976, 1983). Depression ist eine der am häufigsten erhöhten Skalen. Oft ist die Depression so ausgeprägt, daß von daher eine antidepressive Medikation angebracht erscheint (Manfredi u. Kales 1987). Bei der chronischen Insomnie sollten generell aber die nichtmedikamentösen Behandlungsmethoden im Vordergrund stehen. Medikamente sollten nur bei zweigleisigem Vorgehen neben Verhaltens- oder tiefenpsychologischer Psychotherapie hinzugenommen werden.

Die psychophysiologische Schlafstörung ist definiert als eine Ein- oder Durchschlafstörung ohne erkennbare zugrundeliegende körperliche oder psychiatrische Erkrankung. Hier wird man längerfristig mit schlafhygienischen Maßnahmen, Entspannungsmethoden und z.B. Verhaltenstherapie (wie Stimulus-

Tabelle 2. Instruktionen zur Stimuluskontrolle in der Behandlung der Insomnie (Übersetzt nach Bodzin u. Nicassio 1978)

1. Gehen Sie erst zu Bett, wenn Sie sich schläfrig fühlen.
2. Halten Sie sich nur zum Schlafen im Bett auf. Lesen, Fernsehen, Essen, Nachdenken über Probleme sind verboten. Einzige Ausnahme: sexuelle Aktivität.
3. Wenn Sie nicht einschlafen können: Stehen Sie auf und gehen Sie in ein anderes Zimmer. Bleiben Sie solange auf, wie Sie wollen, bevor Sie ins Schlafzimmer zurückkehren. Sie sollten nicht länger als 10 min im Bett liegen bleiben, wenn Sie nicht einschlafen können. (Nicht auf die Uhr schauen!)
4. Wenn Sie erneut nicht einschlafen können – stehen Sie jeweils wieder auf.
5. Stellen Sie Ihren Wecker und stehen Sie jeden Morgen zur selben Zeit auf – egal, wie lange Sie geschlafen haben. Dadurch wird der Körper einen regelmäßigen Rhythmus erlernen.
6. Vermeiden Sie jeglichen Schlaf am Tage.

kontrolle) eine Besserung anstreben (Tabelle 2). Bei neurotischen Störungen und evtl. Persönlichkeitsstörungen mit begleitender gravierender Schlafstörung wird man die Grunderkrankung psychotherapeutisch behandeln und dabei längerfristig auch eine Besserung der Schlafstörung erwarten. Gemeinsam ist diesen Fällen, daß man in der Regel initial auf eine wahrscheinlich auch längerdauernde medikamentöse Schlaftherapie zurückgreifen wird. Die Strategie beinhaltet, daß mit dem Medikament eine schnelle initiale Wirkung erreicht wird, bis dann verzögert die Wirkung einer nichtmedikamentösen Therapie effektiv einsetzt (für die Kombination von Triazolam mit Verhaltenstherapie formuliert von McClusky et al. 1991; für BZD oder AD mit Verhaltenstherapie oder kognitiver Therapie von Morin u. Kwentus 1988). Sofern nicht umschriebene situative Auslöser als Ursache der Schlafstörung erkannt werden, bietet sich wegen des zeitlichen Aspektes oft eine Therapie mit BZD nicht primär an.

Die mögliche Bedeutung von Nichtbenzodiazepinen mit Bindung an den Benzodiazepinrezeptor für diese Fälle läßt sich bislang noch nicht abschätzen. Eine wesentliche Rolle spielen hier die AD, die dann in der Regel als Schlafmedikation am Abend oder zur Nacht in niedriger oder mittlerer Dosierung verordnet werden. Eine höhere Dosierung – auch mit Verteilung über den Tag – bietet sich für ausgeprägt depressive Zustandsbilder an. Meist wird man schlafanstoßende AD wählen.

Die wirksame Regulation des Schlafes kann initial in der Therapie einen erheblichen Druck von dem Patienten nehmen und vermeiden, daß er schnell ungeduldig wird. Dies mag bei manchen Persönlichkeiten erst den längerfristigen therapeutischen Zugang mit anderen Mitteln ermöglichen. Insbesondere bei der psychophysiologischen Schlafstörung spielt in der Regel die erlernte Angst vor dem Zu-Bett-Gehen und dem evtl. quälenden Wachliegen in den pathologischen Zusammenhängen eine wesentliche Rolle. Dies wird man zwar auch verhaltenstherapeutisch bearbeiten, doch kann ein neues Selbstverständlichwerden des Schlafes unter einer wirksamen Schlafmedikation hier sehr hilfreich sein.

Ziel sollte immer sein, die medikamentöse Therapie längerfristig entbehrlich zu machen. Spätestens nach einigen Monaten sollte eine Reduktion der

AD-Schlafmedikation über ein allmähliches Ausschleichen oder oft auch mit einem Übergang auf eine Intervalltherapie versucht werden. Die Intervalltherapie beinhaltet den Aspekt, daß der Patient nie befürchten muß, über mehrere Nächte kaum schlafen zu können. Der Patient lernt, daß es nicht schlimm ist, eine oder zwei Nächte mit schlechtem Schlaf zu verbringen, daß er aber mit der medikamentösen Hilfe des Arztes in der 3. oder 4. Nacht immer zu einem guten Schlaf finden wird.

Bereits länger bestehender Benzodiazepingebrauch

Bei Patienten mit einer längerdauernden Schlafstörung liegt häufig eine Low-dose-Benzodiazepinabhängigkeit vor (Abb. 1). Diese ist charakterisiert durch eine regelmäßige Einnahme einer Benzodiazepinschlafmedikation, deren Dosis im üblichen Rahmen liegt und nicht gesteigert wird. Ein ersatzloses Ausschleichen oder kurzfristiges Absetzen führt zwar nicht zu ausgeprägten typischen Entzugssymptomen, jedoch wird die wiederauftretende vermehrte Wahrnehmung der zugrundeliegenden Schlafstörung und/oder die Reboundinsomnie – evtl verstärkt durch eine vermehrte Reizbarkeit oder Ängstlichkeit – in der Regel nur schwer von den Patienten toleriert. Dies fällt nach der Umstellung von einem BZD auf ein AD leichter, da zum einen diese Patienten oft zum Arzt kamen, da sie mit dem Schlaf unter dem BZD nicht zufrieden waren und nun unter dem AD wieder spüren, daß eine wirksame ärztliche Hilfe möglich ist, und zum anderen beim Absetzen des AD keine relevante Reboundinsom-

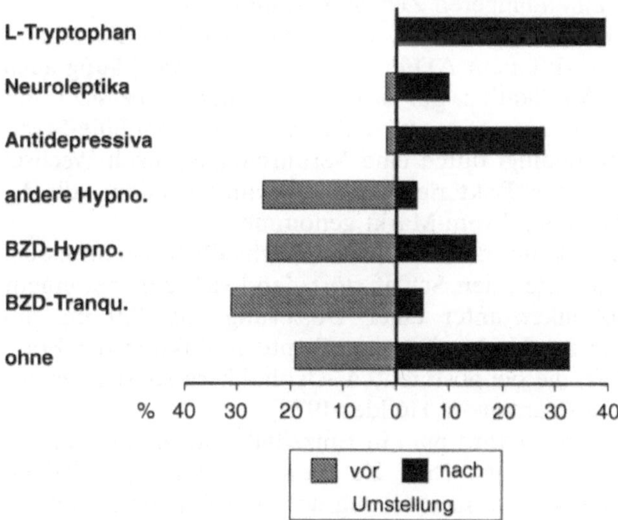

Abb. 1. Strategie der medikamentösen Behandlung bei chronischer Insomnie. Medikation (z.T. in Kombination) mit BZD-Tranquilizern, BZD-Hypnotika, anderen Hypnotika, Antidepressiva, Neuroleptika und L-Tryptophan (z.Z. nicht im Handel) bei Erstuntersuchung und nach durchschnittlich 8wöchiger Behandlung in der Schlafambulanz (Daten der Münchener Schlafambulanz, nach Steinberg et al. 1987)

nie oder auf die Befindlichkeit sich auswirkende Entzugssymptome zustande kommen.

Ein weitverbreitetes Vorgehen besteht in der langsamen Reduktion des BZD (alle 3–4 Tage um jeweils 25–50% der vorhergehenden Dosis) bei gleichzeitiger Gabe eines AD. Häufig klagen die Patienten auch bei objektiver Verbesserung des Schlafes – wie in der Polysomnographie nachweisbar – über eine subjektive Verschlechterung, die durch einen Wegfall der amnestischen Wirkung des BZD und eine allgemeine Beeinträchtigung der Befindlichkeit unter dem Benzodiazepinentzug bedingt sein dürfte. Wir führen diese Umstellung in der Regel unter stationären Bedingungen (dann oft auch mit schnellerer Benzodiazepinreduktion) und unter wiederholten Schlaflaborkontrollen durch. Es ist wichtig, mit den Patienten die subjektive Verschlechterung des Schlafes und ihre möglichen Ursachen zu besprechen und dabei auch evtl. gezielt auf Diskrepanzen zwischen subjektivem Schlafempfinden und objektivem Polysomnographiebefund hinzuweisen. Auf diese Weise wird die Umstellung in der Regel gut gelingen. Auch hier wird längerfristig – wie oben erwähnt – ein gänzlicher Verzicht auf eine Schlafmedikation angestrebt.

Nicht selten erweist sich das kurzfristige Absetzen des BZD als unmöglich, da entweder der Schlaf sich – polysomnographisch kontrolliert – tatsächlich unter dem AD nicht genügend bessert oder der Patient seine Compliance verweigert. Hier bietet sich an, eine feste Dauermedikation mit einem AD einzustellen und gleichzeitig mit dem BZD auf eine kombinierte Intervalltherapie – im gleichen Sinne wie oben für AD erwähnt – überzugehen. In einzelnen Fällen wird man mit mehr Erfolg von dem AD zu einem niederpotenten Neuroleptikum wechseln und ganz selten auch einmal ein AD mit einem niederpotenten Neuroleptikum über einen längeren Zeitraum kombinieren.

Als eine gut wirksame Kombination hatte sich in vielen Fällen die zusätzliche Gabe von L-Tryptophan zu einem AD erwiesen. Ebenso war häufig auch L-Tryptophan als alleinige Medikation gut wirksam (neuere Übersicht bei Boman 1988). Aufgrund der aufgetretenen Fälle von Eosionophilie-Myalgie-Syndrom (wahrscheinlich bedingt durch eine Verunreinigung nach Wechsel des zur Biosynthese verwendeten Bakterienstammes) wurden jedoch alle L-Tryptophanpräparate vorübergehend vom Markt genommen.

Das 5-Hydroxytryptophan kann den Schlaf unterschiedlich beeinflussen. Während es bei manchen Patienten den Schlaf stört, fand sich z.B. bei einem Kollektiv abstinenter Alkoholiker unter einer Dosierung von 100 mg am Abend und weiteren 200 mg zur Nacht eine signifikante Reduktion der Fragmentierung des REM-Schlafs, die bei abstinenten Alkoholikern sonst gelegentlich über Jahre anhalten kann (Zarcone u. Hoddes 1975).

Unter bestimmten Bedingungen wird man in Einzelfällen auch eine langfristige Benzodiazepinmedikation befürworten. Zu diesen Bedingungen zählen eine tatsächliche und anhaltende Verschlechterung des Schlafs beim Absetzen, das Fehlen einer Tendenz zur Dosiserhöhung, gute Verträglichkeit auch im Hinblick auf eventuelle Überhangsymptome, eher höheres Lebensalter und evtl. der erfolglose Versuch einer Umstellung auf AD oder niederpotente Neuroleptika.

Schlafapnoe

Eine günstige Wirkung bei der Schlafapnoe kommt offenbar dem Protriptylin zu, das evtl. sogar über eine Steigerung des Atemantriebes die Zahl der Apnoe-Phasen senken kann (Fletcher et al. 1984; Clark et al. 1979). Auch Nomifensin (George et al. 1986) sowie Clomipramin (Kumashiro et al. 1971; Schwartz u. Rochemaure 1973) waren mit Erfolg eingesetzt worden. In einem Fall von Schlafapnoe bei olivopontozerebellärer Degeneration (Salazar-Gruesco et al. 1988) wurde erfolgreich Trazodon verordnet, das als Alternative zu Protriptylin mit geringeren anticholinergen Nebenwirkungen gewählt worden war.

Bei der Schlafapnoe besteht in der Regel keine subjektive Ein- oder Durchschlafstörung. In der Polysomnographie registrierte hypoxiebedingte Arousals werden nicht bewußt registriert. Nur ganz selten kommen Patienten zur Untersuchung, die wegen des morgendlichen Gefühls der Unausgeschlafenheit ein BZD einnehmen. BZD sind wegen ihrer atemantriebsdämpfenden und muskelrelaxierenden Wirkung bei Vorliegen einer Schlafapnoe kontraindiziert.

Im Rahmen einer spezifischen Therapie der Schlafapnoe mit Theophyllinpräparaten, die zu einer günstigen Reduktion der Schlaftiefe und dadurch der Apnoephasen führen, oder besonders mit CPAP-Beatmung kann es zu stärker beeinträchtigenden Ein- und Durchschlagstörungen kommen. Es ist denkbar, daß hier AD mit gutem Effekt gegeben werden könnten, insbesonders, da sie den Atemantrieb nicht dämpfen und ihrerseits REM- und Tiefschlaf, in denen gehäuft Apnoephasen vorkommen, reduzieren.

Narkolepsie

Bei der Narkolepsie finden sich mit individuell unterschiedlichen Anteilen verschiedene Symptome, die auf unterschiedliche Substanzgruppen ansprechen können. Hervorzuheben sind die gesicherten Wirkungen von Amphetaminderivaten auf die Einschlaftendenz am Tage und von Clomipramin (Guilleminault et al. 1974; Chen 1980) auf die Kataplexie. Alternativ zu Clomipramin kommen möglicherweise auch MAO-Hemmer in Frage (Wyatt et al. 1971).

Zu den Therapiemöglichkeiten bezüglich der primären oder durch Amphetamine erzeugten Ein- und Durchschlafstörungen mit AD sind noch kontrollierte Studien wünschenswert.

Schlafmyoklonien

Bei den Schlafmyoklonien handelt es sich um ausschließlich im Schlaf auftretende Muskelzuckungen, die bevorzugt in den Mm. tibiales anteriores auftreten und zu Durchschlafstörungen bzw. einer Reduktion von Tiefschlaf und REM-Schlaf führen können. Sie sind klar zu unterschieden von Einschlafmyoklonien, die bei vielen Menschen kurz vor dem Einschlafen auftreten, bewußt wahrgenommen werden und evtl. zu einer Weckreaktion mit kurzer Verschiebung des Einschlafens führen können. Einschlafmyoklonien beeinträchtigen

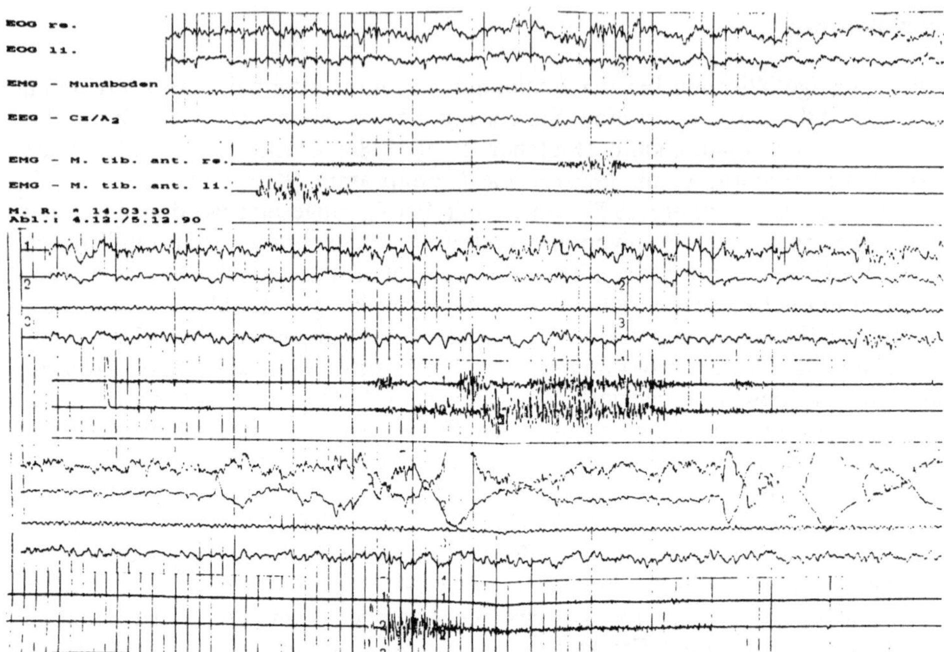

Abb. 2. Nachweis gehäufter Schlafmyoklonien (EMG der Mm. tibiales anteriores) unter Behandlung einer Insomnie mit Trimipramin. Polysomnographieoriginalkurve mit Elektrookulogramm (EOG), Mundboden-EMG und Elektroenzephalogramm

den Schlaf nicht. Schlafmyoklonien sind auch zu unterscheiden von dem Restless-legs-Syndrom, bei dem vor dem Einschlafen und gerenell beim ruhigen Sitzen und Liegen unangenehme Mißempfindungen in den Beinen auftreten, die durch Bewegung gebessert werden. Charakteristisch für die Schlafmyoklonien ist, daß sie dem Patienten nie bewußt werden und nur in der Polysomnographie mit Ableitung des EMG der Mm. tibiales anteriores diagnostiziert werden können. Da sich anamnestisch nur Hinweise auf eine unspezifische Durchschlafstörung ergeben, wird es nicht selten geschehen, daß die Patienten ohne Polysomnographie initial mit AD als Schlafmedikation behandelt werden. Ein Warnzeichen sollte wahrgenommen werden, wenn ein Patient unter der AD-Therapie berichtet, daß die Durchschlafstörungen sich gebessert haben, er sich aber am Morgen eher noch mehr müde und zerschlagen fühlt (Abb. 2). Unter der Behandlung mit AD können Schlafmyoklonien nämlich noch zusätzlich provoziert werden. So ist auch unter der Behandlung mit AD bei sonst nicht schlafgestörten Patienten die Provokation von Schlafmyoklonien als Nebenwirkung berichtet worden (Lugaresi et al. 1968). Die Diagnose wird dann leicht anhand der Polysomnographie gestellt. Die nach Angaben in der Literatur am ehesten wirksame Therapie, falls nach Absetzen der AD noch erforderlich, besteht in der Gabe von Clonazepam; alternativ kommen wohl auch Baclofen und Carbamazepin infrage.

Differentidaldiagnostisch bezüglich der typischen Anamnese ist hier am ehesten an die Schlafapnoe zu denken, was in der Polysomnographie geklärt werden kann.

Insomnie bei älteren Menschen

Gerade bei älteren Menschen ist in besonderem Maße eine initiale sorgfältige körperliche und psychische Abklärung von Schlafstörungen angebracht. Als sehr wirksam hat sich in der nichtmedikamentösen Behandlung eine Kombination von Schlafrestriktion, Schlaferziehung und modifizierter Stimuluskontrolle erwiesen (Hoelscher u. Edinger 1988). In einer Übersicht folgern Nakra et al. (1991), daß anticholinerge Substanzen, Antihistaminika und BZD mit langer Halbwertszeit bei Älteren vermieden werden sollten. Gertz u. Kanowski (1989) empfehlen BZD und Clomethiazol als wirksame und sichere Medikamente. Sie halten AD und Neuroleptika nur bei zugrundeliegenden psychiatrischen Erkrankungen für angebracht. Andererseits erscheinen zumindest neuere AD wie z.B. Trazodon in Anbetracht ihres Nebenwirkungsspektrums durchaus auch im höheren Alter und bei längerdauernder Behandlung gut einsetzbar (Fabre 1989, 1990).

Zusammenfassung

Viele Experten auf dem Gebiet der Schlafstörungen stellen AD auf die Stufe der zweitwichtigsten Substanzgruppe unter den Schlafmedikamenten nach den BZD.

In verschiedenen Indikationen haben AD allein aufgrund praktischer Erfahrungen und theoretischer Erwägungen aufgrund der Ergebnisse in anderen Indikationen inzwischen eine wesentliche Bedeutung als Schlafmedikation erhalten. Dies betrifft v.a. die eher längerdauernden Schlafstörungen bei nicht depressiven Patienten oder die Behandlung von begleitender Low-dose-Benzodiazepinabhängigkeit. Dabei existieren nur wenige kontrollierte Studien über die Therapie von Schlafstörungen nicht depressiver Patienten mit AD. Dieses Defizit der Forschung bleibt noch auszugleichen.

In einigen anderen Indikationen sind AD zu der Substanzgruppe erster Wahl geworden. Hier sind v.a. die Insomnie bei depressiven Patienten, bei erkennbarer Suchtgefährdung oder einer latenten Schlafapnoe zu nennen.

Um die zunehmende Zahl von Patienten mit chronischen Schlafstörungen zu behandeln, stehen derzeit die Nicht-BZD mit Bindung an den Benzodiazepinrezeptor als neue Substanzgruppe alternativ zur Verfügung. Über diese Substanzgruppe liegen vielversprechende Forschungsergebnisse vor. Um die tatsächliche Wertigkeit abschätzen zu können, sind sicher noch weitere praktische Erfahrungen und evtl. auch Vergleichsstudien gegen AD wünschenswert.

Literatur

Aberg Wisted A (1989) The antidepressant effects of 5 HT uptake inhibitors. [Symposium of the XVIth Collegium Internationale Neuropsychopharmacologicum: Serotonin in behavioral disorders. 1988, München]. Br J Psychiatry 155 [Suppl 8]:32–40

Berger M, Emrich HM, Lund R, Riemann D, Lauer C, von Zerssen D (1985) Schlaf-EEG-Variablen als Verlaufskriterien und Prädiktoren einer Antidepressivatherapie mit Fluvoxamin/Oxaprotilin. In: Hippius H, Matussek N (eds) Differential therapy of depression: possibilities and limitations (Advances in Pharmacotherapy, vol 2). Karger, Basel, pp 120–131

Binnie GA (1983) Psychotropic drugs and accidents in a general practice. Br Med J 287:1349–1350

Blanchard JC, Zundel JL, Julou L (1983) Differences between cyclopyrrolones (suricone and zopiclone) and benzodiazepines binding to rat hippocampus photolabelled membranes. Biochem Pharmacol 32:3651–3653

Boman B (1988) L-tryptophan: a rational antidepressant and natural hypnotic? Aust NZ Psychiatry 22:83–97

Bootzin RR, Nicassio PM (1978) Behavioral treatments for insomnia. Prog Behav Mod 6:1–45

Burrows GD, McIntyre IM, Judd FK, Norman TR (1988) Clinical effects of serotonin reuptake inhibitors in the treatment of depressive illness. [Symposium: Serotonin in behavioral disorders. 1987, Zürich]. J Clin Psychiatry 49 [Suppl 18]:22

Charon F, Dramaix M, Mendlewicz J (1989) Epidemiological survey of insomniac subjects in a sample of 1,761 outpatients. Neuropsychobiology 21:109–110

Chen C-N (1979) Sleep, depression and antidepressants. Br J Psychiatry 135:385–402

Chen C-N (1980) The use of clomipramine as a REM sleep suppressant in narcolepsy. Postgrad Med J 56:86–89

Chernik DA, Mendels J (1974) Longitudinal study of the effects of lithium carbonate on the sleep of hospitalized depressed patients. Biol Psychiatry 9:117–123

Clark RW, Schmidt HA, Schaal SF, Boudoulas H, Schuller DE (1979) Sleep apnea: treatment with protriptyline. Neurology 29:1287–1292

Dilsaver SC, Greden JF (1984) Antidepressant withdrawal phenomena. Biol Psychiatry 19:237–256

Doogan DP (1980) Fluvoxamine as an antidepressant drug. Neuropharmacology 19:1215–1216

Dunleavy DLF, Oswald I (1973) Phenelzine, mood response and sleep. Arch Gen Psychiatry 28:353–356

Dunleavy DLF, Brezinova V, Oswald I, Maclean AW, Tinker M (1972) Changes during weeks in effects of tricyclic drugs on the human sleeping brain. Br J Psychiatry 120:663–672

Fabre LF (1989) United States experience and perspectives with trazodone. Clin Neuropharmacol 12 [Suppl 1]:11–17

Fabre LF (1990) Trazodone dosing regimen: experience with single daily administration. J Clin Psychiatry 51 [Suppl]:23–26

Feinberg M, Carroll BJ (1984) Biological ‚markers' for endogenous depression. Arch Gen Psychiatry 41:1080–1085

Fletcher E, Lavoi M, Zenner G, Malitz W, Nickeson D (1984) Protriptyline in the treatment of sleep apnea. Am Rev Respir Dis 129:A 59

George CF, West P, Kryger MH (1986) Trial of nomifensine in obstructive sleep apnea. Sleep Res 15:123

Gertz HJ, Kanowski S (1989) Sleep disorders in the aged and their treatment. Wien Med Wochenschr 139:253–256

Gillin JC, Wyatt RJ, Fram D, Snyder F (1978) The relationship between changes in REM sleep and clinical improvement in depressed patients treated with amitriptyline. Psychopharmacology 59:267–272

Gillin JC, Sitaram N, Mendelson WB (1982) Acetylcholine, sleep and depression. Hum Neurobiol 1:211

Guilleminault C, Carskadon M, Dement WC (1974) On the treatment of rapid eye movement narcolepsy. Arch Neurol 30:90–93

Hartmann E (1976) Long-term administration of psychotropic drugs: effects on human sleep. In: Williams RL (ed) Pharmacology of sleep. Wiley Medical, New York, pp 211–223

Hoelscher TJ, Edinger JD (1988) Treatment of sleep-maintenance insomnia in older adults: sleep period reduction, sleep education, and modified stimulus control. Psychol Aging 3:258–263

Hollister LE (1983) Clinical pharmacology of psychotherapeutic drugs, 2nd ed. Churchill Livingstone, New York

Jacobsen FM (1990) Low-dose trazodone as a hypnotic in patients treated with MAOIs and other psychotropics: a pilot study. J Clin Psychiatry 51:298–302

Johnson LC, Chernik DA (1982) Sedative hypnotics and human performance. Psychopharmacology 76:101–113

Kumashiro H, Sato M, Hirata J, Baba O, Otsaki S (1971) Sleep apnea and sleep regulating mechanisms: a case effectively treated with monochlorimipramine. Folia Psychiatr Neurol Jpn 25:41–49

Kupfer DJ, Forster FG, Coble P, McPartland RJ, Ulrich RF (1978) The application of EEG sleep for the differential diagnosis of affective disorders. Am J Psychiatry 135:69–74

Kupfer DJ, Spiker DG, Neil JF, Coble PA (1980) REM sleep abnormalities in depression: specific or non-specific? Presented Soc Biol Psychiatry, Boston

Lindahl O, Lindwall L (1989) Double blind study of a valerian preparation. Pharmacol Biochem Behav 32:1065–1066

Lugaresi E, Coccvagna G, Berti-Ceroni G, Ambrosetto C (1968) Restless legs syndrome and nocturnal myoclonus. In: The abnormalities of sleep in man. Aulo-Gaggi, Bologna, pp 285–294

McClusky HY, Milby JB, Switzer PK, Williams V, Wooten V (1991) Efficacy of behavioral versus triazolam treatment in persistent sleep-onset insomnia. Am J Psychiatry 148:121–126

Mendelson WB (1980) The use and misuse of sleeping pills. A clinical guide. Plenum Press, New York, pp 1–215

Mendelson WB, Gillin JC, Wyatt RJ (1977) Human sleep and its disorders. Plenum Press, New York

Metz A, Shader RI (1990) Adverse interactions encountered when using trazodone to treat insomnia associated with fluoxetine. Int Clin Psychopharmacol 5:191–194

Montalbetti DJ, Zis AP (1988) Cholinergic rebound following trazodone withdrawal (letter)? J Clin Psychopharmacol 8:73

Moon CAL, Davey A (1988) The efficacy and residual effects of trazodone (150 mg nocte) and mianserin in the treatment of depressed general practice patients. Psychopharmacol 95:S7–13

Morin CM, Kwentus JA (1988) Behavioral and pharmacological treatments of insomnia. Ann Behav Med 10:91–100

Nakra BR, Grossberg GT, Peck B (1991) Insomnia in the elderly. Am Fam Physician 43:477–483

Nierenberg AA, Keck PE Jr (1989) Management of monoamine oxidase inhibitor-associated insomnia with trazodone. J Clin Psychopharmacol 9:42–45

Rush J, Giles DE, Roffwarg HP, Parker DR (1982) Sleep EEG and dexamethasone suppression test findings in outpatients with unipolar major depressive disorder. Biol Psychiatry 17:327–341

Salazar-Gruesco EF, Rosenberg RS, Roos RP (1988) Sleep apnea in olivopontocerebellar degeneration: treatment with trazodone. Ann Neurol 23:399–401

Scharf MB, Sachais BA (1990) Sleep laboratory evaluation of the effects and efficacy of trazodone in depressed insomniac patients. J Clin Psychiatry 51 [Suppl]:13–17

Scherschlicht R, Polc P, Schneeberger J, Steiner M, Haefely W (1982) Selective suppression of rapid eye movement sleep (REMS) in cats by typical and atypical antidepressants. In: Costa, Racagni (eds) Typical and atypical antidepressants: molecular mechanisms. Raven, New York, pp 359–364

Schwartz BA, Rochemaure J (1973) Syndrome pickwickien: traitement par la chlorimipramine. Nouv Presse Med 2:1520

Steinberg R, Brenner PM, Lund R, Rüther E (1987) Behandlung chronischer Schlafstörungen. In: Hippius H, Rüther E, Schmauß M (Hrsg) Schlaf-Wach-Funktionen. Springer, Berlin Heidelberg New York Tokyo, S 131–143

Trifiletti RR, Snyder SH (1984) Anxiolytic cyclopyrrolones zopiclone and suriclone bind to a novel side linked allosterically to benzodiazepines. Mol Pharmacol 26:458–469

Vogel GW (1983) REM sleep deprivation and depression. In: Chase, Weitzman (eds) Sleep disorders: basic and clinical research. Adv Sleep Res, MTP Press, Lancaster, pp 393–400

Vogel GW, Thurmond A, Gibbson P, Sloan K, Boyd M, Walker M (1975) REM sleep reduction effects on depression syndromes. Arch Gen Psychiatry 32:765–777

Ware JC, Pittard JT (1990) Increased deep sleep after trazodone use: a double-blind placebo-controlled study in healthy young adults. J Clin Psychiatry 51 [Suppl]:18–22

Ware JC, Brown FW, Moorad PJ Jr, Pittard JT, Cobert B (1989) Effects on sleep: a double-blind study comparing trimipramine to imipramine in depressed insomniac patients. Sleep 12:537–549

Wiegand M, Berger M (1987) Subjektive Beurteilung und objektive Messung des Schlafes depressiver Patienten unter Trimipamin. In: Angst J, Gastpar M (Hrsg) Depression–Schlaf–Traum [2. Internationales Trimipramin-Symposium]. Panscientia, Hedingen/Zürich, S 64–70

Wyatt RJ, Fram DH, Buchbinder R, Snyder F (1971) Treatment of intractable narcolepsy with a monoamine oxidase inhibitor. N Engl J Med 285:987–991

Zarcone VP, Hoddes E (1975) Effects of 5-hydroxytryptophan on fragmentation of REM sleep in alcoholics. Am J Psychiatry 132:74–76

Diskussion

Priv.-Doz. Dr. Kaumeier: Halten Sie Trimipramin aufgrund der Tatsache, daß es den REM-Schlaf nicht supprimiert und auch in biochemischen Befunden von anderen Antidepressiva etwas abweicht, überhaupt noch für ein Antidepressivum oder vielleicht eher für ein Neuroleptikum nach Art des Clozapins?

Dr. Rimpel: Als Schlafmedikation verwende ich Trimipramin sehr gerne, gerade unter dem Aspekt, daß es den REM-Schlaf nicht supprimiert und auch sehr gut verträglich ist. Ich weiß nicht, ob es sinnvoll ist, den REM-Schlaf nicht zu supprimieren, dazu gibt es keine Studien. Aber man geht davon aus, daß es vielleicht physiologischer ist, den REM-Schlaf nicht zu supprimieren. Wir kombinieren es deshalb auch recht häufig und geben es auch als Erhaltungsmedikation nach Ausklingen einer depressiven Phase. Aber ich habe keine Erfahrungen mit Trimipramin als Monotherapie bei endogener Depression. Dabei geben wir es nicht.

Prof. Dr. Pflug: Bei endogener Depression wirkt es ausgezeichnet und ist hervorragend verträglich. Aber wie verhält es sich bei Schlafstörungen nicht depressiver Patienten?

Dr. Rimpel: Trimipramin ist unser bevorzugtes Antidepressivum bei den Nichtdepressiven. Ich weiß, das ist ein heikles Kapitel. Antidepressiva werden als Schlafmedikation häufig verwendet, obwohl es keine Studien gibt, die belegen, daß man sie in dieser Indikation geben kann. Lediglich für Trimipramin und für Trazodon gibt es Ansätze in dieser Richtung.

Prof. Dr. Laakmann: Die Mehrzahl der von Ihnen vorgestellten Studien wurde an depressiven Patienten durchgeführt. Daß sich depressive Patienten nach Gabe eines Antidepressivums in verschiedenen Items bessern, darunter auch in puncto Schlafstörungen, wird wohl von niemandem bezweifelt. Wie aber waren diese Schlafstörungen definiert? Waren das Patienten, die subjektiv über Schlafstörungen klagen, oder wurden diese Störungen operationalisiert? Ich habe genügend Patienten erlebt, die über Schlafstörungen klagten, obwohl sie nachweislich 10–12 h schliefen.

Prof. Dr. Pflug: Es gibt ja auch Hypersomnien, wo sich die Patienten nicht ausgeschlafen führen, obwohl sie objektiv genügend schlafen. Das ist auch eine Schlafstörung.

Dr. Rimpel: Wir untersuchen den Schlaf prinzipiell polysomnographisch, um uns nicht auf die subjektiven Angaben des Patienten verlassen zu müssen. Da bestehen nämlich erhebliche Abweichungen. Nach meinem Eindruck kann der endogen Depressive seinen Schlaf eher sehr korrekt einschätzen, während Patienten mit hohen neurotischen, insbesondere hysterischen Anteilen dazu neigen, ihre Schlafstörungen zu überschätzen.

Mendelson hat in einer polysomnographischen Studie chronische Schlafgestörte und gesunde Kontrollpersonen verglichen. Er fand nur 2 signifikante Ergebnisse, die überdies noch rechnerisch in Zusammenhang stehen: Die intermittierende Wachzeit, also das zwischenzeitliche Wiederaufwachen, war bei den Schlafgestörten höher, und die Schlafeffizienz, das ist die im Bett verbrachte Zeit minus der Wachzeit, war entsprechend niedriger. Alle anderen Parameter unterschieden sich in beiden Gruppen nicht signifikant.

Das würde im Prinzip Ihrer These Nährstoff liefern. Wir befassen uns aber auch recht intensiv mit diesem Thema, und ich habe eher den Eindruck, es kommt aus diesem Gruppenvergleich deswegen nichts heraus, weil möglicherweise jeder Schlafgestörte polysomnographisch seine eigene, typische Störung aufweist.

Das kann z.B. eine isolierte Störung der Zyklizität des REM-/Non-REM-Zyklus sein. Es gibt Patienten, die subjektiv klagen, die haben eine normale Schlafdauer und eine normale prozentuale Zusammensetzung des Schlafs, aber die Zyklizität ist erheblich gestört. In diesen Fällen würde ich nicht behaupten wollen, die Klage über Schlafstörungen sei nicht gerechtfertigt. Es gibt andere Patienten, die nur in einem einzelnen Parameter von der Norm abweichen, beispielsweise durch ein praktisch fehlendes Schlafstadium IV oder eine erhebliche Spindelaktivität während der Nacht. Vielleicht wissen wir noch nicht genug über das Schlaf-EEG, um sicher sagen zu können, daß wirklich keine Störung vorliegt.

Prof. Dr. Laakmann: Soweit ich die amerikanischen Verhältnisse kenne, werden dort mittlerweile Patienten mit rein subjektiven Schlafstörungen ohne sonstige Symptome nicht mehr im Schlaflabor untersucht. Auch wir haben bei solchen Patienten nur selten etwas Auffälliges feststellen können. Wie hoch ist denn der Anteil dieser Patienten Ihrer Erfahrung nach? Kämen Antidepressiva für diese Patienten in Betracht, oder sind Maßnahmen wie die Verbesserung der Schlafhygiene schon genug?

Inwieweit übrigens L-Tryptophan signifikante Behandlungseffekte zeigt, möchte ich auch noch mit einem großen Fragezeichen versehen. Es gibt ernstzunehmende Kollegen, die halten es für das teuerste Plazebo.

Dr. Rimpel: Der Anteil an pathologischen Befunden ist von Schlaflabor zu Schlaflabor sehr unterschiedlich. Die Patienten unterscheiden sich z.B. schon allein dadurch, ob man als Neurologe oder als Psychiater ein Schlaflabor betreibt. Bei uns ist die Rate an erheblich veränderten Polysomnographien sicher wesentlich höher, ich schätze um 30–40%, weil die Ärzte bei einem Schlaflabor, das noch nicht so lange besteht, mit der Zuweisung sehr zurückhaltend sind und nur solche Patienten schicken, bei denen es wirklich nötig ist.

Man sollte auch öfter mal an die Möglichkeit einer Schlafmyoklonie denken. Die Symptomatik kann ganz uncharakteristisch aussehen, etwa wie eine Persönlichkeitsstörung oder eine somatisierte Depression. Die Patienten fühlen sich morgens wie gerädert, völlig kaputt. Polysomnographisch läßt sich die Ursache dafür dann ziemlich einfach aufdecken.

Die Polysomnographie ist für mich auch ein wichtiges Werkzeug in der Beratung zur Schlafhygiene und in der Schlaferziehung geworden, weil ich diesen

Menschen morgens ihren objektiven Schlafbefund gegenüberlegen kann. Der Patient lernt dadurch, seinen Schlaf anders zu beurteilen, ihn anders einzuschätzen. Wenn er tatsächlich nachts 5mal wach geworden ist und er meint, er hat jedesmal 1 h wach gelegen, und ich kann ihm zeigen, daß er nach 10 min immer wieder geschlafen hat, dann verliert er die Angst vor dem Wachwerden. Das kann bei der Schlaferziehung sehr hilfreich sein, deswegen benutze ich es gerne.

L-Tryptophan ist sehr umstritten. Manche sagen, in dem Glas Milch, das abends zum Schlafen empfohlen wird, sind auch allemal 1,5 g Tryptophan drin, dafür braucht man kein Medikament. Die Befunde sind nicht konsistent. Es gibt Studien, die keine Wirksamkeit nachweisen konnten, aber auch solche, die einen Effekt recht gut belegen.

Prof. Dr. Laakmann: Ich würde Ihnen in allem zustimmen, wenn man von den Schlafgestörten, bei denen sonst keine Symptome zu finden sind außer eben diesem subjektiven Problem der Schlafstörungen, 90% gar nicht ins Labor schickte. Wenn man von den restlichen 10%, die ins Labor kommen und durch psychohygienische Maßnahmen nicht zu therapieren sind, wiederum 5 oder 10% Antidepressiva oder Neuroleptika erhalten, dann finde ich das akzeptabel.

Dr. Rimpel: Dem entspricht unser Vorgehen auch. Es ist sicher ähnlich wie in München. Wenn ein Patient zu uns in die Schlafambulanz geschickt wird, dann kommt er nicht automatisch ins Schlaflabor, sondern er erhält zunächst ein ambulantes Vorgespräch, in dem man vorsortiert. Viele Patienten schicke ich auch erst einmal mit der Aktometrie nach Hause und zeichne über eine Woche das Schlafmuster auf – ein Verfahren, das außer einer Batterie nichts kostet und mit geringem Auswerteaufwand verbunden ist. Das Schlaflabor ist eine Stufe höher angesetzt und kommt nur für solche Fälle in Frage, bei denen es keine schnellere Möglichkeit der Klärung gibt.

Fr. Prof. Dr. Woggon: Wenn wir das subjektive Leiden des Patienten objektiv nicht nachweisen können, dann heißt das noch lange nicht, daß er keine Schlafstörungen hat. Es kann ja sein, daß unsere Meßmethodik nicht die richtige ist. Volkswirtschaftlich und für die Lebensqualität des Patienten sind die Befunde des Schlaflabors doch völlig schnurz. Wichtig ist, was er selber in seinem Bett und nach Verlassen des Bettes empfindet. Und wenn er sich nicht erfrischt fühlt, dann wird er bis hin zur Arbeitsunfähigkeit beeinträchtigt sein. Wenn wir ihm dann sagen, er sei gesund, es sei nichts feststellbar im Schlaflabor, dann wird er sich woanders Hilfe suchen. Er wird Alkohol trinken, er wird zu Benzodiazepinen greifen. Bisher war bei allen Untersuchungen die subjektive Schlafqualität entscheidend, und darauf sollte man auch beharren.

Dr. Rimpel: Da stimme ich Ihnen ohne Einschränkungen zu. Ich würde auch nie einen Patienten mit Beschwerden wegschicken, nur weil seine Polysomnographie normal aussieht.

Prof. Dr. Laakmann: Etwas widersprüchlich scheinen mir diese drei Argumentationen doch. Ich bin insoweit Ihrer Meinung, daß es auf das subjektive Schlafempfinden ankommt. Und wenn der Patient sich krank fühlt, dann wird er sich eine Behandlung suchen. Aber ob dieser Patient gleich mit Antidepressiva oder Benzodiazepinen behandelt werden sollte, das wage ich sehr zu bezweifeln. Möglicherweise sollten gerade diese Patienten schlafhygienischen Maßnahmen und anderen Verfahren zugeführt werden und nicht unbedingt einer Pharmakotherapie. Die Gruppe der Schlafgestörten, die sich subjektiv schlafgestört fühlen, ist meiner Einschätzung nach viel größer als die Gruppe, die ins Schlaflabor kommt und letztlich Antidepressiva erhält.

Fr. Prof. Dr. Woggon: Das Ziel sollte immer sein, den Patient medikationsfrei zu bekommen. Viele dieser Patienten kommen mit einer erheblichen Multimedikation, 5 verschiedene Psychopharmaka bei einem Patienten sind keine große Seltenheit. In diesen Fällen ist es nicht möglich, alles abzusetzen. Das toleriert der Patient nicht.

Prof. Dr. Laakmann: Manche Patienten bestehen auch massiv auf einer Médikation, selbst wenn sie ihnen beweisen, daß im Schlaflabor absolut nichts zu finden war. Gerade bei diesen Patienten sollten wir uns die Medikation gut überlegen, um zu verhindern, daß er von einem Doktor zum nächsten rennt und ihm überall etwas anderes verordnet wird.

Dr. Rimpel: Man vermeidet ja zunächst einmal auch die Konfrontation mit dem Patienten, wenn man ihm ein Medikament anbietet, das möglichst leicht und verträglich sein sollte, als Brücke, um überhaupt mit ihm ins Gespräch zu kommen. Im zweiten Schritt kann man dann daran gehen, ihn medikationsfrei zu bekommen. Von Anfang an ist das vielfach nicht möglich. Schlafpatienten sind oft ungeduldig und leicht reizbar, häufig gehen sie einfach wieder, wenn sie sich falsch behandelt fühlen.

Fr. Prof. Dr. Woggon: Ich gebe sehr gerne Mianserin als Schlafmittel, das in kleineren Dosierungen sehr gut schlafanstoßend und gar nicht antidepressiv wirkt. Wie sind Ihre Erfahrungen?

Dr. Rimpel: Ich habe selbst keine Erfahrungen mit Mianserin. Aber soweit ich die Literatur kenne, ist es wohl ebenso gut einsetzbar wie Trazodon.

Nehmen unter der Therapie mit „aktivierenden" Antidepressiva die Suizidraten zu?

B. Woggon

Die Frage, ob aktivierende Antidepressiva häufiger zu Suiziden führen als nicht aktivierende oder sedierende Substanzen, ist von großer praktischer Bedeutung. Viele Ärzte „wissen", daß aktivierende Antidepressiva Suizide provozieren und verschreiben deshalb prinzipiell keine solchen Präparate, sobald ein depressiver Patient suizidale Gedanken hat, oder kombinieren sie mit beruhigenden Medikamenten, wie z.B. Benzodiazepinen oder Neuroleptika. Das hat insbesondere für schwer gehemmte depressive Patienten zur Folge, daß ihnen eine subjektiv u.U. sehr positive aktivierende Wirkung vorenthalten wird. Außerdem kann gerade am Arbeitsplatz eine zusätzliche Sedierung unangenehme Konsequenzen haben.

Der Gedanke, daß aktivierende Antidepressiva Suizide provozieren können, basiert auf folgender Vorstellung: Die aktivierende Wirkung entwickelt sich vor der eigentlichen antidepressiven Wirkung, und damit bekommt der gehemmt depressive Patient, dem vorher die Energie zur Ausführung eines Suizides fehlte, nun neue Aktivität, die ihm eine Suizidhandlung ermöglicht.

Falls diese Vorstellung zutrifft, müßte sich aufgrund der Literatur und der Präparateunterlagen von Antidepressiva herstellenden Firmen aufzeigen lassen, daß unter der Behandlung mit aktivierenden Substanzen vermehrt Suizide und Suizidversuche beobachtet werden.

Häufigkeit von Suizidversuchen und Suiziden

Epidemiologische Untersuchungen haben zeigen können, daß Suizidversuche und Suizide in verschiedenen Ländern unterschiedlich häufig sind. Die Spannbreite ist enorm, so wird z.B. für die Jahre 1980–1986 für Italien eine jährliche Suizidrate (pro 100000 Einwohner) von 7,6 angegeben und für Ungarn 45,3 (Diekstra 1989). Das bedeutet, daß man die in einer Untersuchung gefundene Anzahl von Suiziden und Suizidversuchen immer auf das jeweilige Land, den entsprechenden Zeitraum und auch auf die gleiche Altersgruppe beziehen muß. Es gibt nicht nur Unterschiede zwischen verschiedenen Altersgruppen, sondern wahrscheinlich auch zwischen verschiedenen Kohorten (Häfner u. Schmidtke 1985). Für Vergleiche zwischen verschiedenen Studien ist auch die Diagnose wichtig, denn es gibt Hinweise darauf, daß das Suizidrisiko bei verschiedenen affektiven Erkrankungen unterschiedlich groß ist (Newman u. Bland 1991).

Mehrere Untersuchungen haben ergeben, daß etwa 90% der Menschen, die sich suizidiert haben, an einer psychiatrischen Störung litten, in 50–70% der Suizide fand sich eine Depression (Barraclough et al. 1974; Dorpat u. Ripley 1960; Robins 1981). 80% der an Suizid verstorbenen Personen waren in den letzten Monaten in ärztlicher Behandlung (Michel 1986; Murphy 1975). Die Erkennung depressiver Symptome und suizidaler Gedanken durch den Arzt bekommt damit große Bedeutung für die Prävention von Suiziden.

Gleiches gilt für die Behandlung von Depressionen. Aus diesen Gründen wird die entsprechende Schulung von Ärzten, insbesondere von Allgemeinpraktikern, immer wichtiger.

Häufigkeit von Suiziden und Suizidversuchen unter aktivierenden oder nicht sedierenden Antidepressiva

Antidepressiva werden zur Behandlung von Depressionen eingesetzt und führen erwartungsgemäß im Rahmen der erzielten Besserung zu einer Verminderung von Suizidgedanken und Suizidalität.

Wie in der Einleitung schon ausgeführt, wird vielfach behauptet, daß aktivierende oder nicht sedierende Antidepressiva die Suizidgefahr verstärken. Kielholz hat versucht, die Antidepressiva nach dem Ausmaß verschiedener Wirkungskomponenten zu unterteilen. Dafür hat er folgende Wirkungskomponenten verwendet: Psychomotorisch aktivierend, depressionslösend und stimmungsaufhellend, sedierend und anxiolytisch. Aufgrund der geschätzten Ausprägung dieser 3 Komponenten hat er die verschiedenen Antidepressiva im sog. Kielholz-Schema eingeordnet (Kielholz u. Adams 1979). die beiden Extrempole bildeten auf der einen Seite die Monoaminooxidasehemmer als stark psychomotorisch aktivierend und auf der anderen Seite das Neuroleptikum Thioridazin als stark sedierend und anxiolytisch. Daß diese Einteilung nicht richtig sein kann, geht schon darauf hervor, daß sich gerade die aktivierenden MAO-Hemmer inzwischen als besonders gut wirksam bei ängstlichen Zustandsbildern erwiesen haben. Trotzdem möchte ich anhand dieses vielen Klinikern vertrauten Schemas die aktivierenden Antidepressiva auswählen: MAO-Hemmer, Desipramin, Nortriptylin, Nomifensin, Protriptylin.

Bei der Durchsicht der Literatur habe ich keine Arbeiten gefunden, die eine Häufung von Suiziden oder Suizidversuchen unter den genannten Antidepressiva belegen. Eine kasuistische Darstellung von 4 depressiven Patienten, deren Symptomatik sich unter der Behandlung mit Desimipramin verschlechterte, weist auf neu auftretende Suizidgedanken hin (Damluji u. Ferguson 1988). Es stellt sich die Frage, ob es sich um das Auftreten von Suizidgedanken bei der Verschlechterung einer Depression unter einem nicht wirksamen Medikament gehandelt hat. Die Autoren sind nicht dieser Meinung, da sich die Verschlechterung nach Absetzen von Desipramin wieder zurückgebildet hat. Sie weisen aber darauf hin, daß eine ähnliche Beobachtung unter Amitriptylin gemacht wurde (Soloff et al. 1986). Sie beschreiben, daß Imipramin bei gesunden Probanden dysphorische Reaktionen auslösen kann (Oswald et al. 1972) und postulieren eine paradoxe Reaktion auf Antidepressiva.

Moclobemid, der erste sich im Handel befindliche reversible selektive Monoaminooxidase-A-Hemmer (RIMA) ist nicht sedierend (Hindmarch u. Kerr 1992). In den vor der Registrierung durchgeführten Doppelblindprüfungen wurde Moclobemid mit verschiedenen Antidepressiva verglichen. Die ganz kleine Anzahl von Suiziden und Suizidversuchen war nicht größer als unter den Vergleichssubstanzen. Auch seit der breiteren Anwendung der Substanz nach der Einführung wurde keine Häufigkeit von Suizidversuchen oder Suiziden beobachtet.

Üblicherweise werden Psychostimulanzien wie Amphetamin oder Ritalin nicht als Antidepressiva bezeichnet, sie werden aber bei depressiven Patienten mit somatischen Erkrankungen, bei geriatrischen depressiven Patienten und bei therapieresistenten Depressionen eingesetzt. Neuere Übersichtsarbeiten beschreiben keine Häufung von Suiziden oder Suizidversuchen (Chiarello u. Cole 1987; Satel u. Nelson 1989).

Häufigkeit von Suiziden und Suizidversuchen unter selektiven Noradrenalin- und Serotoninwiederaufnahmehemmern

Liquoruntersuchungen und Post-mortem-Studien von Patienten nach Suizidversuchen bzw. Suiziden haben Hinweise auf eine verminderte serotonerge Aktivität im Zentralnervensystem gebracht (Asberg et al. 1967; Mann et al. 1989), die allerdings nicht in allen entsprechenden Untersuchungen reproduziert werden konnten (Owen et al. 1986). Trotzdem haben einige Autoren eine bessere antidepressive oder antisuizidale Wirkung von selektiven Serotoninwiederaufnahmehemmern postuliert (Asberg et al. 1987; Wakelin 1988).

Montgomery et al. (1978) fanden bei einem Vergleich der antidepressiven Wirkung von Maprotilin, Mianserin und Amitriptylin, daß sich Suizidgedanken signifikant stärker unter Mianserin zurückgebildet haben. Dieser Befund schien recht gut zu der oben dargelegten Hypothese zu passen, denn Maprotilin wird als selektiver Noradrenalinwiederaufnahmehemmer eingestuft. Aus methodischer Sicht muß allerdings angemerkt werden, daß die Patienten den 3 verschiedenen Medikamenten nicht randomisiert zugeordnet wurden, sondern daß Patientengruppen aus 2 gleichzeitig durchgeführten Studien miteinander verglichen wurden. Außerdem ist die Anzahl der Patienten in den 3 Gruppen sehr klein (Mianserin 50, Maprotilin 15 und Amitriptylin 15), so daß die Aussagekraft sehr stark eingeschränkt wird.

Bei einer placebokontrollierten Doppelblindstudie zur prophylaktischen oder Langzeitwirkung von Maprotilin wurden unter kleinen Dosierungen von Maprotilin (37,5 und 75 mg täglich für ein Jahr) signifikant mehr Suizide (5) und Suizidversuche (9) gefunden als unter Placebo (1 Suizid) (Rouillon et al. 1989). Obwohl insgesamt der Prozentsatz an Suizidhandlungen unter Maprotilin kleiner als 2% war und damit durchaus im Rahmen anderer Ergebnisse, so läßt sich der signifikante Unterschied zur Placebogruppe doch nicht erklären. Einschränkend muß darauf hingewiesen werden, daß Maprotilin ein sehr häufig verwendetes Antidepressivum ist und daß weder aus den spontanen Meldungen der Ärzte noch aus anderen Studien Hinweise darauf vorhanden sind, daß Maprotilin eine provozierende Wirkung bezüglich Suizidalität haben könnte. Es handelt sich also bei der Studie von Rouillon et al. um einen Einzelbefund, der allerdings irritierend ist und bleibt.

Gar nicht gut paßt der Bericht über vermehrte Suizidalität unter dem selektiven Serotoninwiederaufnahmehemmer Fluoxetin zur Serotoninhypothese der Suizidalität (Teicher et al. 1990). Die Autoren hatten nach 2–7 Wochen Fluoxetinbehandlung bei 6 depressiven Patienten intensive und aggressive Suizidgedanken festgestellt. Bei einer Umfrage bei 27 Psychiatern, die 1017 depressive Patienten ambulant mit Fluoxetin behandelt hatten, wurde kein weiterer ähnlicher Fall gefunden (Fava u. Rosenbaum 1991). Eine Metaanalyse von 17 Doppelblindstudien fand keinen Anhalt für eine vermehrte Entwicklung von Suizidgedanken oder Suizidhandlungen unter Fluoxetin im Vergleich zu anderen Antidepressiva oder Placebo (Beasley et al. 1991). Die Durchsicht der Firmenunterlagen aus Prüfungen und der häufigen Anwendung seit Registrierung in 46 Ländern ergab das gleiche beruhigende Resultat.

Schlußfolgerungen

Wie so häufig hat sich auch bei der Fragestellung der vorliegenden Arbeit zeigen lassen, daß das „gewußte" Wissen nicht belegt oder wissenschaftlich nachgewiesen ist. Die Durchsicht der Literatur, von Firmenunterlagen, die Erfahrung in vielen Prüfungen von Psychopharmaka und die eigene klinische Erfahrung (21 Jahre) können nicht belegen, daß irgendein Antidepressivum häufiger Suizidversuche oder Suizide bei depressiven Patienten „provoziert". Dies schließt auch die MAO-Hemmer und Psychostimulanzien ein. Weder die Ausprägung der aktivierenden Wirkungskomponente noch das biochemische Profil im Sinne einer Präferenz oder Selektivität für die Wiederaufnahmehemmung von Serotonin oder Noradrenalin korrelieren mit erhöhter Suizidgefahr.

Die wichtigste und am meisten erfolgsversprechende Maßnahme zur Verhütung von Suizidversuchen und Suiziden ist die Schulung der Ärzte bezüglich Erkennen und Behandlung von Depressionen und Suizidalität.

Literatur

Asberg M, Träskman L, Thoren P (1967) 5-HIAA in the cerbrospinal fluid – a biochemical suicide predictor: Arch Gen Psychiatry 33:1193–1197
Asberg M, Eriksson B, Martensson B, Träskman-Bendz L, Wägner A (1987) Therapeutic effects of serotonin uptake inhibitors in depression. J Clin Psychiatry 47 [Suppl]:23–35
Barraclough BM, Bunch J, Nelson B, Sainsbury P (1974) A hundred cases of suicide: clinical aspects. Br J Psychiatry 124:355–372

Beasley CM Jr, Dornseif BE, Bosomworth JC, Sayler ME, Rampey AH Jr, Heiligenstein JH, Thompson VL, Murphy DJ, Masica DN (1991) Fluoxetine and suicide: a meta-analysis of controlled trials of treatment for depression. BMJ 303:685–692

Chiarello RJ, Cole JO (1987) The use of psychostimulants in general psychiatry. Arch Gen Psychiatry 44:286–295

Damluji NF, Ferguson JM (1988) Paradoxical worsening of depressive symptomatology caused by antidepressants. J Clin Psychopharmacol 8:347–349

Diekstra RFW (1989) Suicidal behavior and depressive disorders in adolescents and young adults. Neuropsychobiology 22:194–207

Dorpat TL, Ripley HS (1960) A study of suicide in the Seattle area. Compr Psychiatry 1:349–359

Fava M, Rosenbaum JF (1991) Suicidality and fluoxetine: is there a relationship? J Clin Psychiatry 52:108–111

Häfner H, Schmidtke A (1985) Do cohort effects influence suicide rates? Arch Gen Psychiatry 42:926–927

Hindmarch I, Kerr J (1992) Behavioural toxicity of antidepressants with particular reference to moclobemide. Psychopharmacology 106:49–55

Kielholz P, Adams C (1979) Ein Überblick über den Gebrauch von Antidepressiva. Dtsch Apotheker Z 119:75–80

Mann JJ, Arango V, Marzuk PM, Theccanat S, Reis DJ (1989) Evidence for the 5-HT hypothesis of suicide. A review of post-mortem studies. Br J Psychiatry 155 [Suppl 8]:7–14

Michel K (1986) Suizide und Suizidversuche: Könnte der Arzt mehr tun? Schweiz Med Wochenschr 116:770–774

Montgomery S, Chronholm B, Asberg M, Montgomery DB (1978) Differential effects on suicidal ideation of mianserin, maprotiline and amitriptyline. Br J Clin Pharmacol 5:77–80

Murphy G (1975) The physician's responsibility for suicide: 1. an error of commission; 2. errors of omission. Ann Intern Med 82:301–309

Newman SC, Bland RC (1991) Suicide risk varies by subtype of affective disorder. Acta Psychiatr Scand 83:420–426

Oswald I, Brezinova V, Dunleavy DLF (1972) On the slowness of action of tricyclic antidepressant drugs. Br J Psychiatry 120:673–677

Owen F, Chambers DR, Cooper SJ, Crow TJ, Johnson JA, Lofthouse R, Poulter M (1986) Serotonergic mechanisms in brains of suicide victims. Brain Res 362:185–188

Robins E (1981) The final months. A study of the lives of 134 persons who committed suicide. Oxford University Press, New York

Rouillon F, Phillips R, Serrurier D, Ansart E, Gérard MJ (1989) Rechutes de dépression unipolaire et efficacité de la maprotiline. Encephale 15:527–534

Satel SL, Nelson JC (1989) Stimulants in the treatment of depression: a critical overview. J Clin Psychiatry 50:241–249

Soloff PH, George A, Natran RS, Schulz PM, Perel JM (1986) Paradoxical effects of amitriptyline on borderline patients. Am J Psychiatry 143:1603–1605

Teicher MH, Glod C, Cole JO (1990) Emergence of intense suicidal preoccupation during fluoxetine treatment. Am J Psychiatry 147:207–210

Wakelin JS (1988) The role of serotonin in depression and suicide: do serotonin reuptake inhibitors provide a key? Adv Biol Psychiatry 17:70–83

Diskussion

Prof. Dr. Laakmann: Zur Ergänzung: Chlorimipramin ist sicher kein selektiver Serotoninreuptakehemmer, sondern genauso auch ein Noradrenalinreuptakehemmer. Sein Metabolit Desmethylchlorimipramin ist anscheinend noch potenter als Desimipramin selbst. Die Daten für Fluoxetin stammen, wie Sie sagten, vom Hersteller. Reichen die aus der Literatur zugänglichen Daten nicht aus?

Fr. Prof. Dr. Woggon: Nein. Publizierte Daten sind immer nur ein kleiner Ausschnitt dessen, was tatsächlich gemacht worden ist. Viele Prüfungen werden überhaupt nicht publiziert, sei es, weil sie vorzeitig abgebrochen werden oder weil sie nicht das gewünschte Resultat erbracht haben. Aus diesem Grund halte ich es für unverzichtbar, den Hersteller nach Daten zu fragen.

Priv.-Doz. Dr. Kaumeier: Frau Woggon, wie werten Sie diese Arbeit, die in Amerika letztlich den Anlaß dazu gab, Fluoxetin mit Suizidprovokation in Verbindung zu bringen? Meines Wissens handelte es sich nur um 6 Patienten, die überdies nicht nur Fluoxetin, sondern auch noch andere Medikamente erhalten hatten.

Fr. Prof. Dr. Woggon: Ich halte die Veröffentlichung dieser Daten prinzipiell für richtig, man darf darin aber keine beweiskräftige Untersuchung sehen. Es sind Kasuistiken von Patienten, die u.a. auch diese Substanz genommen haben und während der Behandlungsdauer suizidal wurden, was nicht heißt, daß sie aufgrund der Behandlung suizidal wurden. Mehr darf man nicht hineininterpretieren. Schließlich darf man auch nicht vergessen, daß Suizidgedanken ohne wirksame Behandlung immer zunehmen, ganz gleich, was man tut.

Priv.-Doz. Dr. Kaumeier: Im allgemeinen herrscht ja die Meinung vor, daß aktivierende Antidepressiva möglicherweise latent vorhandene Suizidideen aktivieren. Sie sind offenbar nicht dieser Meinung, auch wir haben das nie gesehen. Dennoch würden wir im Zweifelsfalle wohl rechtliche Schwierigkeiten bekommen, wenn wir suizidal gefährdete Patienten mit aktivierenden Antidepressiva behandeln.

Fr. Prof. Dr. Woggon: Wir arbeiten in der Depressionsbehandlung überwiegend mit wenig sedierenden Substanzen, weil unsere Patienten meist stark gehemmt, depressiv und apathisch sind. Außerdem stehen die meisten unserer ambulanten Patienten im Arbeitsprozeß, und auch als Hausfrau ist es wenig wünschenswert, den ganzen Tag müde zu sein, wenn man ohnehin schon depressiv ist. Wir verwenden daher vorwiegend neutrale Substanzen wie z.B. Imipramin, oder auch aktivierende Substanzen. Trotzdem gibt es in Zürich nicht mehr Suizidfälle als in anderen Städten. Das ist zwar kein wissenschaftlicher Beleg, aber ich kann nach kritischer Analyse der Literatur und aus der eigenen klinischen Erfahrung nicht an diesen Zusammenhang glauben. Wir haben sogar einige chronisch Depressive, die wir ambulant unter Zugabe von Ritalin oder

Amphetamin behandeln, und haben auch dabei bisher keine Zwischenfälle gesehen. Insgesamt läßt also weder die Literatur noch die klinische Erfahrung einen Zusammenhang zwischen Suizidgefährdung und der Therapie mit aktivierenden Antidepressiva vermuten.

Priv.-Doz. Dr. Kaumeier: Würden Sie auch solche Patienten mit aktivierenden Antidepressiva behandeln, die offen Suizidgedanken äußern oder die nach einem Suizidversuch in die Klinik kommen?

Fr. Prof. Dr. Woggon: Ich sehe auch bei solchen Patienten keinen prinzipiellen Grund, das nicht zu tun. Aber es gibt sicher immer wieder Fälle, wo man doch zögert, weil man die Restwahrscheinlichkeit nicht völlig ausschließen kann.

Prof. Dr. Pflug: Ich halte es für sehr wichtig, das einmal so klar zu formulieren. Wir können nicht etwas behaupten, das sich nicht belegen läßt. Das bedeutet natürlich nicht, daß wir nicht Risiken bedenken und vermindern müssen.

Prof. Dr. Laakmann: Ich bin sehr dankbar für Ihren Beitrag und Ihre klare Stellungnahme und kann das nur unterstreichen. Ich habe selbst mehrere Jahre lang akut suizidale Patienten, die in die Klinik aufgenommen wurden, durchweg mit Desimipramin behandelt, allerdings in einer abgeschlossenen Station. Das war völlig problemlos.

Lebensqualität und Krankheitsverarbeitung bei Herzpatienten mit psychischen Störungen – ist eine Behandlung mit Antidepressiva sinnvoll?

A. GÜNTHNER und I. SZENDEY

Lebensqualität und Krankheitsverarbeitung bei Herzpatienten

Der Begriff „Lebensqualität" ist derzeit ein häufig gebrauchtes Schlagwort in gesundheitspolitischen Diskussionen sowie in medizinischen Publikationen. Als eigenständiger Begriff im *Index Medicus* findet er sich erst seit 1977. Vor allem durch die Veröffentlichungen von Croog et al. (1986), in denen die Effekte antihypertensiver Therapie auf die Lebensqualität („quality of life") beschrieben wurden, gewannen diesbezügliche Untersuchungen zunehmend an Bedeutung, was sich an der Vielzahl wissenschaftlicher Publikationen und Kongreßthemen zu diesem Begriff belegen läßt (Tüchler u. Lutz 1991; Bullinger et al. 1991; Vaitl 1991 a).

„Lebensqualität" als Kriterium ärztlichen Handelns

Die moderne Medizin besteht aus einer Vielzahl spezialisierter *Einzeldisziplinen,* in denen die Kriterien diagnostischer und therapeutischer Entscheidungen zunehmend differenzierter sowie standardisierter werden und sich häufig auf objektivierbare Parameter gründen. Diesen „Binnenparametern" innerhalb medizinischer Einzeldisziplinen, die es auch dem Hausarzt klassischer Prägung immer schwerer machen, alle Entscheidungen der spezialisierten Kollegen bei der Behandlung seiner Patienten nachzuvollziehen und zu koordinieren, steht der Lebensalltag des einzelnen Patienten gegenüber, seine Einbindung in vielfältige private und berufliche Lebensbedingungen, sein „Gesamtwohl". In der Forschung zur Lebensqualität versucht man, dieses *Wohl des Kranken (salus aegroti)* als definiertes Kriterium zur Bewertung ärztlicher Maßnahmen zu *thematisieren* und – wo möglich – meßbar zu machen. Dabei geht es um die Frage, inwieweit sich Krankheiten und ärztliche Maßnahmen auf das persönliche Einzelschicksal der Patienten auswirken. Zusätzlich zur Beachtung der *somatischen Aspekte* wird nach dem *psychischen Befinden* des Patienten gefragt, nach seiner *Fähigkeit zur Bewältigung von Alltag und Beruf* sowie nach seinen *sozialen Beziehungen.* Es wird untersucht, wie er oder sie die Krankheit verarbeitet und wie sich die Vielzahl der Krankheitseinflüsse und ärztlichen Maßnahmen auf dem Hintergrund der individuellen Lebensgeschichte und Lebenssituation auf seine Lebenszufriedenheit, sein Gesamtwohl, auswirken.

Diese Untersuchungen sollen für den Arzt eine Entscheidungshilfe bei der *Risiko-Nutzen-Abwägung ärztlicher Maßnahmen* sein, als zusätzliche Basis für die *informierte Zustimmung („informed consent")* des Patienten dienen und somit *Individualisierung* der Therapie und Selbstbestimmungsmöglichkeiten der Patienten fördern (Hasford 1991).

Lebensqualität und Krankheitsverarbeitung als assoziierte Größen des Krankheitsverlaufs bei Herzpatienten

Daß psychologische Faktoren mit der Entwicklung und dem Verlauf von Herzerkrankungen assoziiert sind, wird seit Jahrzehnten in der wissenschaftlichen Literatur ausführlich und z.T. kontrovers diskutiert. Vor allem die Arbeiten von Friedman, Rosenman und anderen über die Beziehung des *Typ-A-Verhaltensmusters* zur Prävalenz, Inzidenz und anderen Aspekten der koronaren Herzkrankheit regten zu einer Vielzahl diesbezüglicher Untersuchungen an (Friedman u. Rosenman 1974; Friedman et al. 1984; Rosenman et al. 1975; Rosenman u. Chesney 1981, 1982).

Affleck et al. (1987) fanden bei 287 Herzinfarktpatienten, daß diejenigen Patienten, die 7 Wochen nach ihrem Herzinfarkt dieser *Krankheit auch positive Seiten* abgewinnen konnten (z.B. Wandel der Lebensphilosophie oder familiärer Bindungen), innerhalb der darauffolgenden 8 Jahre ein *geringeres Risiko* für einen Reinfarkt aufwiesen sowie ein *niedrigeres Krankheitsniveau* zeigten. Demgegenüber war die Gefahr eines Reinfarkts bei den Patienten am größten, die anderen Personen die Schuld an ihrem Infarkt gaben. Schließlich war das Ausmaß der Erkrankung bei den Patienten am größten, die ihren Herzinfarkt einer Streßreaktion zuschrieben.

In einer prospektiven, randomisierten, kontrollierten Studie *(The Lifestyle Heart Trial)* untersuchten Ornish et al., ob eine umfassende *Änderung der Lebensweise* zu einem Rückgang der koronaren Herzkrankheit innerhalb eines Jahres führen kann. Die 28 Patienten der Experimentalgruppe ernährten sich über diesen Zeitraum hinweg fettarm und vegetarisch, hörten mit dem Rauchen auf und nahmen an einem Streßmanagementtraining sowie an einem körperlichen Bewegungsprogramm teil. Die 20 Patienten der Kontrollgruppe erhielten die Routinebehandlung; 195 Läsionen der Koronararterien wurden quantitativ mittels Koronarangiographie untersucht. Während in der Experimentalgruppe die Stenosen durchschnittlich von 40,0% (SD 16,9%) auf 37,8% (SD 16,5%) im Querschnitt zurückgingen, kam es in der Kontrollgruppe zum Fortschreiten der Stenosen von 42,7% (SD 15,5%) auf 46,1% (SD 18,5%) im Querschnitt. Bei 82% der Patienten aus der Experimentalgruppe wurde im Durchschnitt eine Regression der Stenosen festgestellt, ohne daß Medikamente zur Erniedrigung der Blutfette eingenommen worden waren. (Zu wissenschaftlichen Literaturangaben sowie zur Programmbeschreibung s. Ornish 1991).

Obgleich diese Studie hinsichtlich methodischer Probleme (Selektionsbias; unzureichende Berücksichtigung möglicher Moderatorvariablen wie Koffein- und Alkoholkonsum, Schlafdauer, Persönlichkeitsfaktoren etc.) von Wheatley u. Bass (1991) kritisch besprochen wird, ist die Frage einer *Beeinflussung der Prognose* der koronaren Herzkrankheit durch eine Änderung der Lebensweise von fundamentaler Bedeutung.

Zum Problem der Komorbidität von kardiovaskulären und psychischen Störungen

Die globale Frage nach dem Zusammenhang zwischen somatischen und psychischen Störungen, als „Sonderfall" des *Leib-Seele-Problems,* beinhaltet eine nicht übersehbare Anzahl von Einzelfragen aus philosophischer bzw. erkenntnis- und wissenschaftstheoretischer Sicht bis hin zu Fragen molekularbiologischer Grundlagenforschung.

Für den praktisch bzw. klinisch tätigen Arzt ist diese Frage mehr *pragmatischer* Natur. Sowohl beim diagnostischen Zugang als auch bei der Entscheidung über therapeutische Maßnahmen steht er vor der Frage, inwieweit sein Arbeitsauftrag, seine persönlichen und organisatorischen Ressourcen sowie die Art und Qualität der therapeutischen Beziehung zum Patienten die Beachtung beider Funktionsbereiche erfordern bzw. zulassen.

Mit den folgenden Ausführungen über epidemiologische Aspekte der Komorbidität, besonders von kardiovaskulären und psychischen Störungen, sowie über nosologische bzw. klassifikatorische Aspekte sollen einige *Eckdaten für den pragmatischen Umgang* mit beiden Störungsbereichen und ihrem wechselseitigen Zusammenhang aufgezeigt werden.

Epidemiologische Aspekte

In einer Übersichtsarbeit faßt Weyerer (1990) die Ergebnisse einer Studie von Wells (1988) in Los Angeles über *Komorbidität bei Erwachsenen* zusammen. Dabei wurde die *geschlechts- und altersangepaßte Prävalenz (6 Monate) psychischer Krankheiten* bei 2552 Patienten untersucht, die an einer von 8 definierten *chronischen somatischen Erkrankungen* litten. Die größte Prävalenzrate psychiatrischer Krankheiten fand sich mit 37,5% bei den neurologischen Erkrankungen, gefolgt von den Herzerkrankungen mit 34,6%. Danach folgten chronische Lungenkrankheiten (30,9%), Krebserkrankungen (30,3%), körperliche Behinderung (25,8%), Arthritis (25,3%), Diabetes (22,7%) und Bluthochdruck (22,4%). Keine psychiatrische Krankheit zeigten 17,5%. Die Erfassung der psychiatrischen Krankheiten orientierte sich an den DSM-III-Kriterien (s. American Psychiatric Association 1987) unter Verwendung des NIMH Diagnostic Interview Schedule. Unter Verweis auf 2 weitere Studien mit ähnlicher Fragestellung, eine in Spanien, die andere in Oberbayern, kommt Weyerer zu dem Schluß, daß die Ergebnisse dieser 3 Studien klar die Hypothese stützen, daß bei Erwachsenen mit somatischen Störungen ein hohes Risiko für die Entwicklung psychischer Störungen besteht.

Eine beeindruckende Fallzahl von 263000 Patienten aus 327 Kliniken liegt der amerikanischen Studie von Wallen et al. (1987) über die *Häufigkeit psychiatrischer Konsultationen in Allgemeinkrankenhäusern* mit kurzer Patientenverweildauer zugrunde. In dieser Studie wurden die somatischen Krankheiten einer von insgesamt 14 Hauptdiagnosen zugeordnet, wobei Erkrankungen des Herz-Kreislauf-Systems am häufigsten (13,1%) auftraten. Die prozentuale

Häufigkeit psychiatrischer Konsultationen pro somatischer Hauptdiagnose war mit 2,8% am größten für die Kategorie „Unfälle, Vergiftungen, Gewalteinwirkungen", die auch Suizidversuche einschloß. An zweiter Stelle folgten mit 2,2% „endokrine, Ernährungs- und Stoffwechselstörungen"; die Herz-Kreislauf-Erkrankungen lagen mit 1% an fünfter Stelle.

In einer Übersichtsarbeit stellt Wolfersdorf (1988) auf der Basis von 5 Studien zwischen 1960 und 1988 mit insgesamt 1414 Patienten fest, daß ein Drittel *primär depressiver Kranker* an einer *ebenfalls behandlungsbedürftigen körperlichen Erkrankung* leidet. Weiterhin zitiert er eine Arbeit von Marschall (1988), nach der bei 564 stationären depressiven Patienten 38% eine körperliche Erkrankung (bei 16 möglichen Krankheitskategorien) aufwiesen, wobei die Herzkrankheiten mit 15% am häufigsten vertreten waren. Nach einer Studie von Raith et al. (1981) mit Rehabilitationspatienten waren diese im Vergleich zu gesunden Kontrollpersonen deutlich depressiver, wobei die Patienten mit Zustand nach Herzinfarkt durchschnittlich die höchsten Depressionswerte aufwiesen und als Symptom am häufigsten Leistungsminderung angegeben wurde. In einer Arbeit von Whitlock (1986; zit. nach Wolfersdorf 1988) fanden sich bei 363 von 1000 Suizidenten 473 unterschiedliche Erkrankungen, wobei die Herzerkrankungen mit 33% an zweiter Stelle hinter der Polyarthritis (39%) und den Krebserkrankungen (32%) standen.

Auch Newman et al. (1991) fanden in einer Kohortenstudie mit 4022 kanadischen Patienten, die an einer behandlungswürdigen affektiven Störung litten, daß die *standardisierte Mortalitätsrate* von Gefäß- und ischämischen Herzerkrankungen mit jeweils 1,6 signifikant (p < 0,01%) *über* der Mortalitätsrate der Grundbevölkerung lag.

Während die Frage einer erhöhten Prävalenz von Angststörungen bei Patienten mit *Mitralklappenprolaps* noch kontrovers diskutiert wird (Mazza et al. 1986), weisen neuere Studien zum Zusammenhang von *koronarer Herzerkrankung und Depression* darauf hin, daß depressive Erkrankungen einen signifikanten Anteil an der Morbidität koronar herzkranker Patienten haben. So erfüllten 18% von 50 Patienten mit koronarer Herzerkrankung die DSM-III-Kriterien für eine aktuelle Episode einer *Major Depression* („current major depressive episode") (Carney et al. 1987). Ein weiterer Beleg für die gegenüber dem Erwartungswert *höhere Inzidenz* depressiver Erkrankungen bei Patienten mit Herzerkrankungen findet sich in einer Studie von Schleifer et al. (nach Dalack u. Roose 1990), in der 18% der 283 Patienten 8–10 Tage nach ihrem Herzinfarkt die diagnostischen Kriterien für eine Major Depression, und weitere 27% die Kriterien für eine Minor Depression erfüllten, wobei bei der Nachuntersuchung 3 Monate später 44% der Patienten, bei denen zuvor eine Major Depression diagnostiziert worden war, erneut die diesbzeüglichen Kriterien erfüllten. Interessant bei dieser Untersuchung war, daß *weniger als 10%* der Patienten mit einer Major Depression nach ihrem Herzinfarkt eine *psychiatrische Behandlung* erhielten.

In einer eigenen, noch unveröffentlichen Studie (Günthner u. Szendey) mit 282 *koronaren Herzpatienten* in stationärer internistischer Behandlung untersuchten wir die Untergruppe derjenigen Patienten, bei denen keine weitere wesentliche akute oder chronische Begleiterkrankung vorlag. Bei diesen 65

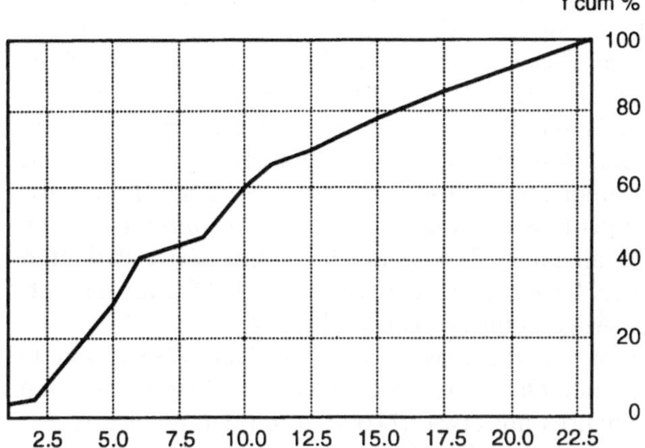

Abb. 1. Kumulative prozentuale Häufigkeitsverteilung (f cum %) der BDI-Werte bei 65 Patienten mit koronarer Herzkrankheit (Günthner u. Szendey)

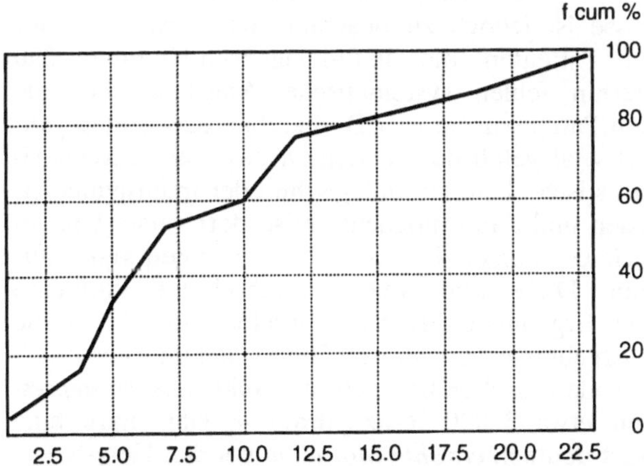

Abb. 2. Kumulative prozentuale Häufigkeitsverteilung (f cum %) der HAMD-Werte bei 65 Patienten mit koronarer Herzkrankheit (Günthner u. Szendey)

Patienten mit einem Durchschnitssalter von 57,6 Jahren (SD 7,9 Jahre) erfaßten wir das Ausmaß der Depressivität mittels Eigenbeurteilung (BDI, Beck Depression Inventory; s. Beck et al. 1988) und Fremdbeurteilung (HAMD, Hamilton Depression Scale; s. Hamilton 1960). *Abbildung 1* und *2* zeigen jeweils die kumulative Häufigkeitsverteilung der BDI- bzw. HAMD-Punktwerte. Legt man als Kriterium für das Vorliegen einer Depression beim BDI einen Punktwert von ≥16 und beim HAMD einen Punktwert von ≥12 zugrunde, so sieht man, daß jeweils *ca. 20%* der Patienten in beiden Maßen einen höheren Wert aufwiesen, nach diesen Kriterien also depressiv waren. Die beiden Depressionsmaße korrelierten mit r = 0,72 signifikant miteinander, wobei ein

Alterseffekt ausgeschlossen werden konnte (Korrelation zwischen Alter und BDI-Wert r = −0,02; Korrelation zwischen Alter und HAMD-Wert r = 0,06).

Bemerkenswert ist in diesem Zusammenhang auch eine Studie von Malzberg aus dem Jahre 1937 (nach Dalack u. Roose 1990), aus einer Zeit also, als *noch keine Antidepressiva* zur Behandlung depressiver Erkrankungen *verfügbar* waren. Malzberg fand bei Frauen mit einer Melancholie eine 6,8fach erhöhte und bei Männern mit einer Melancholie eine 6fach *erhöhte Mortalitätsrate* im Vergleich zur Allgemeinbevölkerung, wobei *Herzerkrankungen* den erstaunlichen Anteil von 40% an allen Todesfällen bei depressiven Patienten aufwiesen und diese Häufigkeit kardialer Erkrankungen das 8fache der entsprechenden Häufigkeit in der Allgemeinbevölkerung betrug.

Überraschend sind demgegenüber die Ergebnisse von Hackl (1988), der in einem retrospektiven Vergleich der *Obduktionsergebnisse* von 28091 Patienten eines psychiatrischen Krankenhauses mit etwa 877000 Toten der Wiener Allgemeinbevölkerung für den Zeitraum 1953–1986 ein vergleichsweise seltenes Auftreten des tödlichen Myokardinfarkts bei Patienten psychiatrischer Abteilungen fand; gemäß dem Erwartungswert im Vergleich zur Allgemeinbevölkerung hätten unter den psychiatrischen Patienten etwa 11,9mal soviele Myokardinfarkte auftreten müssen, wie tatsächlich beobachtet wurden. Bei der Interpretation dieser Ergebnisse ist jedoch zu beachten, daß etwa 84% der verstorbenen psychiatrischen Patienten die ICD-Diagnosen-Nummer 290 „Demenz" aufwiesen. Weiterhin fehlen systematische Angaben über die Komorbidität der verstorbenen Patienten. So ist z.B. denkbar, daß gemäß gängiger klinischer Praxis kardial vital gefährdete Patienten aus einer psychiatrischen Abteilung in eine internistische bzw. kardiologische oder intensivmedizinische Abteilung verlegt werden und dann möglicherweise dort versterben. In einem solchen Fall ließen sich die obigen Ergebnisse durch einen *systematischen Selektionsbias* erklären. Diese und weitere methodische Probleme schränken die Aussagekraft der Ergebnisse dieser Arbeit leider ein. Eher in die andere Richtung zeigen die Ergebnisse von Weeke (1983), der in eine retrospektiven Untersuchung über Todesursachen bei mehr als 7000 *manisch-depressiven Patienten* mit insgesamt etwa 32000 Risikojahren in Dänemark eine gegenüber dem Erwartungswert deutlich *erhöhte Mortalität* bei den Herz-Kreislauf-Erkrankungen und anderen Todesursachen feststellte. Dabei betrug das Verhältnis der beobachteten zur erwarteten Mortalität 1,53 bei den Männern im Gegensatz zu 1,26 bei den Frauen, wobei beide Werte signifkant waren und die Mortalität bei allen Altersgruppen erhöht war.

Hinweise, daß *psychophysiologische Faktoren* möglicherweise eine Rolle bei der Entstehung von *Arrhythmien* (Skinner 1988) sowie beim *plötzlichen Herztod* (Lown et al. 1980; Richardson et al. 1966) spielen, finden sich nicht nur in Tierstudien, sondern auch zunehmend in Untersuchungen am Menschen.

Bezüglich der z.T. dramatischen psychischen Auswirkungen invasiver Behandlungsmaßnahmen wie *Reanimation* (Lange-Braun et al. 1990) sowie *Operationen am offenen Herzen* sowie deren Behandlungsmöglichkeiten sei auf die Literatur verwiesen (Becker et al. 1982; Eriksson 1988; Gundle et al. 1980; Isles et al. 1991; Kay 1991; Shapiro 1991).

Zusammenfassend läßt sich anhand einer Vielzahl von Untersuchungen belegen, daß ein enger und klinisch relevanter *Zusammenhang von Herzerkrankungen und psychischen Störungen,* v.a. Depression und Angst, besteht. Dies gilt nicht nur für Prävalenz und Inzidenz dieser Erkrankungsformen, sondern auch für deren Verlauf. So zeigen komorbide Patienten, bei denen eine depressive bzw. Angsterkrankung und eine organische Erkrankung vorliegt *(„compound depression"),* im Durchschnitt einen längeren Krankenhausaufenthalt (Saravay et al. 1991), einen schwereren Krankheitsverlauf sowie eine niedrigere Remissionsrate als Patienten mit einer „reinen" Depression (Keitner et al. 1991). Auch ist das Vorliegen einer Depression bei Patienten mit einer koronaren Herzkrankheit ein guter Prädiktor für das Auftreten kardialer Komplikationen mit erhöhtem Mortalitätsrisiko (Carney et al. 1988; Roose et al. 1991). Schließlich ist die kardiale Mortalitätsrate bei depressiven Patienten gegenüber dem Erwartungswert bei der Allgemeinbevölkerung ebenfalls deutlich erhöht (Roose et al. 1989).

Klassifikatorische Aspekte

Daß der Pluralismus auch bei den Bemühungen zur Einteilung psychischer Erkrankungen gilt, läßt sich an der *Vielzahl unterschiedlicher Klassifikationssysteme* erkennen. Dies ist zum einen verständlich, liegen doch vielen Untersuchungen verschiedene Fragestellungen und Ressourcen zugrunde, gleichwohl erschwert diese Vielfalt die vergleichende Wertung von Studien zum selben Thema.

Cooper (1990) weist darauf hin, daß bei der Verwendung konventioneller (und einfacher) Routineklassifikationssysteme wie des *ICD-9* (International Classification of Diseases der Weltgesundheitsorganisation WHO) relativ *geringe Prävalenzraten* für psychische Erkrankungen gefunden werden; beim Einsatz *spezieller* Klassifikationssysteme in der Forschung bzw. durch speziell geschultes Personal *erhöhen* sich demgegenüber die Prävalenzraten oft um das Doppelte bis Dreifache. Generell lassen sich psychiatrische Klassifikationssysteme danach einteilen, ob sie primär von (im weitesten Sinn) allgemeinärztlich tätigen Ärzten oder von Psychiatern konzipiert bzw. verwendet werden, wobei auch die Mitbeteiligung nichtärztlicher Berufe wie dem des klinischen Psychologen zu beachten ist. Von entscheidender Bedeutung bei der Betrachtung der verschiedenen Klassifikationssysteme sind die mit diesen Systemen verbundenen diagnostischen Verfahren der Datenerhebung. Für den allgemeinmedizinischen Bereich eingesetzte *diagnostische Verfahren* verfolgen hier oft das Prinzip der *ökonomischen Anwendung* im Praxisalltag; in der psychiatrischen Praxis finden immer mehr *standardisierte Verfahren* auf der Grundlage der ICD-Klassifikation der WHO (ICD-9, ICD-10) oder des DSM-III-R Anwendung. Für den angelsächsischen Bereich findet sich eine Diskussion hierüber bei Burvill (1990) bzw. Cooper (1990).

Für den deutschsprachigen Bereich wurde zum psychologischen Screening von Patienten einer kardiologischen Akutklinik eine deutsche Fassung der *Hospital Anxiety and Depression (HAD) Scale* getestet, wobei sich bei 203 Patienten mit vermuteter koronarer Herzkrankheit in der Gruppe mit hohem HAD-Angstwert eine signifikante Häufung negativer Befunde von Belastungs-EKG und Koronarangiographie fand (Herrmann et al. 1991). Die Autoren schließen daraus, daß sich die HAD-Skala für ein psychologisches Screening kardiologischer Patienten eignet und bei Patienten mit vermuteter KHK die nichtinvasive *Differenzierung* zwischen organischer und funktioneller Beschwerdeursache verbessert. Auch mit Hilfe eines strukturierten Interviews lassen sich *funktionelle Herzbeschwerden* gegenüber Moykardinfarkten beim Auftreten von „Herzanfällen" tendenziell abgrenzen. In einer entsprechenden Studie (Margraf et al. 1991) entsprach die Schmerzlokalisation bei Patienten mit funktionellen Beschwerden eher dem Lehrbuchwissen zum Myokardinfarkt als der bei Patienten mit einem tatsächlichen Infarkt. Weitehin zeigten funktionell gestörte Patienten gegenüber Myokardinfarktpatienten mehr hilfesuchendes Verhalten und konnten seltener Auslöser für ihre Symptomatik während des akuten Anfalls angeben; auch wiesen sie häufig andere psychische Störungen auf und erfüllten weitgehend die Diagnosekriterien des DSM-III-R für das Paniksyndrom.

Grundsätzlicher Art bei der Klassifikation depressiver Erkrankungen ist die Frage, ob die Unterscheidung zwischen *Major Depression* vs. *Organisch bedingte affektive Störung* („organic mood disorder") überhaupt eine reliable und valide Unterscheidung darstellt.

So kommen Yates et al. (1991) bei ihrem Vergleich von je 50 konsiliarisch untersuchten somatisch kranken Patienten mit der Diagnose Major Depression bzw. Organic Mood Disorder zu dem Ergebnis, daß die letztere Diagnose eine valide Diagnose im Rahmen des psychiatrischen Konsiliardienstes darstellt. So wiesen Patienten mit einer Organic Mood Disorder häufiger eine Episode affektiver Störung auf und hatten häufiger eine negative Familienanamnese hinsichtlich Depression. Weiterhin zeigten die Patienten mit dieser Diagnose nach 4 Jahren weniger häufig eine komplette Remission.

Demgegenüber zeigen Fava u. Molnar (1987), daß *DSM-III-Kriterien,* die erfolgreich zwischen Patienten mit einer Major Depression und parallelisierten Kontrollpersonen unterscheiden, bei der Trennung von depressiven Patienten gegenüber parallelisierten stationären Patienten mit anderen, körperlichen Erkrankungen *versagen.* Auch Fedoroff et al. (1991) finden beim Vergleich depressiver Erkrankungen (Major Depression nach DSM-III) infolge Schlaganfall, Myokardinfarkt und Rückenmarkverletzungen *phänomenologische Unterschiede* in der Art der Depression bei diesen organischen Erkrankungen. Schließlich finden sich in einer Studie von Winokur et al. (1988) unter Anwendung von DSM-III-Kriterien Unterschiede zwischen Depressionen, die sekundär nach anderen *psychischen* Störungen auftreten und eher als reaktiv bezeichnet werden können, gegenüber Depressionen, die sekundär nach *körperlichen* Erkrankungen auftreten und eher neurotischen Charakter aufweisen.

Fava et al. (1988) legen ausführlich dar, daß sich etliche der DSM-III-Kriterien für depressive Erkrankungen bei stationären Patienten mit körperlichen Erkrankungen nachweisen lassen, und zwar unabhängig vom Vorliegen einer Depression. Sie verweisen darauf, daß Jean Endicott – selbst bei der Entwicklung des Diagnostic and Statistical Manual of Mental Disorders (DSM-III) wesentlich beteiligt – dieses Problem anerkennt und *neue Diagnosekriterien* zur Erfassung der Depression bei körperlichen Erkrankungen, in diesem Fall bei Krebspatienten, vorschlägt.

Auch Fogel (1990) kritisiert die Unterscheidung von Major Depression und Organic Mood Disorder und weist auf die mangelnde Reliabilität und Validität dieser Unterscheidung hin.

Zusammenfassend zeigen die obigen Ausführungen, daß im (sehr häufigen) Fall komorbider bzw. multimorbider Patienten *gängige diagnostische Systeme* mitunter an die *Grenzen* ihrer Brauchbarkeit, Reliabilität, Validität und somit diagnostischen Relevanz gelangen. Sie weisen auch darauf hin, daß der Analyse von *Lebensereignissen* (wie z.B. akuten oder chronischen Erkrankungen) und anderen auslösenden Ereignissen bei der Betrachtung depressiver Störungen entscheidende Bedeutung zukommt; letzteres nicht nur zur reliableren und valideren diagnostischen Einordnung dieser Störungen, sondern auch zur Identifizierung möglicher „Eingangspforten" für aktive psychotherapeutische Bemühungen bei dem jeweiligen Patienten (Glass 1985).

Zum Problem der adäquaten Behandlung von Herzpatienten mit psychischen Störungen

Die adäquate Behandlung von Herzpatienten mit psychischen Störungen erfordert eine Reihe von Einzelüberlegungen. Einige dieser Überlegungen sollen hier unter Verweis auf die empririsch-wissenschaftliche Forschung kurz skizziert werden, bevor im letzten Abschnitt ausgewählte Beispiele vorgestellt werden.

Nichterkennen der Komorbidität

Hiroshi Nakamima, Generaldirektor der Weltgesundheitsorganisation WHO, beginnt sein Vorwort zu dem Band *Psychological disorders in general medical settings* (Sartorius et al. 1990) mit der Feststellung, daß psychische Störungen, obgleich häufig an der Zahl, oft nicht erkannt und häufig nicht adäquat behandelt werden.

Bereits weiter oben wurde die Aussage von Cooper (1990) erwähnt, daß bei der Verwendung *konventioneller Klassifikationssysteme* im Rahmen allgemeinmedizinischer Tätigkeiten *niedrigere Prävalenzraten* für psychische Krankheiten gefunden werden als bei der Verwendung differenzierter, zweckgerichteter und psychiatrisch konzipierter Skalen.

Schulberg et al. (1985) fanden bei ihrem Vergleich zweier diagnostischer Verfahren (Center for Epidemiological Studies Depression Scale vs. Diagnostic Interview Schedule) bei der Neuaufnahme von Patienten in gemeindenahe psychiatrische und allgemeinmedizinische Einrichtungen, daß allgemeinmedizinisch tätige Ärzte depressive Erkankungen eher unterdiagnostizierten, klinische Psychiater sie dagegen eher überdiagnostizierten, wenn man als Maßstab die Kriterien des Diagnostic Interview Schedule (DIS) anlegt. Die DIS-Kriterien fanden auch in einer Studie von v. Korff et al. (1987) zur Diagnose von Angst und Depression mit Hilfe von 3 diagnostischen Verfahren bei allgemeinmedizinisch betreuten Patienten Anwendung. Dabei zeigten von den Patienten, die gemäß den DIS-Kriterien als depressiv eingestuft werden, 83% auch im General Health Questionnaire (GHQ), einem in den USA weit verbreiteten Fragebogen, positive Hinweise auf eine Angst- oder depressive Störung; 73% wurden von dem betreuenden Allgemeinmediziner als ängstlich oder depressiv eingestuft. Von allen Patienten zeigten jedoch nur etwa 5% einen positiven Befund in *allen* drei diagnostischen Maßen gleichzeitig.

Auch in den bereits erwähnten Studien von Carney et al.(1987) sowie von Schleifer et al. (1991) waren nur 20% bzw. weniger als 10% der Patienten mit einem abgelaufenen Herzinfarkt und einer Major Depression vor der Untersuchung psychiatrisch diagnostiziert bzw. behandelt worden. Roose interpretiert diese Ergebnisse dahingehend, daß auf dem Hintergrund einer ernsten und lebensbedrohlichen Krankheit eine Depression als eine „normale“ und angemessene Reaktion angesehen wird, wobei aber nicht vergessen werden sollte, daß auch solche Störungen eine bedeutsame Krankheit darstellen können, die *Behandlung erfordert.*

Weitere Studien darüber, daß Ärzte oft 50–80% depressiver Störungen nicht erkennen, finden sich in der Arbeit von Katon u. Sullivan (1990).

Psychotherapie „versus“ medikamentöse Therapie

Sowohl für die Wirksamkeit der Psychotherapie, insbesondere der kognitiven Verhaltenstherapie nach Beck, als auch für die Wirksamkeit einer medikamentösen, antidepressiven Therapie bei der Behandlung ernsthafter depressiver Störungen gibt es heute eine Vielzahl wissenschaftlicher Belege. Relativ offen bleibt jedoch in vielen Arbeiten die Diskussion über die Art der *Kombination* im Rahmen eines integrierten Behandlungskonzepts.

Beispiele zum kombinierten Einsatz von kognitiver Therapie und medikamentös-antidepressiver Behandlung (Nortriptylin), mit dem Ergebnis einer *potenzierenden Wirkung,* finden sich in den Arbeiten von Bowers (1990) sowie von Simons et al. (1986). In der Studie von Bowers erhielten 30 stationäre Patienten 1 von 3 Behandlungen, und zwar entweder *nur Medikation (Nortriptylin) (MA), Relaxationstherapie plus Medikation (RT&M)* oder *kognitive Therapie plus Medikation (KT&M)* (n = 10 Patienten in jeder Gruppe). Die Relaxations- und die kognitive Therapie bestanden aus je 12 Therapiesitzungen. Die Datenerhebung erfolgte in den Sitzungen 1, 6, 12 sowie bei der Entlassung. Alle Gruppen verbesserten sich über den Studienzeitraum hinweg. Die KT&M- und RT&M-Gruppe berichteten über signifikant weniger depressive Symptome und negative Kognitionen bei der Entlassung als die MA-Gruppe. Die Anzahl der Personen, die bei der Entlassung als depressiv eingeschätzt wurden, war in der CT&M-Gruppe niedriger als in der MA- und RT&M-Gruppe.

Weitere Hinweise für den kombinierten Einsatz von Psychotherapie und Antidepressiva finden sich in der Übersichtsarbeit von Perry (1990).

Psychotrope Nebenwirkungen kardiovaskulär wirksamer Medikamente

In der bereits erwähnten Arbeit von Croog et al. (1986) wurden im Rahmen einer multizentrischen, randomisierten, doppelblinden klinischen Studie mit 626 männlichen Patienten, die an milder oder mäßiger arterieller Hypertonie litten, die Effekte von *Captopril, Methyldopa* und *Propanolol* auf die Lebensqualität der Patienten verglichen. Bedarfsweise wurde zur Kontrolle des Blutdrucks Hydrochlorothiazid gegeben. Nach einer 24wöchigen Behandlungsphase hatten alle 3 Gruppen eine ähnliche Blutdruckkontrolle erreicht, obgleich weniger Patienten, die Propranolol eingenommen hatten, Hydrochlorothiazid benötigten.

Patienten, die Captopril eingenommen hatten, fühlten sich gegenüber Patienten mit Methyldopa in ihrem allgemeinen Wohlbefinden besser, litten unter weniger Nebenwirkungen und hatten höhere Punktwerte hinsichtlich Arbeitsleistung, visuomotorischer Funktionen und Maßen der Lebenszufriedenheit. Auch die Patienten mit Propranolol berichteten über eine bessere Arbeitsleistung gegenüber Patienten mit Methyldopa. Patienten mit Captopril zeigten auch gegenüber Patienten mit Propranolol weniger Nebenwirkungen und weniger sexuelle Dysfunktionen sowie eine deutlichere Verbesserung ihres allgemeinen Wohlbefindens.

Während Siegrist (1991) über ähnliche Ergebnisse im Sinne einer Verbesserung der Lebensqualität bei 218 Patienten mit essentieller Hypertonie unter *Captopril*behandlung gegenüber einer Behandlung mit Betablockern (Metoprolol) berichtet, fanden Vaitl et al. (1991 b) in ihrer Vergleichsstudie zwischen Captopril und einem Kombinationspräparat aus β-Rezeptorenblocker *(Acebutol)* und Kalziumantagonist *(Nifedipin)* keinen wesentlichen Unterschied in der Lebensqualität der 48 behandelten Hypertoniepatienten.

In einer eigenen, randomisierten, doppelblinden und placebokontrollierten klinischen Studie bei 60 Patienten mit Herzinsuffizienz NYHA II (Günthner et al. 1991) fanden wir beim Vergleich des ACE-Hemmers *Enalapril* mit *Digitoxin* und *Placebo* (mit jeweils n = 20 Patienten pro Behandlungsgruppe), daß sich die Patienten unter der Behandlung mit Enalapril im Verlauf von 12 Wochen als lebenszufriedener, weniger depressiv, emotional stabiler und beschwerdefreier sowie belastbarer erlebten als zuvor und auch in der Fremdbeurteilung als angstfreier und psychisch stabiler eingeschätzt wurden.

Während wir für Digitoxin innerhalb von 12 Wochen einen leichten, jedoch signifikanten Rückgang der selbsteingeschätzten Depressivität der Patienten bei gleichzeitiger Zunahme der sozialen Gehemmtheit feststellten, fand sich in einer prospektiven Studie von Schleifer et al. (1991) bei 335 Patienten mit frisch aufgetretenem Herzinfarkt, daß die Behandlung mit *Digoxin* nach dem Herzinfarkt in signifikanter Weise mit dem Auftreten depressiver Symptome innerhalb von 3–4 Monaten nach dem Herzinfarkt zusammenhing. Für die Therapie mit β-Rezeptorenblockern fand sich ein solcher Effekt dagegen nicht.

Griffin et al. (1986) untersuchten die Effekte von *Propranolol* auf die Stimmung bei 34 männlichen Patienten mit einer kardiovaskulären Erkrankung. Während sich für die Gesamtstichprobe keine Korrelation zwischen der Propranololdosis und dem Ausmaß depressiver Symptome zeigte, gab es bei den

Patienten mit negativer Familienanamnese für depressive Erkrankungen eine hochsignifikante positive Korrelation zwischen Propranololdosis und Depressionsscore (Hamilton Rating Scale for Depression, HAMD; Hudson Generalized Contentment Scale, HGCS). Weiterhin hatten die Patienten mit einer positiven Familienanamnese für depressive Erkrankungen signifikant höhere HAMD- und HGCS-Werte als die Patienten mit einer negativen Familienanamnese. Überraschend war in dieser Studie auch die hohe Inzidenz (74,05%) mäßiger bis deutlicher depressiver Symptome (bei einem „cutoff score" von 17 auf der HAMD-Skala).

Klinisch bedeutsam ist hinsichtlich der zentralnervösen Nebenwirkungen der β-*Rezeptorenblocker* auch deren Passage durch die Blut-Hirn-Schranke. Da hydrophile Substanzen wie Atenolol und Nadolol sich nur geringfügig im Hirngewebe anreichern, treten zentralnervöse Nebenwirkungen wie Psychosen, Depressionen, Halluzinationen und Schlafstörungen bei hydrophilen β-Rezeptorenblockern gegenüber lipophilen Substanzen nur in geringem Maße auf (Simpson 1977; nach Borchard 1989). Aussagen zu psychiatrischen Indikationen für Clonidin finden sich in einer Arbeit von Bond et al. (1986). Die Anwendung des Kalziumantagonisten Verapamil bei bipolaren Erkrankungen wird von Solomon u. Williamson (1986) erörtert.

Kardiovaskuläre Nebenwirkungen psychotroper Medikamente

Da die kardiovaskulären bzw. „kardiotoxischen" Nebenwirkungen trizyklischer Antidepressiva thematisch in dem Artikel von Szendey u. Günthner im Rahmen des vorliegenden Beitragswerks behandelt werden, sei an dieser Stelle besonders auf die dortigen Ausführungen verwiesen.

Ergänzend sei erwähnt, daß die Annahme vieler Kliniker, daß *Doxepin* die „sicherste" trizyklische Substanz hinsichtlich kardiovaskulärer Effekte sei, in jüngster Zeit ernsthaft angezweifelt wurde (Roose et al. 1991). So weisen Roose und seine Mitarbeiter daraufhin, daß bereits 1981 Glassman und Bigger methodisch bemängelt hatten, daß in früheren Studien die Bewertung der medikamentösen Wirkung von Doxepin bei deutlich subtherapeutischen Plasmaspiegeln erfolgte. In einer eigenen Untersuchung an 32 depressiven Patienten mit kardialen Vorerkrankungen konnten sie zeigen, daß Doxepin keine starken Auswirkungen auf die Herzfrequenz hatte, die linksventrikuläre Funktion nicht nachteilig beeinflußte, einen signifikanten antiarrhythmischen Effekt hatte und einen signifikanten Anstieg der orthostatischen Hypotension bewirkte. Bei einer Therapieabbruchrate von 41% waren 16% auf kardiovaskuläre Nebenwirkungen zurückzuführen.

Auch bei der neueren Substanz *Maprotilin* konnten in Vergleichsstudien mit Imipramin (Mielke et al. 1979) bzw. Trimipramin (Pecknold et al. 1985) keine klaren Vorteile gegenüber den klassischen trizyklischen Substanzen aufgezeigt werden.

Das nichttrizyklische Triazolopyridinantidepressivum *Trazodon* gilt hinsichtlich kardiovaskulärer Nebenwirkungen bei herzgesunden Patienten als relativ sicher. Jedoch werden in jünster Zeit Fälle von erhöhter ventrikulärer Irritabilität bei Patienten mit vorbestehenden Leitungsstörungen sowie vereinzelt die Auslösung einer Angina-pectoris-Symptomatik und lebensbedrohlicher ventrikulärer Tachykardien bei zuvor fehlender klinischer Herzerkrankung beschrieben (Aronson u. Hafez 1986; Pohl et al. 1986; Warrington et al. 1989).

Auch das tetrazyklische Antidepressivum *Mianserin* gilt als kardiovaskulär relativ sichere Substanz (Warrington et al. 1989), jedoch wurde für dieses Antidepressivum in jüngster Zeit ein besonderes Risiko der Knochenmarkschädigung mit Granulozytopenie, Agranulozytose und aplastischer Anämie beschrieben (zusammenfassend mit Literaturangaben s. *arznei-telegramm* 10/91, S. 91).

Diese Betrachtungen zeigen, daß bei der Erwägung alternativer Substanzen zu den trizyklischen Antidepressiva nicht nur die *antidepressive Wirksamkeit* und die *Auswirkungen auf das kardiovaskuläre System* beachtet werden müssen, sondern auch weitere *Nebenwirkungen in anderen Systemen.* Dabei kommt erschwerend hinzu, daß für neuere Substanzen entsprechende Langzeitstudien und große Fallzahlen im Vergleich mit den trizyklischen Antidepressiva fehlen. Inwieweit und bei welchen Zusatzerkrankungen *neue Substanzgruppen* wie spezifischere Serotoninwiederaufnahmehemmer (s. Fabre et al. 1991) und reversible Monoaminoxidase-A-Hemmer (RIMA) gegenüber trizyklischen Antidepressiva Vorteile bzw. Nachteile bieten, bleibt künftigen Studien vorbehalten (Jefferson 1989).

Die Anwendung von *Lithium* bei körperlichen Erkrankungen wird in der Übersichtsarbeit von Amdisen u. Hildebrandt (1988) besprochen. Daß die Kombination von niedrig dosierter Lithiumtherapie mit Antidepressiva zu einer raschen und anhaltenden Besserung depressiver Zustände führt, belegen die Arbeiten von Kushnir (1986) sowie Austin et al. (1990).

Vor allem zum Erzielen eines raschen Wirkungseintritts werden auch positive Erfahrungen mit *Benzodiazepinen,* z.B. bei der Behandlung von Angstzuständen und Depressionen nach Bypassoperationen, berichtet (Freeman et al. 1986). Auch hier ist jedoch, v.a. bei längerer Anwendung, das Nebenwirkungsprofil dieser Substanzen, wie z.B. ihr Abhängigkeitspotential, zu beachten.

Ebenfalls zum schnellen Wirkungseintritt bei agitierten, kardial erkrankten Patienten wurden *Neuroleptika* vom Butyrophenontyp wie *Haloperidol* intravenös verwendet (Tesar et al. 1985). Die große therapeutische Breite dieser Substanz zeigt sich dabei u.a. darin, daß lebensbedrohliche ventrikuläre Tachyarrhythmien vom Typ Torsades de pointes bisher nur bei 2 Fällen innerhalb der letzten 20 Jahre beschrieben wurden (Fayer 1986).

Daß auch Neuroleptika wie z.B. das gegenüber Haloperidol antipsychotisch schwächer wirksame Butyrophenon *Melperon* antiarrhythmische Eigenschaften – in diesem Fall der Klasse III – haben, zeigen die Ergebnisse von Hui et al. (1990). Dabei hat Melperon gegenüber anderen Neuroleptika keinen negativen Effekt auf die Herzkontraktilität (Arlock et al. 1978).

Wechselwirkungen zwischen primär kardiovaskulär wirksamen und primär psychotropen Medikamenten

An dieser Stelle soll nur zusammenfassend auf die Bedeutung möglicher Wechselwirkungen bei primär kardiovaskulär wirksamen und primär psychotropen Medikamenten hingewiesen werden. Eine Übersicht findet sich hierzu bei Taylor u. Hayward (1990) sowie bei Craig et al. (1981). So kann es bei der Verwendung von *trizyklischen Antidepressiva* (TCA) mit Typ-I-Antiarrhythmika zur Wirkungsverstärkung kommen, bei der Verwendung von TCA mit *Guanethidin* bzw. *Clonidin* zu einer Abschwächung des antihypertensiven Effektes, bei der Verwendung von TCA mit *Nitraten* oder anderen *Vasodilatatoren* dagegen zu einer möglichen Zunahme des orthostatischen Effektes. Werden TCA mit oralen *Antikoagulanzien* eingesetzt, so kann sich die Halbwertszeit erhöhen. Für weitere mögliche Wechselwirkungen einschließlich der Verwendung von *Monoaminoxidaseinhibitoren* (MAOI) sei auf die Arbeit von Taylor u. Hayward (1990) verwiesen.

Ausgewählte Beispiele zur Verwendung von Antidepressiva bei Herzpatienten mit psychischen Störungen

Im letzten Abschnitt sollen ausgewählte Beispiele zur Verwendung von Antidepressiva bei *Herzpatienten mit psychischen Störungen* vorgestellt werden, um zu zeigen, daß auch und gerade bei dieser Patientenpopulation eine gezielte Anwendung von *Antidepressiva möglich und sinnvoll* ist.

Herzpatienten mit einer kardialen Arrhythmie

Das Auftreten von *Arrhythmien bei Überdosierung* von trizyklischen Antidepressiva (TCA) verleitete lange Zeit zu dem *Fehlschluß*, daß diese Substanzen auch in geringerer therapeutischer Dosis arrhythmogene Effekte besäßen. Dem stehen heute eine Vielzahl von Studien gegenüber, die den *antiarrhythmischen Effekt trizyklischer Substanzen* klar belegen; am intensivsten wurden dabei u.a. Imipramin sowie Nortriptylin untersucht. Diese beiden Substanzen entsprechen in ihren Wirkungseigenschaften geradezu den *Typ-1A-Antiarrhythmika* wie z.B. Chinidin und Procainamid (Dalack u. Roose 1990). Inwieweit hier zusätzlich zu den vermuteten lokalen Wirkungen am Herzen Einflüsse durch das ZNS bestehen, kann derzeit noch nicht beantwortet werden.

Die Arbeiten von Bigger et al. (1977; nach Goldman et al. 1986) waren die ersten, die über die *Verbesserung der Arrhythmie* bei 10 von 11 Patienten mit *ventrikulären Extrasystolen* unter einer Therapie mit Imipramin 2,5 mg/kg berichteten. Ähnliche Befunde finden sich für Nortriptylin, wobei insgesamt, wie bei allen Typ-1A-Antiarrhythmika, die Wirksamkeit bei der Verminderung abnormer Rhythmen eher gering erscheint. Bei der Behandlung von Patienten mit Depression und Rhythmusstörungen ist auch daran zu denken, daß trizyklische Antidepressiva trotz ihrer antiarrhythmischen Eigenschaften wie die anderen Antiarrhythmika auch intrinsische arrhythmogene Eigenschaften besitzen. In jedem Fall ist bei der Behandlung solcher Patienten eine *Kombinationsbehandlung* mit TCA und klassischen Antiarrhythmika zu *vermeiden* und vor der Behandlung ein *kardiologisches Konsil* einzuholen.

Die Wirkungen neuerer Substanzen sind noch nicht so gut untersucht. Anhand einer Fallstudie bei einem älteren Patienten mit einer Herzerkrankung wiesen Buff et al. auf das Auftreten atrialer Fibrillation und Bradykardie kurz nach dem Beginn der Behandlung mit *Fluoxetin* hin; weitere Ergebnisse aus Untersuchungen zu neuen Substanzen wie den spezifischen Serotoninwiederaufnahmehemmern und den reversiblen Monoaminoxidase-A-Hemmern (RIMA) sind diesbezüglich abzuwarten.

Herzpatienten mit einer Leitungsstörung

Roose et al. (1987) berichten über eine Untersuchung an 196 depressiven Patienten, von denen 155 ein normales Elektrokardiogramm und 41 entweder ein verlängertes PR-Intervall und/oder einen Leitungsblock zeigten. Sie fanden, daß die Prävalenz eines AV-Blocks 2. Grades bei Patienten mit einem vorher bereits bestehenden Leitungsbock signifikant größer war (9%) als bei Patienten mit normalen Elektrokardiogrammen (0,7%). Weiterhin fanden sie, daß *unter Imipramin orthostatische Hypotension weit häufiger* auftrat *als unter Nortriptylin,* und auch häufiger bei Patienten mit einer Herzerkrankung.

Dietch u. Fine (1990) untersuchten 10 depressive, ältere Patienten mit kardialen Leitungsstörungen unter therapeutischen Dosen von Nortriptylin. Unter wiederholter EKG-Kontrolle fanden sie keine klinisch signifikanten negativen Auswirkungen am Herzen. Unter Berücksichtigung früherer Studien schließen sie, daß trizyklische Antidepressiva (TCA) ein geringes Risiko für Patienten mit *AV-Block 1. Grades oder Hemiblock darstellen.* Patienten mit einem *Schenkelblock und bifaszikulären Block* hätten allerdings ein größeres Risiko hinsichtlich kardialer Nebenwirkungen, könnten jedoch im Prinzip auch mit TCA behandelt werden, sofern ein entsprechendes EKG-Monitoring und Plasmaspiegelbestimmungen gewährleistet werden können.

Goldman et al. (1986) betonen, daß besonders diejenigen Patienten vermehrt gefährdet sein könnten, deren Block auf einer Verlängerung der *His-ventrikulären Überleitung* beruht, weiterhin diejenigen Patienten, die an einem *Linksschenkelblock* oder an einem faszikulären Block leiden; ein *isolierter Rechtsschenkelblock* mag klinisch benigne erscheinen, könnte jedoch in Verbindung mit anderen Leitungsstörungen zu Problemen führen. Bei Patienten mit einer derartigen Störung sind MAO-Inhibitoren als Mittel der Wahl zu erwägen.

Zusammenfassend ist hier festzustellen, daß bei schweren *Leitungsstörungen für eine Behandlung mit TCA ein erhöhtes Risiko kardiovaskulärer Komplikationen* befürchtet werden muß und eine antidepressive Therapie mit TCA nur bei dringlicher Indikation, nach sorgfältiger Risikoabwägung (einschließlich der Erwägung alternativer Substanzen) und unter engmaschiger kardiologischer Überwachung sowie mit Plasmaspiegelbestimmungen durchgeführt werden sollte.

**Herzpatienten mit koronarer Herzerkrankung
oder einer Herzinsuffizienz**

Bisher gibt es keine Hinweise darauf, daß irgendein bestimmtes TCA bei der
Behandlung depressiver Patienten mit Angina pectoris gefährlich wäre, mit der
Einschränkung, daß eine Behandlung mit TCA innerhalb von 2 Monaten nach
einem *Myokardinfarkt* möglichst unterlassen werden sollte, da keine dieser
Substanzen gänzlich ohne kardiovaskulären Effekt ist (Warrington et al. 1989).
Problematisch sind jedoch bei der koronaren Herzkrankheit und der Herzinsuf-
fizienz Veränderungen der *Herzfrequenz,* da eine Frequenzzunahme zu einer
Verschlechterung der Symptomatik führen kann (Goldman et al. 1986). Des-
halb sind hier Substanzen wie Amitriptylin, die eine wesentliche Erhöhung der
Ruhefrequenz bewirken können, eher zu vermeiden (Warrington et al. 1989).

Dalack u. Roose (1990) verweisen auf eigene und andere Studien, die zeigen, daß die Auftretensrate für eine orthostatische Hypotension bei Patienten
mit einer Herzinsuffizienz unter Imipramin ca. 50% betrug, dagegen bei
depressiven Patienten mit einer Herzinsuffizienz unter Nortriptylin lediglich 5%. Obgleich in derselben Arbeit sowie bei Roose et al. unter Verweis auf
radionuklidangiographische Studien die Aussage gemacht wird, daß *TCA (bei
therapeutischen Spiegeln) keinen schädlichen Effekt auf die linksventrikuläre
Funktion* haben, selbst bei Patienten mit erheblich eingeschränkter linksventrikulärer Funktionsleistung, so stehen dieser Aussage doch Einzelfälle gegenüber,
die bei der individuellen Behandlung von Patienten beachtet werden sollten. So
berichten Roose et al. (1991) über einen 79jährigen Mann mit einer milden
Herzinsuffizienz, der im Rahmen einer vierten depressiven Episode mit TCA
behandelt wurde. Sowohl unter Nortriptylin als auch unter Doxepin zeigte er
eine deutliche Abnahme der Ejektionsfraktion und eine klinische Symptom-
verschlechterung, die sich beide nach Absetzen der Medikamente mit Rück-
kehr zum Ausgangsniveau besserten. Dieses Fallbeispiel zeigt die *große Bedeutung individueller Faktoren* bei der Therapieplanung und Verlaufsdiagnostik für
die Behandlung von Herzpatienten mit trizyklischen Antidepressiva.

Zusammenfassung:
11 Thesen zur Behandlung von Herzpatienten
mit psychischen Störungen

Die folgenden Thesen stellen keineswegs endgültige Aussagen zur adäquaten
Behandlung von Herzpatienten mit psychischen (v.a. depressiven) Störungen
dar. Sie sind der Versuch einer Zusammenfassung eines komplexen interdiszi-
plinären Forschungsbereichs und sollen zu weiteren Diskussionen anregen.

These 1: *Herzerkrankungen* sind ein *Risikofaktor* für die Entstehung und den
Verlauf behandlungsbedürftiger Depressionen.

These 2: *Behandlungsbedürftige Depressionen* sind ein Risikofaktor für die
Entstehung und den Verlauf von Herzerkrankungen.

These 3: *Psychische Störungen bei Herzpatienten* werden von Nichtpsychiatern häufig *übersehen, nicht (oder unterschiedlich) diagnostiziert* und *nicht (oder nicht ausreichend) behandelt.*

These 4: *Psychotherapie* und *medikamentöse Therapie* mit Psychopharmaka sowie *sozial stützende Maßnahmen* (z.B. Herzgruppe) sind bei der Behandlung von Herzpatienten mit psychischen Störungen wertvolle Therapiemaßnahmen, die sich nicht ausschließen, sondern in der Regel *ergänzen.*

These 5: Kardiovaskulär wirksame Medikamente haben oft *psychotrope Nebenwirkungen.* Psychotrope Medikamente haben oft *kardiovaskuläre Nebenwirkungen.*

These 6: Sowohl die *psychische Betreuung* als auch die medikamentöse Therapie mit *Antidepressiva* sind bei der Behandlung depressiver Zustände bei Herzpatienten sinnvoll und oft mitentscheidend für den Krankheitsverlauf *beider* Erkrankungen.

These 7: *Trizyklische Antidepresiva* in therapeutischer Dosierung haben *Typ-1A-antiarrhythmische Eigenschaften.* Mit Ausnahme der Herzfrequenz beeinflussen sie die Herzfunktion bei *koronarer Herzkrankheit* und *Herzinsuffizienz* kaum oder nur in geringem Ausmaß. Die *unterschiedlich* starke Wirkung der verschiedenen TCA auf den Blutdruck *(orthostatische Hypotension)* ist zu beachten.

These 8: Beim Vorliegen von *Leitungsstörungen,* insbesondere beim Vorliegen eines faszikulären bzw. Schenkelblocks muß bei der Anwendung von *TCA ein erhöhtes Risiko kardiovaskulärer Komplikationen* befürchtet werden. Deshalb sollte bei solchen kardialen Störungen eine antidepressive Therapie mit TCA nur bei dringlicher Indikation, nach sorgfältiger Risikoabwägung (einschließlich der Erwägung alternativer Substanzen) und unter engmaschiger kardiologischer Überwachung sowie mit Plasmaspiegelbestimmungen durchgeführt werden.

These 9: Bei *suizidalen Patienten* ist besondere *Sorgfalt* geboten, da trizyklische Antidepressiva aufgrund ihrer relativ geringen therapeutischen Breite bei *Überdosierung* potentiell *letale Toxizität* aufweisen. So sollten – falls indiziert – bei der Auswahl des geeigneten Antidepressivums dessen therapeutische Breite, Wechselwirkungen mit anderen (v.a. kardiovaskulär wirksamen) Mitteln sowie pharmakokinetische Faktoren wie Halbwertszeit u.a. beachtet werden.

These 10: Bei der Anwendung von trizyklischen Antidepressiva sollte daran gedacht werden, daß auch bei Patienten mit fehlender kardialer Beschwerdesymptomatik *im Einzelfall überraschende Verschlechterungen der kardiovaskulären Situation* eintreten können. Demzufolge sind *Vorsichtsmaßnahmen* wie körperliche Untersuchung, EKG und gegebenenfalls (v.a. bei Verschlechterungen der kardiovaskulären Situation) Kontroll-EKG, internistisches Konsil sowie Plasmaspiegelbestimmungen der verwendeten Substanzen zu erwägen.

These 11: Die *Lebensqualität* jedes einzelnen Herzpatienten mit psychischen Störungen ist die *gemeinsame Basis* aller diagnostischer und therapeutischer Maßnahmen.

Literatur

Affleck G, Tennen H, Croog S, Levine S (1987) Causal attribution, perceived benefits, and morbidity after a heart attack: an 8-year study. J Consult Clin Psychol 55:29–35

American Psychiatric Association (1987) Diagnostic and statistical manual of mental disorders, 3rd edn., revised. (Deutsche Fassung (1989): Diagnostische Kriterien und Differentialdiagnosen des diagnostischen und statistischen Manuals psychischer Störungen DSM-III-R. Beltz, Weinheim Basel)

Amdisen A, Hildebrandt J (1988) Use of lithium in the medical ill. Psychother Psychosom 49:103–119

Arlock P, Gullberg Bo, Olsson S-OR (1978) Cardiac electrophysiology of four neuroleptics: melperone, haloperidol, thioridazine and chlorpromazine. Naunyn-Schmiedeberg's Arch Pharmacol 304:27–36

Aronson MD, Hafez H (1986) A case of trazodone-induced ventricular tachycardia. J Clin Psychiatry 47:388–389

Austin LS, Arana GW, Ballenger JC (1990) Rapid response of patients simultaneously treated with lithium and nortriptyline. J Clin Psychiatry 51:124–125

Beck AT, Steer RA, Garbin MG (1988) Psychometric properties of the Beck Depression Inventory: twenty-five years of evaluation. Clin Psychol Rev 8:77–100

Becker R, Katz J, Polonius M-J, Speidel H (1982) (eds) Psychopathological and neurological dysfunctions following open-heart surgery. Springer, Berlin Heidelberg New York

Bigger JT, Giardina EGV, Perel JM et al. (1977) Cardiac antiarrhythmic effect of imipramine hydrochloride. N Engl J Med 296:206–208

Bond W (1986) Psychiatric indications for clonidinde: the neuropharmacologic and clinical basis. J Clin Psychopharmacol 6:81–87

Borchard U (1989) Klinische Pharmakologie der β-Rezeptorenblocker. Aesopus, Basel

Bowers WA (1990) Treatment of depressed in-patients: cognitive therapy plus medication, relaxation plus medication and medication alone. Br J Psychiatry 156:73–78

Buff DD, Brenner R, Kirtane SS, Gilboa R (1991) Dysrhythmia associated with fluoxetine treatment in an elderly patient with cardiac disease. J Clin Psychiatry 52:174–176

Bullinger M, Ludwig M, Steinbüchel N von (1991) (Hrsg) Lebensqualität bei kardiovaskulären Erkrankungen. Hogrefe, Göttingen Toronto Zürich

Burvill PW (1990) The epidemiology of psychological disorders in general medical settings. In: Sartorius N, Goldberg D, Girolamo G de, Costa e Silva JA, Lecrubier Y, Wittchen H-U (eds) Psychological disorders in general medical settings. Hogrefe & Huber, Toronto Lewiston, NY, Bern

Carney RM, Rich MW, Tevelde A, Saini J, Clark K, Jaffe A (1987) Major depressive disorder in coronary artery disease. Am J Cardiol 60:1273–1275

Carney RM, Rich MW, Freedland KE et al. (1988) Major depressive disorder predicts cardiac events in patients with coronary artery disease. Psychosom Med 50:627–633

Cooper JE (1990) The classification of mental disorders for use in general medical settings. In: Sartorius N, Goldberg D, Girolamo G de, Coste e Silva JA, Lecrubier Y, Wittchen H-U (eds) Psychological disorders in general medical settings. Hogrefe & Huber, Toront Lewiston, NY, Bern

Croog SH, Levine S, Testa MA, Brown B, Bulpitt CJ, Jenkins D, Klerman GL, Williams GH (1986) The effects of antihypertensive therapy on the quality of life. N Engl J Med 314:1657–1664

Dalack GW, Roose SP (1990) Perspectives on the relationship between cardiovascular disease and affective disorder. J Clin Psychiatry 51 [Suppl]:4–9

Dietch JT, Fine M (1990) The effect of nortriptyline in elderly patients with cardiac conduction disease. J Clin Psychiatry 51:65–67

Eisendrath SJ, Sweeney MA (1987) Toxic neuropsychiatric effects of digoxin at therapeutic serum concentrations. Am J Psychiatry 144:506–507

Eriksson J (1988) Psychosomatic aspects of coronary artery bypass graft surgery. Acta Psychiatr Scand 77 [Suppl]:106 pp

Fabre LF, Scharf MB, Itil TM (1991) Comparative efficacy and safety of nortriptyline and fluoxetine in the treatment of major depression: a clinical study. J Clin Psychiatry 52 [Suppl]: 62–67

Fava GA, Molnar G (1987) Criteria for diagnosing depression in the setting of medical disease. Psychother Psychosom 48:21–25

Fava GA, Sonino N, Wise TN (1988) Management of depression in medical patients. Psychother Psychosom 49:81–102

Fayer SA (1986) Torsades de pointes ventricular tachyarrhythmia associated with haloperidol. J Clin Psychopharmacol 6:375–376

Fedoroff JP, Lipsey JR, Starkstein SE, Forrester A, Price TR, Robinson RG (1991) Phenomenological comparisons of major depression following stroke, myocardial infarction or spinal cord lesions. J Affective Disord 22:83–89

Fogel BS (1990) Major depression versus organic mood disorder: a questionalbe distinction. J Clin Psychiatry 51:53–56

Freeman AM, Fleece L, Folks DG, Sokol RS, Hall KR, Pacifico AD, McGiffin DC, Kirklin JK, Zorn GL, Karp RB (1986) Alprazolam treatment of postcoronary bypass anxiety and depression. J Clin Psychopharmacol 6:39–41

Friedman M, Rosenman RH (1974) Type A behaviour and your heart. Knopf, New York

Friedman M, Thoresen CE, Gill JJ, Powell LH, Ulmer D, Thompson L, Price VA, Rabin D, Breall WS, Dixon T, Levy R, Bourg E (1984) Alteration of type A behavior and reduction in cardiac recurrences in postmyocardial infarction patients. Am Heart J 108:237–248

Glass RM (1985) Situational and neurotic-reactive depression. Arch Gen Psychiatry 42:1126–1127

Glassmann AH, Bigger JT Jr (1981) Cardiovascular effects of therapeutic doses of tricyclic antidepressants: a review. Arch Gen Psychiatry 38:815–820

Goldman LS, Alexander RC, Luchins DJ (1986) Monoamine oxidase inhibitors and tricyclic antidepressants: comparison of their cardiovascular effects. J Clin Psychiatry 47:225–229

Griffin SJ, Friedman MJ (1986) Depressive symptoms in propranolol users. J Clin Psychiatry 47:453–457

Günthner A, Wehner-Caroli J, Haasis R, Seipel L, Heimann H (1991) Effekte von Enalapril und Digitoxin bei Patienten mit Herzinsuffizienz NYHA II auf die Lebensqualität. Z Kardiol 80 [Suppl 6]:71

Gundle MJ, Reeves BR, Tate S, Kraft D, McLaurin LP (1980) Psychosocial outcome after coronary artery surgery. Am J Psychiatry 137:1591–1594

Hackl H (1988) Seltenes Auftreten des tödlichen Myokardinfarkts bei Patienten psychiatrischer Abteilungen. Herz Kreisl 20:406–410

Hamilton M (1960) A rating scale for depression. J Neurol Neurosurg Psychiatry 23:56–62

Hasford J (1991) Kriterium Lebensqualität. In: Tüchler H, Lutz D (Hrsg) Lebensqualität und Krankheit. Deutscher Ärzte-Verlag, Köln, S 25–32

Herrmann C, Scholz K-H, Kreuzer H (1991) Psychologischs Screening von Patienten einer kardiologischen Akutklinik mit einer deutschen Fassung der „Hospital Anxiety and Depression" (HAD)-Skala. Psychother Psychosom Med Psychol 41:83–92

Hui WKK, Mitchell LB, Kavanagh KM, Gillis AM, Wyse DG, Manyari DE, Duff HJ (1990) Melperone: electrophysiologic and antiarrhythmic activity in humans. J Cardiovasc Pharmacol 15:144–149

Isles LJ, Orrell MW (1991) Secondary mania after openheart surgery. Br J Psychiatry 159:280–282

Jefferson JW (1989) Cardiovascular effects and toxicity of anxiolytics and antidepressants. J Clin Psychiatry 50:368–378

Katon W, Sullivan M (1990) Depression and chronic medical illness. J Clin Psychiatry 51 [Suppl]:3–14

Kay J, Bienenfeld D, Slomowitz M et al. (1991) Use of tricyclic antidepressants in recipients of heart transplants. Psychosomatics 32:165–170

Keitner GI, Ryan CE, Miller IW, Kohn R, Epstein NB (1991) 12-month outcome of patients with major depression and comorbid psychiatric or medical illness (compound depression). Am J Psychiatry 148:345–350

Korff M von, Shapiro S, Burke JD, Teitlebaum M, Sinner EA, German P, Turner RW, Klein L, Burns B (1987) Anxiety and depression in a primary care clinic. Arch Gen Psychiatry 44:152–156

Kushnir SL (1986) Lithium-antidepressant combinations in the treatment of depressed physically ill geriatric patients. Am J Psychiatry 143:378–379

Lange-Braun P, Finger L, Lehmann H-U, Nunberger D, Hochrein H (1990) Psychosoziale Veränderungen nach Reanimation. Dtsch Med Wochenschr 115:203–207

Lown B, Desilva RA, Reich P, Murawski BJ (1980) Psychophysiologic factors in sudden cardiac death. Am J Psychiatry 137:1325–1335

Malzberg B (1937) Mortality among patients with involution melancholia. Am J Psychiatry 93:1231–1238

Margraf J, DeVries-Wehrhahn E, Sonnentag S (1991) Myokardinfarkt, funktionelle Herz-beschwerden und Paniksyndrom. Psychother Psychosom Med Psychol 41:31–34

Marschall H (1988) Epidemologische Erfassung hospitalisierter Depressiver. Darstellung einer klinischen depressiven Klientel anhand psychosozialer und krankheitsbezogener Daten. Med Dissertation, Universität Ulm

Mazza DL, Martin D, Spacavento L, Jacobsen J, Gibbs H (1986) Prevalence of anxiety disorders in patients with mitral valve prolapse. Am J Psychiatry 143:349–352

Mielke DH, Koepke RP, Phillips JH (1979) A controlled evaluation of a tetracyclic (maproti-line) and a tricyclic (imipramine) antidepressant and their effects on the heart. Curr Ther Res 25:738–742

Newman SC, Bland RC (1991) Suicide risk varies by subtype of affective disorder. Acta Psychiatr Scand 83:420–426

Ornish D (1991) Reversing heart disease. Century, London Sydney Auckland

Pecknold JC, Familamiri P, McClure DJ, Elie R, Chang H (1985) Trimipramine and maproti-line: antidepressant, anxiolytic, and cardiotoxic comparison. J Clin Psychiatry 46:166–171

Perry S (1990) Combinging antidepressants and psychotherapy: rational and strategies. J Clin Psychiatry 51 [Suppl]:16–20

Pohl R, Bridges M, Rainey JM, Boudoulas H, Yeragani VK (1986) Effects of trazodone and desipramine on cardiac rate and rhythm in a patient with preexisting cardiovascular disease. J Clin Psychopharmacol 6:380–381

Raith L, Hermes G, Stocksmeier U, Natus W (1981) Ausprägung depressiver Symptome bei chronisch Kranken und Gesunden. Psychother Med Psychol 31:20–29

Richardson HL, Graupner KI, Richardson ME (1966) Intramyocardial lesions in patients dying suddenly and unexpectedly. JAMA 195:114–120

Risch SC, Groom GP, Janowsky DS (1981) Interfaces of psychopharmacology and cardiology. J Clin Psychiatry 42:23–34 (part one) and 47–59 (part two)

Roose SP, Glassman AH, Giardina EGV (1987) Tricyclic antidepressants in depressed patients with cardiac conduction disease. Arch Gen Psychiatry 44:273–275

Roose SP, Glassman AH, Dalack GW (1989) Depression, heart disease, and tricyclic anti-depressants. J Clin Psychiatry 50 [Suppl]:12–17

Roose SP, Dalack GW, Woodring S (1989) Death, depression, and heart disease. J Clin Psychiatry 52 [Suppl]:34–39

Rosenman RH, Chesney MA (1981) Psychological profiles and coronary heart disease. In: Kielholz P, Wiegenthale W, Taggart P, Zanchetti A (eds) Psychosomatic cardiovascular disorders – when and how to treat? Huber, Bern Stuttgart Vienna

Rosenman RH, Chesney MA (1982) Stress, type A behavior, and coronary disease. In: Goldberger L, Breznitz S (eds) Handbook of stress: theoretical and clinical aspects. MacMillan, London, pp 547–565

Rosenman RH, Brand RJ, Jenkins CD, Friedman M, Straus R, Wurm M (1975) Coronary heart disease in the Western Collaborative Group Study. Final follow-up experience of 8,5 years. JAMA 234:872

Saravay SM, Steinberg MD, Weinschel B, Pollack S, Alovis N (1991) Psychological comorbidity and length of stay in the general hospital. Am J Psychiatry 148:324–329

Sartorius N, Goldberg D, Girolamo G de, Costa e Silva JA, Lecrubier Y, Wittchen H-U (1990) (eds) Psychological disorders in general medical settings. Hogrefe & Huber, Toronto Lewiston, NY, Bern

Schleifer SJ, Slater WR, Macari-Hinson MM, Coyle DA, Kahn M, Zucker HD, Gorlin R (1991) Digitalis and β-blocking agents: effects on depression following myocardial infarction. Am Heart J 121:1397–1402

Schulberg HC, Saul J, McClelland M (1985) Assessing depression in primary medical and psychiatric practices. Arch Gen Psychiatry 42:1164–1170

Shapiro PA (1991) Nortriptyline treatment of depressed cardiac transplant recipients. Am J Psychiatry 148:371–373

Siegrist J (1991) Die Erfassung subjektiver Gesundheit bei Patienten der Kardiologie. Prax Klin Verhaltensmed Rehab 4:250–254

Simons AD, Murphy GE, Levine JL, Wetzel RD (1986) Cognitive therapy and pharmacotherapy for depression. Arch Gen Psychiatry 43:43–48

Simpson WT (1977) Nature and incidence of unwanted effects with atenolol. Postgrad Med J 53:162

Skinner JE (1988) Brain involvement in cardiovascular disorders. In: Elbert T, Langosch W, Steptoes A, Vaitl D (eds) Behavioural medicine in cardiovascular disorders. John Wiley, New York, pp 229–253

Solomon L, Williamson P (1986) Verapamil in bipolar illness. Can J Psychiatry 31:442–443

Taylor CB, Hayward C (1990) Cardiovascular considerations in selection of anti-panic pharmacotherapy. J Psychiatr Res 24 [Suppl 2]:43–49

Tüchler H, Lutz D (1991) (Hrsg) Lebensqualität und Krankheit. Deutscher Ärzte-Verlag, Köln

Vaitl D (1991 a) Lebensqualität: Ein neues Forschungsfeld in der Inneren Medizin und Verhaltensmedizin. Prax Klin Verhaltensmed Rehab 4:245–249

Vaitl D (1991 b) Die medikamentöse Hypertoniebehandlung: Nebenwirkung und Lebensqualität. Prax Klin Verhaltensmed Rehab 4:255–265

Wallen J, Pincus HA, Goldman HH, Marcus SE (1987) Psychiatric consultations in short-term general hospitals. Arch Gen Psychiatry 44:163–168

Warrington SJ, Padgham C, Lader M (1989) The cardiovascular effects of antidepressants. Psychol Med [Monogr Suppl 16], University Press, Cambridge

Weeke A (1983) Todesursachen bei manisch-depressiven Patienten. In: Müller-Gerlinghausen B (Hrsg) Klinische Relevanz der Kardiotoxizität von Psychopharmaka. Pmi, Frankfurt/M Zürich, S 51–56

Wells KB, Golding JM, Burnam MA (1988) Psychiatric disorder in a sample of the general population with and without chronic medical condition. Am J Psychiatry 145:976–981

Weyerer S (1991) Relationships between physical and psychological disorders. In: Sartorius N, Goldberg D, Girolamo G de, Costa e Silva JA, Lecrubier Y, Wittchen H-U (eds) Psychological disorders in general medical settings. Hogrefe & Huber, Toronto Lewiston, NY, Bern, pp 34–46

Wheatley D, Bass C (1991) Can lifestyle changes reverse coronary heart disease? The lifestyle heart trial. Br J Psychiatry 158:264–267

Winokur G, Black DW, Nasrallah A (1988) Depression secondary to other psychiatric disorders and medical illnesses. Am J Psychiatry 145:233–237

Wolfersdorf M (1988) Depression and Suizid bei körperlichen Krankheiten. Fortschr Med 106:269–274

Yates WR, Wesmer RB, Thompson R (1991) Organic mood disorder: a valid psychiatry consultation diagnosis? J Affective Disord 22:37–42

Diskussion

Dr. Rimpel: Ich möchte Ihre Aussage zu Propranolol etwa relativieren. Ich kann aus meiner Sicht nicht bestätigen, daß es in dieser Häufigkeit Depressionen hervorruft. Ich habe auch in der Literatur keinen klaren Beleg dafür gefunden. Wir geben Propranolol mit gutem Erfolg anstelle von Benzodiazepinen in der Behandlung ängstlich depressiver, gespannter Patienten, zusätzlich zu einem Antidepressivum.

Dr. Günthner: Ich bin völlig Ihrer Meinung. Ich habe die erwähnte Arbeit deswegen herausgegriffen, um die Bedeutung differentieller Kriterien hervorzuheben. Man muß eben schauen, ob jemand beispielsweise eine positive Familienanamnese für depressive Erkrankungen hat. Die Autoren dieser Arbeit behaupten, daß Depression unter Propranolol nur bei Patienten auftritt, die keine positive Familienanamnese haben. Insgesamt sehe ich es aber ebenso wie Sie. Meist findet man unter Propranolol höchstens in 5% aller Fälle depressive Zustände, und es stellt sich immer die Frage: Wären diese Patienten nicht auch ohne Propranolol depressiv geworden? Man muß schließlich auch die Spontanrate depressiver Erkrankungen berücksichtigen.

Dr. Wagner: Fluoxetin gilt ja als sehr verträglich, gerade bei älteren Menschen. Wie Sie ausgeführt haben, kann es aber offenbar zu Bradykardie und Vorhofflimmern kommen. Mir ist aufgefallen, daß im EEG einiger Fluoxetinpatienten vermehrt Zeichen einer abnormen zerebralen Erregungsausbreitung auftreten. Gibt es Hinweise dafür, daß das Fluoxetin die zentrale und periphere Reizleitung beeinträchtigt?

Prof. Dr. Laakmann: Die Frage der möglichen kardialen Effekte von Fluoxetin wurde in gezielten Studien sehr eingehend untersucht. Danach haben therapeutische Dosen von Fluoxetin praktisch keinen Einfluß auf die kardiale Reizleitung.

Dr. Szendey: Vorhofflimmern tritt häufig spontan auf, so daß es auch eine Koinzidenz sein könnte. Die Bradykardie halte ich auch nicht für eine direkte Wirkung von Fluoxetin, sondern für einen indirekten Effekt durch Beeinflussung des autonomen Nervensystems.

Priv.-Doz. Dr. Kaumeier: Sie haben darauf hingewiesen, daß auch kardiale Medikamente psychotrope Effekte haben können, wie z.B. ACE-Hemmer. Auch viele Antiarrhythmika sind psychotrop wirksam. Halten Sie die zitierte Besserung psychischer Parameter bei Behandlung einer Herzinsuffizienz mit ACE-Hemmern für einen direkten Effekt des ACE-Hemmers oder eher um einen sekundären Effekt, der sich aus der Besserung der Herzinsuffizienz ergibt?

Dr. Günthner: Ich vermute eher einen direkten psychotropen Effekt, weil sich die hämodynamischen Parameter und insbesondere die spiroergometrischen

Leistungen bei den Patienten in unserer Studie nicht verändert haben. Es traten auch keine wesentlichen Blutdruckunterschiede auf.

In diesem Zusammenhang ist vielleicht von Interesse, daß in Nervenfasern des Gehirns angiotensinähnliche Substanzen nachgewiesen wurden. Man weiß darüber hinaus, daß nicht nur die Leber, sondern auch das Gehirn Angiotensin metabolisieren kann. Angiotensin beeinflußt auch die Feuerungsraten von subkortikalen Neuronen. Es erscheint mir also durchaus plausibel, daß ACE-Hemmer zentrale Effekte ausüben können.

Schlußwort

B. Pflug

Wir haben in den letzten beiden Tagen versucht, den aktuellen Stellenwert trizyklischer Antidepressiva in der Therapie depressiver Syndrome zu bestimmen. Wir haben unser Thema mit der gebührenden Kritik, oft auch kontrovers, aber doch immer konstruktiv diskutiert, und ich glaube, jeder von uns kehrt mit Gewinn von diesem Treffen nach Hause zurück.

Faßt man das Resultat unserer Bestandsaufnahme zusammen, so wird deutlich, daß trizyklische Antidepressiva ihre therapeutische Bedeutung auch nach der Einführung neuerer Antidepressiva behalten haben, daß neue Indikationsbereiche hinzugekommen sind und daß die Sicherheit in der Anwendung dieser Substanzen zugenommen hat.

Ich möchte allen Referenten und Diskutanten für ihre Beiträge danken. Ich danke der Firma Tropon, die diesen Erfahrungsaustausch ermöglicht hat. Ich halte die Gelegenheit, in kleinem Kreis und entspannter Atmosphäre wissenschaftliche Erkenntnisse und persönliche Erfahrungen mit Fachkollegen diskutieren zu können, für unsere Arbeit und damit für unsere Patienten letztlich für weitaus nutzbringender als so manchen Mammutkongreß, und ich denke, ich stehe mit dieser Ansicht nicht allein.

Nochmals herzlichen Dank an alle Beteiligten, und Ihnen allen eine gute Heimreise.

Sachverzeichnis

Springer-Verlag und Umwelt

Als internationaler wissenschaftlicher Verlag sind wir uns unserer besonderen Verpflichtung der Umwelt gegenüber bewußt und beziehen umweltorientierte Grundsätze in Unternehmensentscheidungen mit ein.

Von unseren Geschäftspartnern (Druckereien, Papierfabriken, Verpackungsherstellern usw.) verlangen wir, daß sie sowohl beim Herstellungsprozeß selbst als auch beim Einsatz der zur Verwendung kommenden Materialien ökologische Gesichtspunkte berücksichtigen.

Das für dieses Buch verwendete Papier ist aus chlorfrei bzw. chlorarm hergestelltem Zellstoff gefertigt und im ph-Wert neutral.